Familienmedizin in der hausärztlichen
Versorgung der Zukunft

d|u|p

Familienmedizin in der hausärztlichen Versorgung der Zukunft

Herausgegeben von
Vera Kalitzkus und Stefan Wilm

d|u|p

Bibliografische Information der Deutschen Nationalbibliothek
Die Deutsche Nationalbibliothek verzeichnet diese Publikation in der
Deutschen Nationalbibliografie; detaillierte bibliografische Daten sind
im Internet über http://dnb.dnb.de abrufbar.

© düsseldorf university press, Düsseldorf 2013
http://www.dupress.de
Umschlaggestaltung, Satz der Print-Ausgabe: STÜTTGEN | Lektorat · Satz · Druck, Jüchen
E-Book-Konvertierung: Bookwire, Frankfurt am Main

ISBN (Print-Ausgabe) 978-3-943460-44-5
ISBN (E-Book) 978-3-943460-51-3

Inhalt

I.

Einführung

Einleitung

Vera Kalitzkus und Stefan Wilm

„Vom Fußpilz bis zur Ehescheidung – so stellte ich mir das damals vor", erklärte ein Hausarzt seine Entscheidung für die Familienmedizin.[1] Ist ein solcher Ansatz heute noch zeitgemäß, sinnvoll, nötig, gewollt und praktikabel? Was unter Familienmedizin zu verstehen ist, scheint allen klar. Doch ob und wie sie von Hausärzten praktiziert wird, ob sie von Seiten der Patienten und ihrer Familien gewünscht wird, und welche Resultate sie zeigt, ist kaum untersucht. Noch in den 1990er Jahre konnte man davon ausgehen, „dass die Mitglieder einer Familie in über zwei Drittel der Fälle beim selben Hausarzt in Behandlung sind"[2]; aktuelle Zahlen gibt es dazu nicht. Durch die an Bedeutung gewinnende generationenübergreifende Versorgung wird die Idee der Familienmedizin gestärkt.[3] Explizit wird auf die Familienmedizin in der Stellungnahme des Sachverständigenrates zur Begutachtung der Entwicklung im Gesundheitswesen 2009 in der Darstellung internationaler Empfehlungen zur Entwicklung der Primärmedizin Bezug genommen, die besagen, dass der Patient „im Kontext der Population und seines Umfeldes" betrachtet werden solle, was unter anderem über die Familienmedizin möglich sei.[4] Implizit sind familienmedizinische Aspekte in der koordinierenden Rolle des Hausarztes im Gesundheitswesen zu finden. Die zunehmende Alterung der Bevölkerung sowie die Zunahme von Multimorbidität und Pflegebedürftigkeit, die vermehrt von Angehörigen beantwortet wird, erfordern Koordination und Wissen um familiäre Lebensbedingungen. Die Deutsche Gesellschaft für Allgemeinmedizin und Familienmedizin (DEGAM) hält in ihren Zukunftspositionen 2012 fest, dass „Familienmedizin [...] eine wichtige Aufgabe in der hausärztlichen Versorgung" ist; die Allgemeinmedizin habe im primären Lebensumfeld der Patienten „im Vergleich zu anderen Gebieten oder Versorgungsstrukturen eine besondere Chance und Verantwortung."[5]

---

[1] Kalitzkus et al. 2010, S. 28.
[2] Himmel, Kochen 1998, S. A-1795.
[3] Vgl. das Sondergutachten des Sachverständigenrates zur Begutachtung der Entwicklung im Gesundheitswesen 2009.
[4] Vgl. Sachverständigenrat zur Begutachtung der Entwicklung im Gesundheitswesen 2009, S. 858.
[5] DEGAM Zukunftspositionen 2012, Nr. 5.

Es gibt noch sehr viel zu tun, um die Bedeutung dieser Medizin für Patient, Familie, Arzt, Praxisteam, Gesundheitssystem und Gesellschaft wissenschaftlich zu untersuchen und an Versorgungsmodellen zu arbeiten. 2007 fand hierzu, allerdings mit Schwerpunkt auf Gesundheit und Prävention in Familien mit Kindern, ein Symposium an der Medizinischen Hochschule Hannover statt.[6] Unter einer erweiterten Perspektive trug 2011 der Kongress ‚Familienmedizin in der hausärztlichen Versorgung der Zukunft' zur Positionsbestimmung der Familienmedizin in Deutschland bei; auf diesem Treffen beruht der vorliegende Tagungsband. Über 80 Teilnehmende aus Praxis und Wissenschaft trafen sich auf Einladung des Instituts für Allgemeinmedizin und Familienmedizin am 11.11.2011 in der Universität Witten/Herdecke, um über die Zukunft der hausärztlichen Versorgung und die Rolle der Familienmedizin darin zu diskutieren. Bevor wir in die einzelnen Aufsätze in diesem Sammelband einführen, möchten wir in dieser Einleitung einen kurzen Überblick zu Hintergrund und Inhalt von Familienmedizin geben.

Familienmedizin – was ist das?

Die Familienmedizin nimmt einen wichtigen und eigenständigen Bereich innerhalb der Allgemeinmedizin ein. Sie hat dank ihrer integrativen Betrachtungsweise die Patienten in ihrer Gesamtheit im Blick. Sie vertritt einen generalistischen Ansatz, der mit zunehmender Spezialisierung und Partikularisierung innerhalb der Medizin beinahe verloren gegangen wäre.

Die Wurzeln der Familienmedizin als eigenständige, abgegrenzte Disziplin liegen in den USA. Mitte des 20. Jahrhunderts führte H. Richardson ein größeres Forschungsprojekt über die Gesundheitsversorgung von Familien durch. Er gilt mit der aus diesem Projekt hervorgegangenen Veröffentlichung mit dem programmatischen Titel „Patients have families" (1945) als Gründer der Familienmedizin in den USA. Er äußerte damals:

> Die Feststellung, dass Patienten Familien haben, ist wie die Feststellung, dass ein krankes Organ Teil eines Menschen ist. Beides scheint zu offensichtlich zu sein, um es zu diskutieren, doch wurde lange keine dieser Feststellungen durch medizinische Berufe anerkannt [...] Die Vorstellung von Krankheit als einer Einheit, die auf eine Person begrenzt ist und auf eine andere übertragen werden kann, tritt in den Hintergrund, und Krankheit wird zu einem integralen Bestandteil des

---

[6] Vgl. Collatz 2010.

12

kontinuierlichen Lebensprozesses. Die Familie ist die Einheit der Krankheit, weil sie die Einheit des Lebens ist.[7]

In Europa gilt Frans J. A. Huygen aus den Niederlanden mit seinem Buch „Familienmedizin: Aufgabe für den Hausarzt" von 1978 als Begründer der Familienmedizin. Er formulierte in seinem Werk die provokante Aussage „Die Familie als Einheit ist der Patient"[8], die *unit of care*. Eher selten werde dies in der familienmedizinischen Praxis so sein, aber fast immer bilde die Familie den therapeutischen Rahmen, den *context of care*, meinte Hans Hamm, der mit seinem Lehrbuch „Allgemeinmedizin und Familienmedizin" von 1980 die Grundlagen der hausärztlichen Familienmedizin in Deutschland legte.[9]

Die Familienmedizin ist im Sozialgesetzbuch als Bereich der vertragsärztlichen Versorgung enthalten und beinhaltet insbesondere: „1. die allgemeine und fortgesetzte ärztliche Betreuung eines Patienten in Diagnostik und Therapie bei Kenntnis seines häuslichen und familiären Umfeldes" (§ 73 SGB V Abs.1). Dies hat die DEGAM in ihre Fachdefinition aufgenommen und die „haus- und familienärztliche Funktion, insbesondere die Betreuung des Patienten im Kontext seiner Familie oder sozialen Gemeinschaft, auch im häuslichen Umfeld (Hausbesuch)"[10] explizit benannt. Sie umfasst die Beachtung somatischer, psychischer, soziokultureller und systemischer Aspekte.

Die Familie der Patienten nimmt eine besondere Rolle ein. Die Familie ist der Ort von Ressourcen und Unterstützung für die Entstehung und Förderung von Gesundheit (Salutogenese) und im Falle einer Erkrankung. Die Familie prägt den Umgang mit Erkrankung durch ihre familialen, tradierten Krankheitskonzepte, ihren Ernährungs- und Lebensstil, ihre Art, mit Medikamenten umzugehen. Die Familie kann aber auch selbst zum Gesundheitsrisiko werden, wenn sie einzelne Mitglieder in besonderem Maße beansprucht und fordert, so zum Beispiel bei alleinerziehenden Müttern, im Umgang mit chronisch erkrankten Familienmitgliedern, pflegebedürftigen Angehörigen, Alkohol- und anderen Suchterkrankungen oder sozialen Notlagen wie Armut oder Arbeitslosigkeit[11]. Auch familiäre Konflikte gehören dazu, die sich durchaus auch als körperliche Erkrankung niederschlagen können, wie es die psychosomatische Medizin weiß.

---

[7] Richardson 1945, zitiert nach Altmeyer et al. 2003, S. 16.

[8] Huygen 1979.

[9] Vgl. Hamm 1980, S. 524.

[10] DEGAM 2012.

[11] Vgl. Kolip und Lademann 2006.

Mit den veränderten sozialen familiären Strukturen der Gesellschaft verändert sich die Bezugsgröße der Familienmedizin. Diese ist nicht mehr allein die klassische Kern- oder erweiterte Großfamilie, sondern das primäre Bezugssystem und Lebensumfeld der Patienten. So gehören zur „Familie", wie sie sich für Hausärzte darstellt, auch nicht hereditär verwandte enge Bezugspersonen, neue Formen von Lebensgemeinschaften und „ethische Sorgegemeinschaften".[12] Dem Hausarzt begegnet die Familienmedizin in der Sprechstunde und beim Hausbesuch kontinuierlich und in der Langzeitbetreuung von Paaren, Eltern oder Alleinerziehenden mit ihren Kindern, Patchworkfamilien, Geschwistern, Jugendlichen und ihren Freunden, pflegenden Angehörigen und den Pflegebedürftigen, Mehrgenerationenhaushalten und Seniorenwohngemeinschaften. Wohnumfeld und Nachbarschaft/Quartier bekommen einen stärkeren Stellenwert.

Familienorientierte Hausärzte praktizieren mit einem erweiterten Verständnis dessen, was gesund erhält oder krank macht. Nicht nur die Kenntnis des individuellen Lebensstils (Ernährung, Rauchen, Bewegung) spielt hier eine Rolle, sondern auch das Wissen darum, wie sich herausfordernde Lebensereignisse in den Risikozonen im Leben der Familie[13] (z. B. junge Elternschaft, Arbeitslosigkeit, Pensionierung oder Verwitwung) und soziale Belastungen krankmachend auswirken können. Nicht zuletzt geht es auch darum, die „Bedeutung krankmachender Konflikte für die Patienten erkennbar zu machen"[14]. Hinzu kommen Gesundheitsrisiken, die nicht allein in der Verantwortung des Einzelnen liegen, sondern eine soziale bzw. gesellschaftliche Komponente haben. Armut und Arbeitslosigkeit sind erwiesenermaßen krankmachende Faktoren. Familienorientierte Ärzte haben hier auch eine gesellschaftskritische Funktion. In ihren Praxen sehen sie die Folgen der sozialen Belastungen wie unter einem Brennglas.

Familienbezogenes Denken ist letztlich systembezogenes Denken. Ein guter Familienarzt sieht deswegen den weiteren sozialen, kulturellen und politischen Kontext als wichtig für Gesundheit und Genesung von Patienten und Familien an. Zu diesen Themen ‚kurzsichtig' zu sein, bedeutet letztlich, zu riskieren, die Pathologie von Familien festzuschreiben, es kann zu Beschuldigungen und zur Verleugnung der krank machenden Seiten der Gesellschaft führen.[15]

---

[12] Vgl. Beck-Gernsheim 2002, 2010.
[13] Vgl. Himmel et al. 2012, S. 570.
[14] Cierpka et al. 2001, S. 214.
[15] Vgl. Hegemann et al. 2000, S. 122.

Manche sehen in der Familienmedizin als Institution das Gewissen der Medizin.[16] Das Potential dazu hat sie.

Wie eng in der familienmedizinischen Praxis der Kontakt zwischen Arzt und der Familie ausfällt, ist von Fall zu Fall und je nach Situation unterschiedlich. Denn nicht jedes Problem, das in der hausärztlichen Praxis präsentiert wird, macht einen explizit familienmedizinischen Ansatz notwendig. Nach Doherty und Baird sind dabei folgende Stufen der Involviertheit von Familie zu unterscheiden:

I.   Minimale Beteiligung der Familie
II. Familie erhält laufend medizinische Informationen und Rat
III. Familie wird ermuntert, ihre Gefühle zum Krankheitsgeschehen zu äußern, und wird unterstützt
IV. Familiendiagnostik und Intervention in Familien
V.   Familientherapie.[17]

Im hausärztlichen Alltag können drei familienmedizinische Arbeitsweisen unterschieden werden, die sich in Ebenen abgestuft auf die Familie beziehen:

- Beziehung zum individuellen Patienten in seinem familialen Kontext,
- Fokus auf Patienten und deren Familien, die in familialen Strukturen in Not leben,
- Begleitende und therapeutische Beziehung und Haltung zur Familie als Ganzes, als System.

In der allgemeinmedizinischen Sprechstunde begegnet dem Arzt oft der individuelle Patient mit seinen Anliegen und seinen Sorgen. Familienmedizin sieht ihn und seine Beschwerden immer in seinem familialen Kontext: Welchen Einfluss hat die Familie auf das Kranksein des individuellen Patienten (Familienmitgliedes), und welchen Einfluss nimmt das Kranksein des individuellen Patienten auf seine Familie und das Familienleben? Müdigkeit, Bauchschmerzen und Gewichtsabnahme des individuellen Patienten können ihren Ursprung in Konflikten in der Paarbeziehung oder mit den pubertierenden Kindern und deren Freunden haben; die Kinder im Kindergartenalter können den alleinerziehenden Vater mit ihrem Magen-Darm-Infekt angesteckt haben; Lebensstil und Rollenmodell der die Familie beherrschenden Großeltern prägen die kalo-

---

[16] Vgl. Gerard 2007, S. 43.
[17] Doherty und Baird, nach Himmel, Kochen 1998, S. A-1795.

rienreiche Ernährungsweise der Enkelin, die früh an Diabetes mellitus erkrankt; die Brustkrebserkrankung der Mutter erhöht das Erkrankungsrisiko der Tochter. Andererseits kann die invalidisierende Erkrankung des individuellen Patienten durch einen Schlaganfall die finanzielle Sicherheit der Familie und damit ihr Gesundheitspotential bedrohen; die Krebserkrankung der Mutter lässt den Partner und die Tochter depressiv und einsam werden; die Pflegebedürftigkeit und der Sterbeprozess des an Demenz erkrankten Großvaters bringen die zerstrittenen Geschwister wieder näher zueinander.

Auf der nächsten Ebene liegt der Fokus der Begegnung gleichzeitig auf dem Patienten und seiner Familie, die in familialen Strukturen in Not lebt, und die Familie bildet den therapeutischen Rahmen[18]: Beim Hausbesuch beim alkoholkranken Vater erlebt der Hausarzt den Umgang der Familienmitglieder mehrerer Generationen mit der Erkrankung des Patienten und deren eigene Sucht- und Aggressionsgefährdung; Sohn und Schwiegertochter begleiten die pflegebedürftige, fast erblindete, stark gehbehinderte Mutter in die Sprechstunde, und die Überforderung der berufstätigen, pflegenden Schwiegertochter wird an ihren Schlafstörungen und Rückenschmerzen deutlich, aber auch an den Konflikten mit ihrem Ehemann, der sich wegen seines Asthmas kaum an der Pflege beteiligt.

Auf der dritten Ebene schließlich nimmt der Hausarzt eine begleitende und therapeutische Beziehung und Haltung zur Familie als Ganzes, als System ein, dadurch wird die Familie als Einheit zum Patienten[19]: Die beginnende Anorexia nervosa der Tochter wird in der Familienkonferenz[20] mit der türkischen Familie als Ausbruchversuch der Jugendlichen aus den kulturellen Traditionen verstehbar; die erste Schwangerschaft des jungen Paares verändert die Paarbeziehung und – so wird es in der Paarberatung deutlich – bedroht sie, ohne dass die Partner dies wollen.

Familienärzte – was brauchen sie?

Neben gesundheitssystemischen Rahmenbedingungen, die eine adäquate Vergütung für Arzt-Patienten-Gespräche vorsieht, auf Kontinuität angelegte Arzt-Patienten- und Arzt-Familien-Kontakte ermöglicht und Kooperations-

[18] Vgl. Hamm 1980, S. 524.
[19] Huygen 1979.
[20] Vgl. Himmel et al. 2012, S. 575; McWhinney 1997, S. 253.

strukturen zwischen den unterschiedlichen Akteuren in der Gesundheitsversorgung fördert, gibt es auch persönliche Fähigkeiten der Ärztinnen und Ärzte, die benötigt werden, um familienmedizinisch tätig zu sein. Eine zentrale Rolle spielen die kommunikativen Fähigkeiten, die heute vermehrt im Rahmen des Medizinstudiums gelehrt werden. Hausärzte mit familienmedizinischer Orientierung brauchen darüber hinaus aber auch die Bereitschaft und Fähigkeit, vertrauensvolle Arzt-Patient-Beziehungen zu etablieren und sich mit existentiellen Themen im Leben ihrer Patienten und Familien auseinanderzusetzen. Das erfordert persönliche Reife und Reflektiertheit – sowohl in Bezug auf die eigene biographische Prägung als auch im persönlichen Umgang mit existentiellen Themen. Das Sich-Einlassen auf die Patienten und das gegenseitige Vertrauen wachsen über das Erzählen der Patienten über ihr Leben und Leiden und das Zuhören des Arztes, die sich in Haltung und Technik der *Narrative based medicine* ausdrücken.[21] Doch gute Kommunikation nach allen Regeln der Kunst ist dabei nicht alles. Eine Studie aus dem Jahr 2011 aus Norwegen hat sich der Frage angenommen, wie es um den Umgang mit existentiellen Themen im Arzt-Patienten-Gespräch bestellt ist. Untersucht wurden 101 Videoaufzeichnungen von Arzt-Patienten-Gesprächen in einer Klinik. Den Ärzten wurde durchwegs hohe kommunikative Kompetenz bescheinigt. Sie zeigten gute Umgangsformen, waren besorgt um ihre Patienten und freundlich aufgeschlossen. Doch ihr medizinischer Fokus überlagerte häufig andere wichtige Aspekte der Konsultationen, insbesondere solche von existentieller Natur. Die Ärzte lenkten das Gespräch aktiv von den existentiellen Anliegen ihrer Patienten weg hin zu medizinischen Fakten. Zur gleichen Zeit waren sie den Patienten gegenüber ausgesucht höflich und freundlich und betonten die Beziehung zwischen beiden. Die Autoren der Studie kommen zu dem Schluss, dass die größte Verfehlung in der Arzt-Patient-Konsultation in dem moralischen Affront liegt, den Patienten erleben, wenn ihre existenziellen Anliegen ignoriert werden. Dieses moralische Problem, dass die Autoren als intrinsisch für moderne medizinische Praxis sehen, kann nicht über Kommunikationstraining angegangen werden.[22]

Die Frage bleibt offen, ob Hausärzte größere Bereitschaft zeigen, auf existentielle Probleme einzugehen als ihre Klinikkollegen. Notwendig wäre es allemal, wollte man dem Anspruch bzw. dem Versprechen, das in der Familienmedizin liegt, gerecht werden. Darin liegt die große persönliche Herausforderung der

---

[21] Vgl. Kalitzkus et al. 2010.
[22] Vgl. Agledahl et al. 2011.

Familienmedizin für sie Praktizierende: Sie müssen fähig und bereit sein, sich existentiellen Fragen ihrer Patienten und derer Familien zu stellen und sich von ihrem Leid berühren lassen. Letztlich kann gerade in dieser Herausforderung die größte Bereicherung im Praxisalltag liegen.

Stand der Forschung und Positionsbestimmung

Die Forschungslage zum Thema Familienmedizin gestaltet sich gerade für den deutschen Bereich sehr übersichtlich. „Keinesfalls mangelt es an guten Konzepten, wie dieser familienmedizinische Ansatz zu realisieren ist", stellten Himmel und Kochen bereits 1998 fest. „Seltener hingegen sind wissenschaftlich fundierte Studien, die über die Realität eines familienmedizinischen Ansatzes in der Allgemeinmedizin Auskunft geben, exemplarisch die Leistungsfähigkeit dieses Ansatzes verdeutlichen und vor allem die Wünsche und Bedürfnisse der Patienten selbst zur Darstellung bringen."[23] Dies hat sich bis heute nicht wesentlich gebessert.[24] Für den deutschsprachigen Raum wird aktuell am Institut für Allgemeinmedizin (ifam) der Heinrich-Heine-Universität Düsseldorf eine Forschungs-Agenda erarbeitet, die systematisch den Forschungsbereich Familienmedizin strukturieren, Forschungsfragen identifizieren und kooperative Forschungsprojekte anstoßen soll.

Familienmedizin ist interdisziplinär, und Familienmedizin als integrierter Teil hausärztlichen Handelns muss sich interprofessionell verzahnen[25], das spiegelte sich auch in der Zusammensetzung der Teilnehmenden der Wittener Tagung in 2011 wider. In allen Vorträgen und Workshops standen die Frage der Praxisumsetzung und die Auswirkungen auf die medizinische Versorgung der Bevölkerung im Vordergrund. So unterschiedlich die Themen auch waren, als gemeinsame Botschaft zieht sich die Bedeutung von Interdisziplinarität und Kooperation. Der Erfahrungsaustausch der Praktikerinnen und Praktiker machte deutlich: Familienmedizin hat bereits heute an Bedeutung gewonnen, will man den gesundheitlichen Herausforderungen, die durch Migration, Alterung der Bevölkerung, Pflegebedürftigkeit und soziale Probleme wie Arbeitslosigkeit und Verarmung entstehen, adäquat begegnen. Die Familie im Fokus erlaubt es, problematischen Entwicklungen vorzubeugen, auf die familiäre Situation ab-

---

[23] Himmel, Kochen 1998, S. A-1794.
[24] Vgl. Fischer-Sohnius 2010.
[25] Vgl. Hegemann et al. 2000.

gestimmte Behandlungsoptionen anzubieten und systemische Aspekte mit zu berücksichtigen. Betont wird auch die Bedeutung der interdisziplinären Zusammenarbeit und des Aufbaus von Netzwerken, um insbesondere psychosozialen Problemlagen begegnen zu können. Die sich verschärfenden gesellschaftlichen Brennpunkte zeigen sich deutlich im Alltag der hausärztlichen Versorgung.

Zu den Aufsätzen in diesem Sammelband

23 Beiträge der Tagung konnten wir für diesen Tagungsband zusammenstellen. Der Sammelband gliedert sich in fünf Abschnitte, in dem Aufsätze eines übergreifenden Themas zusammengefasst sind. Vorangestellt werden soll der Beitrag von *Ferdinand M. Gerlach.* Prof. Ferdinand M. Gerlach, Präsident der DEGAM (Deutsche Gesellschaft für Allgemeinmedizin und Familienmedizin), erläutert die Herausforderungen, die sich durch den gesellschaftlichen Wandel für die hausärztliche Versorgung abzeichnen: Zunahme von sozialer Ungleichheit, des Armutsrisikos und des Anteils älterer Menschen an der Gesamtbevölkerung. Er weist insbesondere auf die Bedeutung von Primärversorgungspraxen hin, um diesen Entwicklungen begegnen zu können. Hier spielt ein familienmedizinischer Ansatz eine besondere Rolle – ohne regionale interdisziplinäre Verzahnung ist eine solche Versorgung nicht denkbar.

Im *zweiten Abschnitt* geht es um *familiale Konzepte von Gesundheit und Krankheit.* Gesundheitsförderliches oder -schädigendes Verhalten wird häufig in der Familie erlernt. Auch der Umgang mit Erkrankungen wird in der Familie tradiert, ebenso die Vorstellungen darüber, wie es zu einer Krankheit kommt und was man gegen sie tun kann. Im ersten Aufsatz fragt *Thorsten Langer* nach dem Einfluss des kulturellen Hintergrundes auf den Umgang mit Fieber von deutschen und türkischen Müttern. Doch nicht nur Patienten, sondern auch Ärzte sind in ihrem Handeln von persönlichen Vorstellungen geprägt. Dies beleuchtet *Silke Brockmann* am Beispiel des hausärztlichen Umgangs mit Kopfschmerzen. Sie weist in ihrem Aufsatz nach, wie sehr die hausärztlichen Konzepte von der persönlichen Erfahrung der Ärzte geprägt sind. *Anja Wollny* vertieft diesen Blick auf die hausärztlichen Krankheitskonzepte in ihrer Analyse von familienbiographischen Interviews mit Hausärzten, die sie in Relation zu Arzt-Patienten-Interaktionen aus deren jeweiliger Praxis setzt. Ihre Analyse erlaubt die Schlussfolgerung, „dass in der hausärztlichen Praxis Familie nicht nur als zu behandelnde Einheit betrachtet werden darf, sondern als prägender

Faktor in der Sozialisation sowohl auf ärztlicher Seite als auch auf Seite der Patienten mitgedacht werden muss".[26] Auch Ärzte haben Familie, deren Mitglieder erkranken können. Die enge persönliche Beziehung macht solche Arzt-Patient-Konstellationen zu einer besonderen. *Achim Mortsiefer* weist in seinem Beitrag auf die Gefahren hin, die in der Behandlung der eigenen Familie liegen können, und gibt Hinweise, worauf hierbei zu achten ist.

Der *dritte Abschnitt* des Bandes hat *Familie und Familiengesundheit* zum Thema. Familien sind mehr als die Summe ihrer (lebenden) Familienmitglieder. Diese stehen jeweils in Beziehung zueinander und bilden so ein System, das nach bestimmten Regeln funktioniert. *Bruno Hildenbrand* und *Vera Kalitzkus* machen in ihrem Aufsatz auf den Gewinn einer systemischen und historischen Sichtweise auf „Familie" aufmerksam und bieten mit der Genogrammarbeit eine hilfreiche Methode sowohl für die Forschung als auch für die hausärztliche Praxis an. Einblick in ein solches System und in die Rolle des Hausarztes, der eine komplexe Familie über mehrere Jahrzehnte begleitet, gibt uns *Gernot Rüter*. Er kommt zu dem eindrücklichen Fazit, dass „das einzelne verordnete Medikament, die einzelne Krankenhauseinweisung zurück[tritt] gegenüber dem Erleben erreichbarer, verfügbarer und als hilfreich erlebter Unterstützung durch den Arzt".[27] Nicht immer sind es persönliche Verfehlungen, die sich in Krankheit niederschlagen – mag es so auch in Präventionskampagnen und Risikomanagement anmuten. Vielmehr gibt es auch strukturelle und gesellschaftliche Variablen, die ein Gesundheitsrisiko darstellen. *Jürgen Collatz* beleuchtet dies in seinem Aufsatz „Familiengesundheit und ‚neue Morbidität'" und weist nach, wie dringend es einer familienorientierten Versorgung in Deutschland bedarf, um dieses Risiko, unter dem insbesondere alleinerziehende Mütter und Kinder leiden, abzumildern. Diskutiert wurde auf der Tagung auch über ethische Konfliktfelder im Zusammenhang mit Familienmedizin, z. B. in der Frage der Orientierung am Wohl des einzelnen Patienten oder aber am Wohl der pflegenden Angehörigen. Dies ist auch Thema des Beitrags von *Elisabeth Gummersbach*, die den Umgang mit pflegenden Angehörigen von hausärztlicher Seite untersucht. Deutlich wird, dass pflegende Angehörige nicht nur wertvolle Informationsquelle über die Patienten für die Hausärzte sind, sondern auch selbst der hausärztlichen Fürsorge bedürfen. Dass dazu bereits eine Leitlinie von der DEGAM verfasst wurde, deutet auf die Bedeutung dieses Themas für die hausärztliche Praxis hin. Über den

---

[26] Wollny, in diesem Band.
[27] Rüter, in diesem Band.

aktuellen Stand sowie die geplante Weiterentwicklung dieser Leitlinie berichten *Thomas Lichte und Kollegen* in ihrem Beitrag. Viele Familien, deren Kräfte für eine solche Betreuung nicht ausreichen, suchen sich Unterstützung von außen. Vermehrt wird auf osteuropäische Altenpflegerinnen gesetzt, um eine häusliche Pflegesituation zu bewältigen. Was dies für die Pflegerinnen selbst bedeutet, die eine Gratwanderung zwischen Legalität und Illegalität bewältigen, zeigt *Helene Ignatzi* am Beispiel polnischer Migrantinnen auf.

Um die *Versorgung von Kindern und Jugendlichen* geht es im *vierten Abschnitt* des Tagungsbandes. Bei ihrer Behandlung sind Eltern oder andere Bezugspersonen zwangsläufig involviert. Hier ist die Kooperation von Hausarzt und Pädiater von besonderer Bedeutung. Ihr geht *Bernd Hemming* in seinem Artikel zur pädiatrischen Grundversorgung und Familienmedizin nach. Einen Blick in europäische Nachbarländer gestattet uns *Elke Jäger-Roman*. Sie kommt in ihrem Vergleich der pädiatrischen Grundversorgung zwischen Großbritannien, Schweden und Deutschland zu dem Schluss, dass es große strukturelle und qualitative Unterschiede zwischen diesen Ländern gibt, wobei Deutschland im Mittelfeld liegt. Sie identifiziert Kriterien, mit denen die Kindergrundversorgung verbessert werden könnte, plädiert jedoch für mehr Aufmerksamkeit für diesen Bereich, sowohl von Seiten der Gesundheitspolitik wie in der Versorgungsforschung. Wie hilfreich sich lokale Netzwerke zur Kindergesundheit erweisen, zeigt *Lisa Degener* in ihrem Aufsatz. Sie bestätigt, wie wichtig Kooperation und Interdisziplinarität auch hier für eine Versorgung von hoher Qualität sind. Ein weiteres Praxisbeispiel gibt *Susanne Klammer*. Sie stellt die Arbeit der Aufsuchenden Elternberatung des Gesundheitsamtes der Stadt Dortmund vor, durch die Versorgungslücken junger hilfebedürftiger Familien oder Mütter aufgefangen werden könnten und betont auch für diesen Bereich die Bedeutung einer engen Vernetzung von Hausarzt, Pädiater und Gesundheitsamt.

Weitere Einblicke in die Praxis sind im *fünften* und letzten *Abschnitt* des Bandes zusammengeführt. Eine Leitlinie der anderen Art bietet *Peter Schröder*. Basierend auf seiner langjährigen Erfahrung als niedergelassener Familienarzt gibt er Hinweise, wie eine familienmedizinische Orientierung ganz konkret in den Praxisalltag Einzug halten kann. *Holger Schelp* zeigt im nächsten Beitrag, wie hilfreich entsprechende Softwareunterstützung sein kann, um im familienmedizinischen Alltag Überblick über Patienten und ihre vielfältigen Beziehungen zu behalten. *Kurt-Martin Schmelzer* stellt ein Programm zur Motivationsförderung bei Adipositas vor, dass er als entlastend für seine hausärztliche Praxis erfahren hat. Auf die Bedeutung von Teamarbeit in der hausärztlichen Praxis und den wichtigen Beitrag, den medizinische Fachangestellte zur familienmedizinischen Betreuung leisten können, geht *Iris Schluckebier* in ihrem Aufsatz ein. Dabei geht es auch um eine andere Aufgabenverteilung zwischen den beteiligten Professionen. Einen solchen neuen Weg zeigen *Susanne Heim und Kollegen* auf. Sie erläutern das Konzept des präventiven Hausbesuches und wo es sinnvoll einzusetzen wäre. Einen Blick in die Zukunft eröffnen *Horst Christian Vollmar und Kollegen*. Sie entwerfen Szenarien, wie die Versorgung von Menschen mit Demenz in 20 Jahren aussehen könnte. Neben sehr düsteren Aussichten, gibt es jedoch auch hoffnungsvollere Szenarien. Die Autoren zeigen, welche Maßnahmen es bereits heute einzuleiten gibt, will man sich dieser Entwicklung verpflichten. *Bianca Lehmann und Kollegen* behandeln ebenfalls ein Thema, das zukünftig noch häufiger anzutreffen sein wird: die Priorisierung von Gesundheitsleistungen. Sie untersuchen, welche Rolle das häusliche Umfeld bei der Priorisierung in der Arzneimitteltherapie älterer multimorbider Patienten spielt, und haben hierzu über Fokusgruppendiskussionen die Sichtweisen und Einschätzungen von Hausärzten eruiert. Den Abschluss bietet ein Blick ins außereuropäische Ausland. *Markus Herrmann und Ligia Giovanella* berichten aus Brasilien und von den dortigen Ansätzen, Familien primärärztlich zu versorgen. Interdisziplinarität, Gemeindeorientierung und Steuerungsfunktion von Primärmedizin sind dort deutlich stärker vertreten als in Deutschland. Dies verhilft der Familienmedizin zur ihrer Aufgabe als steuernde, integrierende und koordinierende Disziplin in der gesundheitlichen Versorgung – eine Entwicklung, die für Deutschland noch zu leisten wäre.

Buetow und Kenealy stellen in ihrem Buch „Ideological debates in family medicine" aus dem Jahre 2007 fest, dass die zentralen Werte der Familienmedizin weder innerhalb noch außerhalb der Disziplin genügend verbreitet seien.[28] Wir hoffen, mit diesem Band einen Beitrag zur Verbesserung zu leisten.

Danke

Wir danken allen Autorinnen und Autoren für ihre Beiträge, die eindrücklich die Bedeutung von Familienmedizin in der (hausärztlichen) Gesundheitsversorgung belegen. Die Vielfalt der Themen und die verschiedenen Diskussionen – sowohl während der Tagung als auch beim Workshop „Familienmedizin"

---

[28] Vgl. Buetow, Kenealy 2007.

auf der DEGAM-Jahrestagung 2012 in Rostock –, haben uns angespornt, uns weiter für die Familienmedizin in Forschung und Praxis einzusetzen.

Ohne finanzielle Unterstützung der *Werner-Zeller-Stiftung für gesellschaftsbezogene Familienforschung, Leonberg*, wäre die Drucklegung des Tagungsbandes nicht möglich gewesen. Dafür danken wir sehr herzlich. Für Lektorat und produktive Zusammenarbeit danken wir insbesondere Frau Seippel und Herrn Prof. Süssmuth von *düsseldorf university press*. Und allen Autorinnen und Autoren für ihre Geduld, bis dieser Tagungsband endlich erschienen war.

Literaturverzeichnis

AGLEDAHL, K. M. et al. (2011). „Courteous but not curious: how doctors' politeness masks their existential neglect. A qualitative study of video-recorded patient consultations", *Journal of Medical Ethics* (2011) 37, 650–654.

ALTMEYER, S. und KRÖGER, F. (2003). *Theorie und Praxis der Systemischen Familientherapie*. Göttingen.

BECK-GERNSHEIM, E. (2010). *Was kommt nach der Familie? Alte Leitbilder und neue Lebensformen*. München.

BECK-GERNSHEIM, E. (2002). „Auf dem Weg in die post-familiale Familie: von der Notgemeinschaft zur Wahlverwandtschaft", in: BECK U., BECK-GERNSHEIM E. (Hrsg.). *Riskante Freiheiten: Individualisierung in modernen Gesellschaften*. Frankfurt a. M., 115–138.

BUETOW, S. A. und KENEALY, T. W. (Hrsg.) (2007). *Ideological debates in family medicine*. New York.

CIERPKA, M.; KREBECK, S. und RETZLAFF, R. (2001). *Arzt, Patient und Familie*. Stuttgart.

COLLATZ, J. (Hrsg.) (2010). *Familienmedizin in Deutschland: Notwendigkeit, Dilemma, Perspektiven. Für eine inhaltliche orientierte Gesundheitsreform*. Lengerich.

DEGAM – DEUTSCHE GESELLSCHAFT FÜR ALLGEMEINMEDIZIN UND FAMILIENMEDIZIN (2012). *Fachdefinition. DEGAM, Deutsche Gesellschaft für Allgemeinmedizin und Familienmedizin*. Beschluss der Jahreshauptversammlung vom 21.9.2002. http://www.degam.de (04.12.2012).

DEGAM – DEUTSCHE GESELLSCHAFT FÜR ALLGEMEINMEDIZIN UND FAMILIENMEDIZIN (2012). *DEGAM-Zukunftspositionen. Allgemeinmedizin – spezialisiert auf den ganzen Menschen*. Frankfurt.

FISCHER-SOHNIUS, G. C. (2010). „Notwendigkeit der Familienmedizin aus Sicht der Allgemeinmedizin", in: COLLATZ, J. (Hrsg.). *Familienmedizin in Deutschland: Notwendigkeit, Dilemma, Perspektiven. Für eine inhaltlich orientierte Gesundheitsreform.* Lengerich, 201–217.

GERARD, R. (2007). „Family medicine should rediscover a focus on family care: affirmative position", in: BUETOW, S. A. und KENEALY, T. W. (Hrsg.). *Ideological debates in family medicine.* New York, 35–44.

HAMM, H. (Hrsg.) (1986). *Allgemeinmedizin, Familienmedizin. Lehrbuch und praktische Handlungsleitwege für den Hausarzt.* Stuttgart.

HEGEMANN, T.; ASEN, E. und TOMSON, P. (2000). *Familienmedizin für die Praxis.* Stuttgart, New York.

HIMMEL, W.; KLEIN R. und EWERT, W. (2012). „Der Patient im Kontext der Familie", in: KOCHEN, M. M. (Hrsg.). *Allgemeinmedizin und Familienmedizin.* 4. Aufl. Stuttgart, 564–577.

HIMMEL, W. und KOCHEN, M. M. (1998). „Der familienmedizinische Ansatz in der Allgemeinmedizin", *Deutsches Ärzteblatt* (1998), 95 (28–29), A-1794–A-1797.

HUYGEN, F. J. A. (1979). *Familienmedizin: Aufgabe für den Hausarzt.* Stuttgart.

KALITZKUS, V.; WILM, S. und MATTHIESSEN, P. F. (2009). „Narrative Medizin – Was ist es, was bringt es, wie setzt man es um?" *Zeitschrift für Allgemeinmedizin* (2009), 85 (2), 60–66.

KALITZKUS, V. und WILM, S. (2011). *ZuVerSicht: Die Zukunft der hausärztlichen Versorgung aus gesundheitsberuflicher und Patienten-Sicht. Eine qualitative Regionalstudie in zwei ländlichen Versorgungsregionen Nordrhein-Westfalens.* Abschlussbericht. Witten.

KOLIP, P. und LADEMANN, J. (2006). „Familie und Gesundheit", in: HURRELMANN, K. (Hrsg.). *Handbuch Gesundheitswissenschaften.* Weinheim.

McWHINNEY, I. R. (1997). *A textbook of family medicine.* 2nd edition. New York.

SACHVERSTÄNDIGENRAT ZUR BEGUTACHTUNG DER ENTWICKLUNG IM GESUNDHEITSWESEN (2009). *Koordination und Integration – Gesundheitsversorgung in einer Gesellschaft des längeren Lebens.* Sonderfassung.

Hinweise zu den Autoren

Prof. Dr. med. Stefan Wilm, Facharzt für Allgemeinmedizin und Facharzt für Innere Medizin mit Schwerpunkt Geriatrie und Psychosomatik, leitet das Institut für Allgemeinmedizin (ifam) an der Medizinischen Fakultät der Heinrich-Heine-Universität Düsseldorf. Er ist zugleich als niedergelassener Hausarzt in seiner Praxis in Köln tätig.

Dr. disc. pol. Vera Kalitzkus ist Medizinethnologin mit dem Schwerpunkt Medizinische Anthropologie. Ihre Themenschwerpunkte: Familienmedizin, Arzt-Patienten-Kommunikation, Biografie und Krankheit, Patientenperspektive, Qualitative Forschung. Sie ist wissenschaftliche Mitarbeiterin am Institut für Allgemeinmedizin (ifam) an der Medizinischen Fakultät der Heinrich-Heine-Universität Düsseldorf.

Die Rolle der Primärversorgungspraxis in der Familienmedizin der Zukunft

Ferdinand M. Gerlach

In nahezu allen Industrieländern befinden sich die Gesundheitssysteme mitten in einem vielschichtigen, tiefgreifenden Wandel, der mit weitreichenden demographischen Veränderungen (Stichworte: „weniger, älter, bunter") und einem veränderten Morbiditätsspektrum (mehr chronische Erkrankungen/Multimorbidität) einhergeht. Zusätzlich sind gesellschaftliche Prozesse (z. B. „Landflucht") wirksam, die auch die Allgemeinmedizin und insbesondere die Tätigkeit in der hausärztlichen Praxis betreffen. Im Rahmen dieses Beitrags werden die sich vollziehenden Veränderungen für Menschen und ihre Familien sowie das vom Sachverständigenrat vorgeschlagene Zukunftskonzept einer koordinierten Versorgung mit regionalem Bezug beschrieben. Insbesondere sogenannte „Primärversorgungspraxen" könnten eine zentrale Rolle in der Familienmedizin der Zukunft übernehmen.

Patienten bzw. Hausärzte und ihre Familien

Ein tiefgreifender gesellschaftlicher Wandel wird nicht nur mit Blick auf Patienten und ihre Familien (Tabelle 1), sondern auch bei genauerer Betrachtung von Hausärzten/innen und ihren Familien (Tabelle 2) deutlich.

- Familiärer Zusammenhalt ► Vereinsamung
- Sozialer Zusammenhalt ► Soziale Ungleichheit / Alleinerziehung als Armutsrisiko
- Soziale Kontrolle ► Individuelle Befreiung
- Pflege in der Familie ► Professionelle Pflege
- ...

Tab. 1: Im Wandel: Patienten und ihre Familien

Während zu Zeiten vorherrschender Großfamilien familiärer und sozialer Zusammenhalt selbstverständlich war, leben heute zunehmend mehr Menschen vereinsamt und von sozialer Ungleichheit betroffen. Besonders deutlich wird dies am Beispiel des engen Zusammenhangs von Alleinerziehung und dadurch erhöhtem Armutsrisiko. Da ein fester Zusammenhalt (etwa im dörflichen Bereich) auch mit einer starken sozialen Kontrolle einherging, gehen heutige Lebensformen und -optionen andererseits nicht selten mit einer individuellen Befreiung einher, in der eigene politische, religiöse oder sexuelle Präferenzen ungezwungener realisiert werden können. Eine wichtige Veränderung betrifft in diesem Zusammenhang die Betreuung Pflegebedürftiger. Wurde diese früher in sehr viel stärkerem Maße innerhalb der Familie geleistet, wird zur Betreuung der Eltern heute – wo Kinder infolge erhöhter Mobilitätsanforderungen häufig an weiter entfernten Orten leben – zunehmend professionelle Pflege in Anspruch genommen. Die geschilderten (und weitere, hier nicht näher ausgeführte) Veränderungen betreffen jedoch nicht nur Patienten und ihre Familien. Vergessen wird zumeist, dass auch Hausärzte/innen und ihre Familien einem Wandel unterliegen (Tabelle 2).

• Hausarzt ► Hausärztin
• Mitarbeitende Arztehefrau ► Akademischer Partner
• Kinderbetreuung „Nebensache" ► Familie und Beruf im Einklang
• Örtliche Bindung ► Flexibilität: Wunsch und Bedarf
• Verwurzelung / langdauernde Verpflichtungen ► Vermeidung von Risiken, Schulden, Regressen
• Selbständig ► Eher angestellt / in Teilzeit
• Auch ländlich ► Möglichst urban
• Einzelpraxis ► Eher in Kooperationen tätig
• Profession: ausreichend Nachwuchs / Verjüngung ► Schrumpfung / Alterung

Tab. 2: Ebenfalls Teil des Wandels: Hausärzte/innen und ihre Familien

Der Hausarzt der Zukunft ist eine Hausärztin. Aktuell sind – mit steigender Tendenz – bereits etwa 64 % aller Medizinstudierenden im ersten Semester weiblich. Da das Fachgebiet Allgemeinmedizin (u. a. wegen der besseren Vereinbarkeit von Familie und Beruf) für Ärztinnen vergleichsweise attraktiv ist, dürfte auch der Anteil der praktizierenden Hausärztinnen sukzessive auf etwa 70 % ansteigen. Während bisher traditionell viele Ehefrauen niedergelassener Hausärzte in der Praxis ihres Ehemannes mitarbeiten und diese sich sogar in einem eigenen Verband organisieren[1], wird die Hausärztin der Zukunft eher einen Partner haben, der selbst Akademiker ist und infolge beruflicher Erfordernisse (Flexibilität, Mobilität etc.) dezidierte Ansprüche an den Wohnort (verkehrsgünstig) und die Lebensgestaltung (Freizeitmöglichkeiten, Schulen, Kindergärten etc.) stellt. Ältere Hausärzte berichten nicht selten, dass sie durch ihre Praxistätigkeit jahrzehntelang so stark eingebunden waren, dass Kinderbetreuung eine „Nebensache" bzw. angestammte Aufgabe des Partners war und sie ihre Kinder insofern kaum haben aufwachsen sehen. Junge Ärztinnen und Ärzte erwarten heute hingegen in weit stärkerem Maße berufliche Regelungen, die eine Vereinbarkeit von Familie und Beruf erlauben. Aufgrund der geschilderten Rahmenbedingungen und persönlichen Bedürfnisse ist heute die Bereitschaft zur langfristigen Bindung an einen Ort (ggf. eine eigene Praxisimmobilie) und das Eingehen langdauernder Verpflichtungen nur noch gering ausgeprägt. Vielmehr wird großer Wert auf räumliche und zeitliche Flexibilität gelegt und (etwa infolge eigener Berufstätigkeit des Partners) auch gefordert. Risiken wie größere Darlehn bei eigener Niederlassung werden auch daher eher gemieden. Insgesamt lässt sich ein starker Trend weg von einer selbstständigen Niederlassung in einer Einzelpraxis insbesondere im ländlichen Raum beobachten. Gesucht werden hingegen eher angestellte (Teilzeit-)Tätigkeiten in kooperativen Praxisformen im unmittelbaren Einzugsbereich von Ballungsgebieten. Im Ergebnis kommt es zu einer generellen, regional unterschiedlich ausgeprägten Alterung und Schrumpfung der hausärztlichen Profession und – falls keine Trendumkehr gelingt – zu einem ernsten Nachwuchsproblem.

Regional unterschiedliche Alterung der Bevölkerung

Wir wissen es inzwischen alle: die Zahl älterer Menschen nimmt in Zukunft relativ und absolut zu. Weniger bekannt sind hingegen die bemerkenswerten regionalen Unterschiede. So zeigt der sogenannte „Altenquotient 65", d. h. die Zahl der 65 Jahre alten und älteren Personen bezogen auf je 100 Menschen im Alter von 20 bis 64 Jahren, große Unterschiede zwischen den Bundesländern. Während sich im ostdeutschen Flächenland Brandenburg je nach konkreten Modellannahmen im Jahr 2050 unter und über 65-Jährige fast im Verhältnis 1:1 gegenüberstehen könnten, ist im Stadtstaat Bremen „nur" mit gut 50 über 65-Jährigen je 100 Menschen im Alter von 20 bis 64 zu rechnen. Da unter den

---

[1] Vgl. Verband in der Praxis mitarbeitender Arztfrauen 2012.

20- bis 64-Jährigen die Erwerbstätigen sind, welche Sozialbeiträge entrichten und die über 65-Jährigen versorgen bzw. pflegen müssen, ist der Altenquotient 65 ein relativ guter Indikator für zukünftige, regional sehr unterschiedlich ausgeprägte Belastungen[2].

Pflegebedarf: Verdopplung bis 2050

82 % aller Pflegebedürftigen sind 65 Jahre oder älter, wobei jeder Dritte das 85. Lebensjahr bereits erreicht oder überschritten hat. Die Entwicklung der Pflegebedürftigkeit bis zum Jahr 2050 verläuft über den gesamten Zeitraum hinweg ansteigend. Das Wachstum nimmt ab dem Jahr 2035 zu, da die Baby-Boom-Generation dann ein Alter erreicht, in dem die Wahrscheinlichkeit einer Pflegebedürftigkeit steigt. Die Gesamtzahl der Pflegebedürftigen (nach aktueller Pflegebedürftigkeitsdefinition) steigt von etwa 2,25 Millionen im Jahr 2007 auf 4,35 Millionen im Jahr 2050 an, das heißt, der Zuwachs beträgt etwa 94 %.[3]

Doppelte Fehlverteilung der Vertragsärzte

Angesichts der zu erwartenden Folgen des beschriebenen Wandels und der anstehenden Herausforderungen sind wir nicht optimal vorbereitet. Ein im deutschen Gesundheitswesen besonders ausgeprägtes Problem stellt die doppelte (nach Fachgebieten und Regionen) Fehlverteilung im vertragsärztlichen Bereich dar. Im Zeitraum von 1993 bis 2009 stieg die Zahl niedergelassener Fachärzte von 42.181 auf 63.497, d. h. um 50,5 %, an, während die Zahl der Hausärzte im gleichen Zeitraum von 62.375 auf 57.631, d. h. um 7,6 %, abnahm.[4] Eine zunehmende Zahl, insbesondere kliniknah (sub)spezialisiert tätiger Fachärzte steht damit einer weiter schrumpfenden Zahl von Hausärzten gegenüber, die in der Grundversorgung der Bevölkerung dringend benötigt werden. Dieses auch angesichts eines ausdifferenzierten stationären Angebots international einzigartige Verhältnis gerät – ebenfalls mit steigender Tendenz – durch eine zweite Fehlverteilung in weitere Dysbalance: Während die Arztzahlen in den wohlhabenderen Bereichen urbaner Ballungsgebiete weiter steigen, sinkt die Zahl (insbesondere von Hausärzten) im ländlichen Raum und in ärmeren Großstadtbezirken. Die

---

[2] Vgl. Sachverständigenrat 2009, Ziffer 33. Die im Text angegebenen Ziffern beziehen sich jeweils auf die entsprechenden Abschnitte in der Langfassung des Sondergutachtens 2009.
[3] Vgl. Sachverständigenrat 2009, Ziffer 628 bis 634.
[4] Vgl. Kopetsch 2010.

- Langfristige Arzt-Patienten-Beziehung (*continuity*)
- Leichte Zugänglichkeit für den Erstkontakt zum Gesundheits-system für alle Bevölkerungsgruppen (*access, first-contact care, equity*)
- Umfassende Behandlung der meisten gesundheitlichen Probleme (*comprehensiveness*)
- Koordination der Behandlung über alle Versorgungsebenen hin-weg (*coordination*)
- Erweitert: patientenorientierte Versorgung, Qualität und Sicher-heit, erweiterte IT-Nutzung

Tab. 3: Zielkriterien guter hausärztlicher Versorgung (nach Starfield et al. 2005 und Patient-Centered Primary Care Collaborative 2007)

Herausforderung auch zukünftig qualifizierten hausärztlichen Nachwuchs zur Sicherstellung einer qualitativ hochwertigen und zugleich flächendeckenden medizinischen Grundversorgung der Bevölkerung zu gewinnen, erhält damit höchste Priorität.

Zielkriterien guter hausärztlicher Versorgung

Eine qualitativ hochwertige Primärversorgung gilt in internationalen Modellen und auch im „Zukunftskonzept" des Sachverständigenrats zur Begutachtung der Entwicklung im Gesundheitswesen[5] als unverzichtbares Fundament gesundheitlicher Versorgung. Damit wird die Frage relevant, welche Kriterien eine gute Primärversorgung auszeichnen. Die internationale wissenschaftliche Literatur nennt hier konform mit den durch Barbara Starfield empirisch fundierten Kriterien, später erweitert durch Prinzipien des *Patient-Centered Medical Home*, weitgehend übereinstimmend folgende Merkmale:

Zukunftskonzept des Sachverständigenrats: Von der sektoralen zur populationsorientierten Versorgung

Die nachfolgende Abbildung zeigt das vom Rat vorgeschlagene Zukunftskonzept auf einen Blick.[6]

---

[5] Vgl. Sondergutachten, SGA 2009.
[6] Vgl. Sachverständigenrat 2009, Ziffer 1179.

Traditionelles System
Anbieter- und sektororientiert

Zukunftskonzept
Populationsorientiert und sektorübergreifend

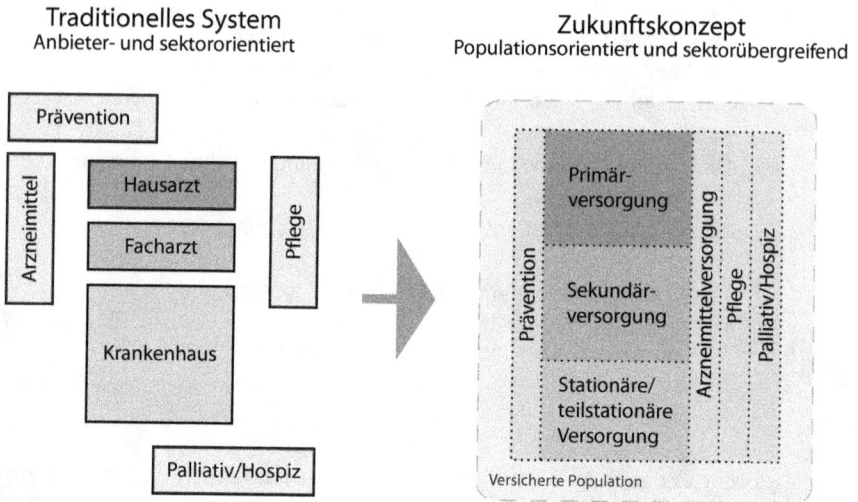

Abb. 1: Zukunftskonzept: von der sektoralen zur populationsorientierten Versorgung

Das bisherige System (links) ist traditionell stark anbieter- und sektororientiert. Die Sektoren stehen weitgehend unverbunden und oftmals in unmittelbarer Konkurrenz nebeneinander. Insbesondere für niedergelassene Fachärzte und Kliniken gelten unterschiedliche Regeln (u. a. zur Dokumentation, Vergütung/Budgetierung/Investitionsfinanzierung, Genehmigung neuer Behandlungsmethoden). „Teure" Patienten werden nicht selten in den jeweils anderen Sektor verschoben. Ähnliches gilt auch für die Arzneimittelversorgung, die Pflege, Palliativmedizin/Hospizversorgung oder für präventive Leistungen, für die jeweils sehr unterschiedliche Rahmenbedingungen gelten.

Das vom Rat vorgeschlagene Zukunftskonzept zielt auf eine populationsorientierte und sektorübergreifend koordinierte Versorgung. Voraussetzung ist ein Zusammenschluss von Akteuren verschiedener Versorgungsstufen, die bereit sind, gemeinsam Verantwortung für eine definierte Population von Versicherten zu übernehmen. In der Zusammenschau ergibt sich eine Vergrößerung des Aufgabenbereichs der Primärversorgung, der sowohl die Grundversorgung als auch die versorgungsstufenübergreifende Koordination beinhaltet, sowie des Bereichs der sekundären fachärztlichen Versorgung. Kliniken konzentrieren sich entsprechend ihrer Versorgungsstufe auf die stationäre Akutbehandlung und die Behandlung von Exazerbationen chronischer Erkrankungen. Sie übernehmen darüber hinaus zusammen mit dem ambulanten Part des sekundär-fachärztlichen Bereichs die ambulante Sekundärversorgung. Diese kann in den Räumen des Krankenhauses, in Praxiskliniken, MVZs oder anderen Strukturen stattfinden. Pflege, Prävention und Arzneimittelversorgung sind ebenso wie die Palliativmedizin/Hospizversorgung gemeinsame Aufgaben aller Versorgungs-stufen. Die Eckpunkte des Konzepts lassen sich wie folgt zusammenfassen:

- Fundament des Zukunftskonzepts ist eine *qualitativ hochwertige Primärver-sorgung*, die im Wesentlichen zwei Aufgaben hat: die umfassende Grund-versorgung der Bevölkerung und die versorgungsstufenübergreifende Ko-ordination der gesamten gesundheitlichen Versorgung aus einer Hand.

- Eine *definierte Population* auf der Basis einer freiwilligen Einschreibung von Versicherten in bestimmte Versorgungsmodelle ist Grundvorausset-zung für alle populationsbezogenen Ansätze. Die auf diese Weise übernom-mene Verantwortung für eine konkrete Population impliziert gleichzeitig, dass möglichst viele Entscheidungen vor Ort bzw. in der konkreten Region getroffen werden.

- *Patientenzentrierte Versorgung* mit Ausrichtung an den Bedürfnissen bzw. dem konkret ermittelten Bedarf individueller, insbesondere chronisch Kranker.

- Umfassende, horizontal (zwischen verschiedenen Fachgruppen/Diszipli-nen) und vertikal (sektorübergreifend) *koordinierte gesundheitliche Versor-gung aus einer Hand.*

- *Kontinuierliche Versorgung*, die Informationsverluste und diskontinuierli-che Betreuung, vor allem bei chronisch Kranken, vermeidet.

- *Gute Zugänglichkeit/Zugangsgerechtigkeit*, welche durch eine niedrigschwel-lige Erreichbarkeit je nach objektivem Bedarf und subjektiven Bedürfnissen für alle Bevölkerungsgruppen sichergestellt wird.

- Voraussetzung für das Funktionieren des vorgeschlagenen Zukunftskon-zepts ist die *Weiterentwicklung der Vergütungs- bzw. Honorierungssysteme*, wobei international weitgehend übereinstimmend ein *payment mix* aus ei-ner umfassenden, prospektiven, risiko-adjustierten und kontaktunabhängi-gen Capitation kombiniert mit qualitätsbezogenen Anreizen empfohlen wird.

- Empfohlen werden darüber hinaus die *Erprobung und Evaluation wohnort-naher Primärversorgungspraxen* (PVP) unter den besonderen Bedingungen des deutschen Gesundheitssystems.

- Die Umsetzung sollte regelhaft eine *regionale bzw. lokale Adaptation* umfassen, die eine Anpassung an existierende Versorgungsstrukturen und lokale Erfordernisse bzw. Präferenzen erlaubt.

Umsetzung des Zukunftskonzepts am Beispiel von Primärversorgungspraxen (PVP)

Das im Folgenden beschriebene Konzept wohnortnaher Primärversorgungspraxen (PVP) stellt den Versuch dar, die zuvor skizzierten Vorstellungen in einem konkreten Konzept für eine zukunftsorientierte Grundversorgung der Bevölkerung in Deutschland zu kondensieren.[7]

Eine PVP ist eine „entwickelte Organisation", die gemeinsam festgelegte Ziele anstrebt, eine klare interne Aufgaben- und Arbeitsteilung hat, interne Qualitäts- und Personalentwicklungsstrategien verfolgt und sich selbst als lernende Organisation versteht. Hierfür erscheint ein Zusammenschluss mehrerer (etwa 4 bis 6) Ärzte/innen sowie spezialisierter Medizinischer Fachangestellter (MFA) bzw. Krankenschwestern zu einer größeren Einheit sinnvoll. Die PVP betreut im Rahmen eines – für Versicherte und Anbieter freiwilligen – Einschreibemodells eine feststehende Population, für deren gesundheitliche Versorgung sie Verantwortung übernimmt. Intern wird ein Teamansatz verfolgt, der Angehörige nichtärztlicher Berufe in diverse Versorgungsaufgaben einbezieht. Teil des Konzepts ist auch eine strukturierte Liaison mit Fachspezialisten aus Klinik oder Praxis, z.B. in Form regelmäßiger Zweig-Sprechstunden eines HNO-Arztes in den Räumen der PVP. Die hier tätigen Hausärzte müssen neben ihrer Kernaufgabe als Grundversorger ihrer Patienten zusätzlich auch Aufgaben als (sektorübergreifende) Koordinatoren und (interne) Moderatoren mit Letztverantwortung übernehmen. Die Größe der Organisation erlaubt erweiterte Öffnungszeiten (z.B. Abendsprechstunden für Berufstätige, durchgehende Öffnung auch in Urlaubszeiten) sowie flexible Arbeitszeiten für die Beschäftigten, was – wie konkrete Erfahrungen bereits zeigen – die Attraktivität solcher Konzepte für junge Ärzte/innen deutlich erhöht.

Neben dem eigentlichen Arzt-Patient-Kontakt gehört es zu den Aufgaben des PVP- bzw. Praxisteams, die eigene Praxispopulation systematisch und als Ganzes zu betreuen (sog. *panel management*). Dabei stellen sich zum Beispiel folgende Fragen: Für wen (Patienten und ihre Familien) sind wir verantwort-

---

[7] Vgl. Sachverständigenrat 2009, Ziffer 1152 ff.

lich? Wie viele Diabetiker versorgen wir? Wie können wir dieser Gruppe konkrete Unterstützungsangebote machen? Wie organisieren wir ein zuverlässiges und nachhaltiges, d. h. systematisches (nicht zufälliges) System zur Langzeitbetreuung mit programmierter Wiedereinbestellung zu Monitoring-Besuchen und praxisinternen Erinnerungen an anstehende Kontrolluntersuchungen (z. B. Augenhintergrunduntersuchungen) für alle Diabetiker? Ziel ist die Stratifizierung der versorgten Patienten bzw. Familien nach individuellem Bedarf und individuellen Bedürfnissen. Die interne Organisation und Ausrichtung der eigenen Angebote muss dazu passen. Die Organisation eines systematischen Impf-Recalls oder die Planung von (präventiven) Hausbesuchen oder Monitoring-Anrufen bei chronisch Kranken kann zu diesen Aufgaben gehören. Der Fokus verschiebt sich auf eine nachhaltige und umfassendere Versorgung einer (möglichst gesunden) Population.

Die individuelle Stratifizierung chronisch Kranker nach ihrem tatsächlichen Betreuungsbedarf erlaubt eine strukturierte und differenzierte Planung der Versorgung sowie eine operative Aufgabenteilung innerhalb des PVP-Teams. Denkbar ist z. B. eine Differenzierung in Akutsprechstunden, Familiensprechstunden, Präventionssprechstunden und Chronikersprechstunden. Insbesondere im Bereich der medizinischen Prävention (u. a. Patientenschulungen, Impfungen) sowie bei der Langzeitbetreuung chronisch Kranker (Monitoring diverser Messwerte) können MFA/Pflegekräfte wichtige Aufgaben übernehmen, die derzeit zumeist noch Hausärzte durchführen. Im Bereich der Dokumentation, beim Ausfüllen von Formularen, der Mitteilung von Normalwerten (auch per Telefon oder E-Mail) sowie bei kleineren Problemen (Verbandswechsel, Beratung zum alltäglichen Umgang mit chronischen Erkrankungen) können erfahrene, speziell auf ihre neuen Aufgaben vorbereitete MFA und Pflegekräfte Aufgaben übernehmen, die nicht zwingend eine ärztliche Approbation voraussetzen.

Eine der wichtigsten Herausforderungen für größere Organisationen stellt die Kontinuität der Arzt-Patient-Beziehung dar. Eine Studie in 284 Hausarztpraxen in zehn europäischen Ländern (darunter Deutschland) ergab, dass Patienten sich in kleineren Praxen signifikant besser betreut fühlen als in größeren Praxen mit mehreren Ansprechpartnern bzw. Mitarbeitern.[8] Die hier skizzierte Primärversorgungspraxis muss daher versuchen, das bisher vielfach sehr persönliche Vertrauen von Patienten zu einem individuellen Hausarzt auf ein Team zu über-

---

[8] Vgl. Wensing et al. 2008.

tragen. Aus diesem Grund, aber auch aus anderen Erwägungen heraus (Erhalt persönlicher Verantwortlichkeit), könnten hier Kleinteams (sog. *teamlets*), bestehend aus je einem Hausarzt und einem (oder zwei) MFA bzw. Pflegekräften, zum Einsatz kommen.[9] Es spricht einiges dafür und sollte gezielt erprobt werden, dass Patienten bzw. Familien eine solche Kleinteamlösung innerhalb einer größeren PVP akzeptieren und auch zu diesem die von ihnen gewünschte (und oftmals benötigte) feste Beziehung und Bindung aufbauen. Auch heute sehen bereits viele Patienten Arzthelferinnen bzw. MFA hausärztlicher Praxen als „verlängerten Arm" ihres Hausarztes sowie als wichtige Vertrauenspersonen.

Das Modell als Ganzes stößt derzeit noch auf verschiedene Widerstände bei Hausärzten. Auf der einen Seite werden die Schwierigkeiten betont, Modellelemente in der eigenen Alltagspraxis entwickeln zu können. Betrachtet man z. B. die weitgehende Unzulänglichkeit der installierten Praxissoftwaresysteme für die hier beschriebenen Zwecke oder den hohen Arbeitsdruck gerade in Praxen, die in heute schon unterversorgten Gebieten arbeiten, sind diese Einwände verständlich. Auf der anderen Seite wird häufig eingewandt, dass dieses Modell der gewohnten hausärztlichen Autonomie widerspräche und eigentlich doch nur ein Einfallstor für Fremdbestimmung sei, die eigenen Patienten ganz anders dächten, bzw. es von der eigenen Lebensplanung abweiche. In beiden Fällen muss jedoch darauf hingewiesen werden, dass die beschriebenen und im Modell berücksichtigten Zukunftstendenzen kaum abwendbar sind und sich noch während der Berufstätigkeit aktuell tätiger Hausärzte manifestieren werden.

Gleichzeitig gibt es in Deutschland bereits eine ganze Reihe ermutigender Modellprojekte, die in die skizzierte Richtung gehen. Dies beginnt z. B. bei den Hausarztpraxen, die mit dem Berliner Gesundheitspreis für die „Hausarztmedizin der Zukunft" für hervorragendes internes Management ausgezeichnet wurden[10] und geht über Modellprojekte neuer Niederlassungs- und Versorgungsformen wie z. B. SCHAAZ[11] bis hin zu Modellen integrierter Vollversorgung wie dem „Gesunden Kinzigtal"[12] mit bereits mehreren Nachfolgeprojekten. Einen in der Fläche sehr wichtigen Entwicklungsimpuls stellen auch die Verträge zur hausarztzentrierten Versorgung dar, die in Baden-Württemberg mit der regionalen AOK und in der Folge mit einigen Ersatzkassen auch bundesweit ge-

---

[9] Vgl. Bodenheimer et al. 2007.
[10] Vgl. Berliner Gesundheitspreis 2004.
[11] Vgl. Erler et al. 2010.
[12] Vgl. Sachverständigenrat 2009, Ziffer 885.

schlossen wurden. Im Zuge dieser konzeptionellen „Leuchtturmprojekte"[13] vollziehen sich in deutschen Hausarztpraxen bereits weitere Entwicklungsschritte, wie z. B. die Einführung systematischen Qualitätsmanagements oder die Teilnahme an strukturierten Qualitätszirkelprogrammen zur Pharmakotherapie und Ärztenetzinitiativen.

Anforderungen an eine Primärversorgungspraxis der Zukunft

Die hier skizzierte Primärversorgungspraxis ist als Gedankenmodell einer Hausarztpraxis der Zukunft konzipiert, die

- überlebensfähig ist und den (auch jüngeren bzw. weiblichen) Mitgliedern des Praxisteams eine attraktive berufliche Perspektive bietet,
- auf die zukünftigen Versorgungsaufgaben, insbesondere der Versorgung chronisch Kranker/Multimorbider, angemessen vorbereitet ist und
- eine Antwort auf die umfassenden Anforderungen eines modernen Gesundheitssystems darstellt.

Die erfolgreiche Umsetzung des vorgeschlagenen PVP-Konzepts ist an verschiedene Voraussetzungen geknüpft. So ist eine gezielte Personalentwicklung für Ärzte notwendig, die durch ihre Aus- und Weiterbildung in der Regel bisher nicht auf Aufgaben wie Moderation, Management oder Organisationsentwicklung vorbereitet sind. MFA benötigen gezielte Qualifikationen in Praxis- und Case Management, wie sie beispielsweise das Curriculum für Versorgungsassistentinnen in der Hausarztpraxis (VERAH) vorsieht. Weitere Voraussetzungen sind eine geeignete räumliche Infrastruktur und IT-Unterstützung (ggf. auch Telemonitoring), gezielte Qualitätsentwicklungsstrategien sowie die Honorierung[14] von Team-, Präventions-, Koordinations-, Kooperations- und Managementleistungen.

Fazit

Zentrale Aspekte der beruflichen Tätigkeitsgestaltung, der modernen Organisation einer Praxis sowie der Anforderungen an eine zukunftsorientierte Pri-

---

[13] Vgl. Weatherly et al. 2006.

[14] Das bisherige Honorarsystem setzt in der Regel zwingend eine persönliche Leistungserbringung durch einen Arzt voraus. Es gibt bislang nur sehr wenige explizit delegierbare Leistungen (etwa Hausbesuche durch Arzthelferinnen bzw. MFA), die wiederum unzureichend honoriert werden.

märversorgung können und müssen berücksichtigt werden. Letztlich kommt es darauf an, dass auch der eingangs beschriebene Wandel der familiären und gesellschaftlichen Strukturen in Forschung, Lehre und Praxis nachvollzogen wird. Dabei ist die Reflexion der eigenen Profession, ihrer (familiären) Bedürfnisse, Möglichkeiten und Aufgaben eine Kernaufgabe, der zukünftig weitaus mehr Beachtung als bisher geschenkt werden muss.

Gebot der Stunde ist die Vernetzung und Weiterentwicklung einzelwirtschaftlicher Strukturen. Gelingt die anstehende inhaltliche und strukturelle Weiterentwicklung, werden Hausarzt- bzw. Primärversorgungspraxen auch zukünftig als Orte der primär- und familienmedizinischen Versorgung im Zentrum stehen. Dieses Ziel erfordert eine interdisziplinäre, sektoren- und professionsübergreifende Kooperation. Damit steht schon jetzt fest: Es geht nur gemeinsam!

Literaturverzeichnis

BERLINER GESUNDHEITSPREIS (2004). *Hausarztmedizin der Zukunft.* http://213.131.251.36/www.aok.de/bundesverband/aok/termine/preis/index_04685.html (03.03.2012).

BODENHEIMER, T. und LAING, B. Y. (2007). „The teamlet model of primary care", *Annals of Family Medicine* (2007), 5, 457–461.

ERLER, A.; BEYER, M. und GERLACH, F. M. (2010). „Ein Zukunftskonzept für die hausärztliche Versorgung in Deutschland. 2. Das Modell der Primärversorgungspraxis", *Zeitschrift für Allgemeinmedizin* (2010), 86, 159–65.

KOPETSCH, T. (2010). *Studie zur Altersstruktur- und Arztzahlentwicklung*, 5. Auflage, Bundesärztekammer und Kassenärztliche Bundesvereinigung, Berlin, 50.

PATIENT-CENTERED PRIMARY CARE COLLABORATIVE (2007). http://www.pcpcc.net (04.03.2012).

SACHVERSTÄNDIGENRAT ZUR BEGUTACHTUNG DER ENTWICKLUNG IM GESUNDHEITSWESEN (2010). *Sondergutachten 2009. Koordination und Integration – Gesundheitsversorgung in einer Gesellschaft des längeren Lebens.* http://www.svr-gesundheit.de (03.03.2012).

VERBAND IN DER PRAXIS MITARBEITENDER ARZTFRAUEN (2012). http://www.arztfrauen.de/ (03.03.2012).

STARFIELD, B.; SHI, L. und MACINKO, J. (2005). „Contribution of primary care to health systems and health", *Milbank Quarterly* (2005), 83, 457–502.

WEATHERLY, J. N. et al. (2006). *Leuchtturmprojekte Integrierter Versorgung und Medizinischer Versorgungszentren: Innovative Modelle der Praxis.* Schriftenreihe des Bundesverbandes Managed Care. 1. Auflage, Berlin.

WENSING, M. et al. (2008). „Patient evaluations of accessibility and co-ordination in general practice in Europe", *Health Expectations* (2008), 11, 384–390.

Hinweise zum Autor

Prof. Dr. med. Ferdinand M. Gerlach ist Direktor des Instituts für Allgemeinmedizin der Goethe-Universität in Frankfurt am Main, Vorsitzender des Sachverständigenrats zur Begutachtung der Entwicklung im Gesundheitswesen und Präsident der Deutschen Gesellschaft für Allgemeinmedizin und Familienmedizin (DEGAM).

II.

Familiale Konzepte von Gesundheit und Krankheit

Familiäre Krankheitskonzepte am Beispiel der Erfahrungen deutscher und türkischer Mütter zum Fieber im Kindesalter

Thorsten Langer

Einleitung

Fieber im Kindesalter ist einer der häufigsten Gründe, einen Kinder- oder Hausarzt aufzusuchen. In einer Studie, die im Vereinigten Königreich durchgeführt wurde, berichteten 68–74 % aller Eltern von mindestens einem hochfieberhaften Ereignis bei einem ihrer Kinder während der letzten 6 Monate.[1] Weiterhin ist Fieber der Grund für 20–30 % aller Vorstellungen von Kindern in der Praxis, wenn auch in den meisten Fällen keine ernsthaften Erkrankungen festgestellt werden.[2] Während aus medizinischer Sicht zumeist unkomplizierte, sich selbst limitierende Infekte die Ursache des Fiebers darstellen, ruft es bei Eltern häufig große Sorgen hervor. Eine der ersten Arbeiten, die das elterliche Erleben des Fiebers bei Kindern untersuchte, wurde von Schmitt 1980 in den USA durchgeführt.[3] Die Ergebnisse zeigten eine „unrealistische Angst" der Eltern vor den Folgen des Fiebers, was mit dem Begriff *fever phobia* bezeichnet wurde. Im Kommentar der Arbeit hält Schmitt fest, dass *fever phobia* eine „unnötige Belastung" der Eltern darstelle. Ärzte und Schwestern sollten daher Eltern zu einem besseren Verständnis des Fiebers verhelfen. Der Autor leitet einen Informationsbedarf bei Eltern ab, dem beispielsweise im Rahmen der Vorsorgeuntersuchungen im Alter von 4 und 6 Monaten begegnet werden könnte. Für eine Reihe später erschienener Arbeiten stellt die Studie von Schmitt einen wichtigen Bezugspunkt dar. Schmitts Ergebnisse werden im Großteil der Publikationen bestätigt. Das Konzept der *fever phobia* wurde wiederholt explizit aufgegriffen.[4] Andere Autoren untersuchten Wissen, Erwartungen und Befürchtungen der Eltern.[5] Der Großteil dieser Arbeiten vergleicht die elterlichen Vorstellungen mit

---

1 Vgl. Hay et al. 2005.
2 Vgl. Armon et al. 2001; Finkelstein et al. 2000.
3 Vgl. Schmitt 1980.
4 Vgl. Pursell 2009; Crocetti et al. 2001.
5 Vgl. Blumenthal 1998; Casey et al. 1984; Impicciatore et al. 1998; Sarrell et al. 2002;

dem medizinischen Referenzstandard, wodurch diese Vorstellungen einem Bewertungsschema von richtig und falsch unterliegen. Während diese Arbeiten mögliche Informationslücken und -bedürfnisse von Eltern fiebernder Kinder aufzeigen, *erklären* sie jedoch nicht das elterliche, häufig hilfesuchende Verhalten. Die Beschränkung auf die Ebene des Wissens und der Information greift offensichtlich zu kurz, da sie z. B. den Einfluss der besonderen Beziehung zwischen Kind und Eltern ausklammert.

Krankheit von Kindern und die Rolle der Eltern

Familiäre Krankheitskonzepte müssen – wenn es um Krankheit von Kindern geht – die Situation der Eltern (mit-)thematisieren. Da es sich beim Fieber im Kindesalter um ein Symptom handelt, das hauptsächlich Säuglinge, Kleinkinder und junge Schulkinder betrifft, sind diese in der Regel stark auf die Hilfe und Versorgung durch ihre Eltern angewiesen. Da sich Kinder in diesem Alter häufig nur eingeschränkt selbst helfen können, sind Eltern in einer besonderen Verantwortung gegenüber ihrem Kind.

Die Beziehung zwischen Eltern und Kind ist im Vergleich zu den anderen Beziehungen in einer Familie, wie z. B. unter Geschwistern und im Vergleich zu anderen Beziehungen zwischen Erwachsenen und Kindern außerhalb der Familie von besonderen Eigenschaften geprägt. Wiesemann beschreibt Elternschaft als „die von Zuneigung und persönlicher Verantwortung geprägte und auf Dauer angelegte sorgende Beziehung zu einem Kind", die in den meisten Fällen von einer leiblichen Beziehung ihren Ausgang nimmt.[6] Elternschaft ist einerseits eine universelle Form der zwischenmenschlichen Beziehung, die naturgemäß in allen Gesellschaften vorkommt. Andererseits ist sie kein „biologisches Programm", da die kulturellen Unterschiede und ihr Wandel im Lauf der Zeit erheblich sind.

Im folgenden Text wird angestrebt, am Beispiel des Fiebers im Kindesalter zu umreißen, welche Aspekte der Begriff „familiäre Krankheitskonzepte" beinhalten sollte, um die elterliche Erfahrung angemessen zu beschreiben und ihr Handeln hinreichend zu erklären. Dabei soll einerseits versucht werden, einen theoretisch-konzeptionellen Beitrag zur Entwicklung des Begriffs zu leisten und andererseits für die primärärztliche Praxis hilfreiche Schlussfolgerungen zu ziehen.

Taveras et al. 2004; Walsh, Edwards 2006.
[6] Vgl. Wiesemann 2006, S. 98–120.

Neben verschiedenen anderen Literaturquellen basiert der vorliegende Text im Wesentlichen auf den Ergebnissen eines Forschungsprojektes zu den Krankheitskonzepten zum Fieber im Kindesalter in deutschen und türkischen Familien, das im Zeitraum 2008 bis 2011 am Institut für Allgemeinmedizin und Familienmedizin der Universität Witten/Herdecke durchgeführt wurde. Dabei sollte die Erfahrung der Mütter beim Fieber des Kindes aus ihrer Perspektive heraus analysiert und rekonstruiert werden. Angesichts einer zunehmenden kulturellen Vielfalt in Deutschland kommt in der vorliegenden Untersuchung dem kulturellen Hintergrund der Mütter eine besondere Bedeutung zu.[7] Es wurden deutsche und türkische Mütter nach ihrem Erleben des kindlichen Fiebers befragt und u. a. der Einfluss des kulturellen Hintergrundes untersucht. Um die Erfahrung der Mütter in der Betreuung ihres Kindes bei Fieber in seiner Mehrdimensionalität abzubilden, führten wir zwei Untersuchungen mit unterschiedlichen methodischen Zugängen durch. Zunächst wurden 20 Mütter in halbstrukturierten Interviews befragt und die Daten mit Methoden der qualitativen Sozialforschung analysiert. Des Weiteren wurden 338 Mütter mit einem standardisierten Fragebogen interviewt. Das methodische Vorgehen beider Studienabschnitte wird im folgenden Abschnitt kurz und die jeweiligen Ergebnisse ausführlicher dargestellt.

Methodik

Qualitative Befragung

Es wurden halbstrukturierte Interviews in der häuslichen Umgebung der Teilnehmerinnen geführt. Potentielle Interviewpartnerinnen wurden durch zwei studentische Mitarbeiterinnen im Wartebereich mehrerer Kinderarztpraxen sowie zweier Kinderkliniks-Ambulanzen angesprochen und über die Studie informiert. Voraussetzung für die Rekrutierung war eine aktuelle fieberhafte Erkrankung des Kindes, ein deutscher oder türkischer kultureller Hintergrund sowie ein Alter des Kindes im Bereich 6 Monate bis 8 Jahre. Erklärte sich eine Mutter einverstanden mit der Teilnahme an der Studie, erfolgte eine Kontaktaufnahme in ca. 2 Wochen durch die Studienleitung.

In einem nächsten Schritt wurde das Interview geführt und digital aufgezeichnet. Mütter mit türkischem Hintergrund hatten die Wahl, ob sie das Interview lieber auf Deutsch oder Türkisch führen wollten. Die Mütter wurden in

---

[7] Vgl. Norredam et al. 2009.

einem offenen Interview zu den Themen Fieber beim Kind, Mutterrolle, familiärer Kontext und Leben in Deutschland bzw. der Türkei befragt.[8] Dabei wurden die Mütter gebeten, über die letzte zurückliegende Fieberepisode zu berichten. Die Interviews wurden mit Einverständnis der Interviewten digital aufgezeichnet und im Anschluss transkribiert. Die Transkripte wurden in einer Gruppe analysiert, die verschiedene Professionen (Arzt [Allgemeinmedizin, Pädiatrie], Pflege, Pflegewissenschaft, Ethnologie), deutsche und türkische kulturelle Hintergründe sowie beide Geschlechter im Alter von 26 bis 50 Jahre umfasste. Die Hälfte der Gruppenmitglieder hatte selbst eigene Kinder. Damit war das Ziel verbunden, einen hohen Grad an intersubjektiver Gültigkeit zu erreichen und professionelle, geschlechtsbezogene und kulturelle Tendenzen in der Analyse sichtbar zu machen. Die Analyse erfolgte nach den Prinzipien der *Grounded Theory*.[9] Weitere Angaben zum methodischen Vorgehen sind im Abschlussbericht des Projektes nachzulesen.[10]

Standardisierte Befragung

Auf Grundlage der qualitativen Interviewstudie sowie einer Literaturrecherche wurde ein Fragebogen entwickelt, der im Rahmen einer Pilotstudie getestet wurde. Zur Bestimmung des sozioökonomischen Status (SÖS) kamen die Items des „Winkler-Index" zum Einsatz.[11] In diesem Index sind Angaben zum Bildungsstand, der beruflichen Stellung sowie zum Einkommen zusammengefasst. Zur Bestimmung des kulturellen Hintergrundes wurden neu konstruierte Items zum Geburtsland der befragten Mütter und ihrer Eltern verwendet.

Die Befragung der Mütter wurde im Zeitraum Februar bis Juni 2009 durchgeführt. Der eingesetzte Fragebogen bestand aus 36 Fragen und 205 Items. Die beiden verwendeten Fieberkonzepte „Funktional" und „Besorgniserregend" wurden auf der Grundlage der Pilotstudie entwickelt. Sie werden durch 6 Items repräsentiert, die mit einer 6-Punkt Likert Skala bewertet werden. Die Items sind in Tabelle 1 dargestellt. Als Kriterium für das Fieberkonzept „Besorgniserregend" wurde ein Gesamt-Score <21 und für das Konzept „Funktional" >20 festgelegt. Dabei handelt es sich um den theoretischen Mittelwert, der sich aus

---

[8] Vgl. Marx, Wollny 2010; Spradley 1979.
[9] Vgl. Corbin, Strauss 2008; Walker, Myrick 2006.
[10] Vgl. Langer 2011.
[11] Vgl. Winkler 1999.

der Summe der Bewertungen von 6 Items ergibt, die auf einer Likert-Skala von
1–6 bewertet werden (Max. 36, Min. 6, Mittelwert 21).

1	Gibt man gleich zu Beginn des Fiebers fiebersenkende Medikamente, wird die Krankheit weniger schwer.
2	Der Körper wird mit den allermeisten Krankheitserregern selbst fertig.
3	Fieber und Krankheiten mit Fieber sind wichtig für eine gesunde Entwicklung meines Kindes.
4	Wenn das Kind hohes Fieber hat, bekämpft der Körper die Krankheit.
5	Fieber gehört zu den Krankheiten im Kindesalter dazu, daran kann man nicht viel ändern.
6	Die sicherste Art Fieber zu behandeln ist die Gabe von Antibiotika.

Tab. 1: Items der Fieberkonzepte

Um in sozioökonomischer Hinsicht ein möglichst breites Spektrum an Müttern zu erreichen, wurde die Befragung in Kinderarztpraxen sowie zwei Notfallambulanzen von Kinderkliniken in der Umgebung Wittens durchgeführt. Die Mütter wurden im Wartebereich der Praxen bzw. Ambulanzen nach ihrem Interesse zur Mitarbeit an der Studie gefragt. Als Einschlusskriterium musste eine Mutter ein Kind im Alter von mehr als 6 Monaten bzw. jünger als 8 Jahren haben. Es war nicht notwendig, dass das Kind zum Zeitpunkt des Interviews Fieber hatte. Die Mütter wurden gebeten, die Fragen mit Erinnerung an die letzte Fieberepisode ihres jüngsten Kindes zu beantworten. Als Ausschlusskriterium wurde ein sehr kranker Zustand des anwesenden Kindes festgelegt. Diese Beurteilung konnte durch die Mutter, die Interviewerin oder durch Praxismitarbeiter vorgenommen werden.

Der kulturelle Hintergrund der Mutter musste türkisch oder deutsch sein. Eine Mutter wurde einem türkischen Hintergrund zugerechnet, wenn sie oder mindestens ein Elternteil in der Türkei geboren wurde. Für Mütter mit einem deutschen kulturellen Hintergrund mussten beide Eltern sowie die Mutter in Deutschland geboren sein. Zur statistischen Auswertung in Hinblick auf den Zusammenhang der Fieberkonzepte mit dem sozioökonomischen Status und kulturellen Hintergrund wurden uni- und multivariate Analysen durchgeführt. Das Signifikanzniveau wurde mit $\alpha = 0{,}05$ festgelegt.

Ergebnisse

Bindung und Verantwortung

In allen qualitativen Interviews zeigt sich eine umfassende, nicht delegierbare Sorge der Mutter für das kranke Kind als Ausgangspunkt ihrer Handlungen. Die Kinder der interviewten Mütter zeigten zumeist eine Veränderung in ihrem Verhalten und ihrem Erscheinungsbild, die Anlass zur Frage gaben: „Was hat mein Kind?" Diese Frage wird als Ausdruck einer Sorge gestellt, dass es sich um einen Vorgang handeln könnte, der bedrohlich für die Gesundheit und das Leben des Kindes ist. Die Möglichkeit eines Verlustes des Kindes durch eine Krankheit, die mit Fieber ihren Anfang nimmt, wurde von mehreren Müttern explizit verbalisiert. Diese Befürchtung wiegt schwer, denn die Mütter sehen sich als verantwortlich für den Erhalt des Lebens ihres Kindes. Die Ausgangsfrage „Was hat mein Kind?" steht daher in einem direkten Zusammenhang mit einem wesentlichen Aspekt des Mutterseins: der Aufgabe, für das Kind da zu sein und es vor Gefahren zu beschützen.

Diese klar formulierte Aufgabe und Verantwortung steht im Gegensatz zur Uneindeutigkeit und Unsicherheit, mit der das Fieber erlebt wird. Die Mütter waren sich in der Mehrzahl der Fälle *nicht* sicher, ob ihr Kind ernsthaft erkrankt ist. Im Gegenteil, sie waren unsicher und erhofften sich mehr Sicherheit z. B. durch das Aufsuchen eines Arztes. Das Dilemma der Mütter besteht also darin, selbst dann verantwortlich für das Kind zu sein, wenn der Verlauf einer Erkrankung nicht absehbar ist oder ihre medizinisch-fachliche Kompetenz nicht ausreicht, den Zustand des Kindes sicher einzuschätzen. Die Mutter ist gerade in dieser Situation der Unsicherheit und Verantwortung besonders gefordert. Es gibt niemanden, an den sie diese Rolle und die damit verbundene Verantwortung delegieren kann. Hierzu Äußerungen von Müttern aus den geführten Interviews:

Man merkte schon, da stimmt irgendwas nicht. Er hat sich auch freiwillig auf die Couch gelegt, was er sonst nie macht. Und irgendwann stellte ich halt fest, dass er Fieber bekam. Das war erst ganz niedrig eigentlich nur und das ging dann innerhalb kürzester Zeit bis abends auf vierzig. Und er war apathisch dabei. Also, er lag in der Couch und war gar nicht mehr richtig ansprechbar, aber er war auch total müde. Und ich konnte das halt nicht auseinander halten. Ist er jetzt apathisch oder ist er, ist er müde? (26-jährige, allein erziehende Mutter einer Tochter mit türkischem Hintergrund)

Also, wenn ein Kind überhaupt krank ist, ist es schrecklich. Weil wenn das Kind krank ist, als Mutter bin ich besorgt. Ich zum Beispiel kann die ganze Nacht dann nicht schlafen. Und danach, wenn ich merke, ihr geht's jetzt etwas besser, dann kann ich auch etwas in Ruhe schlafen. Aber ansonsten muss ich die ganze Zeit dann Wache halten. Ich mein, ich nicke schon mal ein. Ich bin ja auch ein Mensch. Ich brauch ja auch ein bisschen Ruhe. Aber wenn ich irgendwie merke, da ist was, dann spring ich direkt auf, weil ich mit meinen ganzen Gedanken nur bei ihr bin. (25-jährige Mutter zweier Kinder mit türkischem Hintergrund)

Man will natürlich nicht, dass es dem Kind irgendwie schlecht geht. Und man hat aber auch gleichzeitig so´ne Sorge irgendwie. Sich um das Kind sorgen und hoffen, dass man ihm gute Bedingungen geben kann. Das hat wieder was mit sich sorgen zu tun, aber auch was, mit helfen wollen so im ureigensten Sinn. Man will das Leben des Kindes erhalten irgendwie. Und ich glaub, das ist dann egal, was er hat. Das ist dann immer eine wahnsinnige Verunsicherung, wenn das Kind krank ist. Weil das Ziel ist ja eigentlich, den so gut wie möglich groß werden zu lassen. (32-jährige Mutter eines Sohnes mit deutschem Hintergrund)

Die Verantwortung und Sorge für ihr krankes Kind, die in den Berichten der interviewten Mütter zum Ausdruck kommt, lässt sich unter bindungstheoretischen Gesichtspunkten gut erklären.[12] George und Solomon entwickelten das Modell des *caregiving system*, das bindungstheoretische Prinzipien für das Verhalten der Eltern bzw. der Mutter anwendet.[13] Demnach verfolgt das elterliche Verhalten in Abstimmung mit dem Verhalten des Kindes das Ziel, Nähe und Schutz für das Kind herzustellen. Für die Verwirklichung dieses Ziels stehen meist mehrere Strategien zur Verfügung. Um Nähe zur Mutter herzustellen, kann das Kind beispielsweise der Mutter hinterherkrabbeln oder die Mutter nimmt das Kind auf den Arm, wenn es schreit.

Die Bindungstheorie geht von einer tief verwurzelten und evolutionär gewachsenen Bedeutung der Beziehung zwischen Eltern und Kind aus. So wurden

---

[12] Vgl. Cassidy 2008.
[13] Vgl. George, Solomon 2008.

in der Entwicklung der Theorie Experimente in verschiedenen Kulturen durchgeführt, um ihre Allgemeingültigkeit zu überprüfen. Dabei zeigte sich, dass die Ziele im Bindungsverhalten (Schutz und Nähe) als universell gelten können. Dem gegenüber können die Verhaltensweisen, die zu ihrer Umsetzung führen und die Wahl der Personen, die die Funktion übernehmen können, je nach Kultur variieren.

Die Verantwortung und Bindung der Mutter zum Kind kommt in vielfältigen Situationen zum Tragen, wie z. B. beim schreienden oder weinenden Säugling, der häufig eine prompte Reaktion der Mutter hervorruft mit dem Ziel, das Kind zu beruhigen. Insofern stellt das Fieber im Kindesalter eine von vielen Situationen dar, in denen das *caregiving system* aktiviert wird. Charakteristisch für eine Aktivierung des *caregiving system* ist zudem eine starke emotionale Beteiligung der Mutter, die dann nachlässt, wenn „das Ziel", d. h. Nähe oder Sicherheit, erreicht ist.

Der Arztbesuch stellt eine mögliche von mehreren Handlungsoptionen dar, die von den interviewten Müttern ergriffen wurden. Andere Strategien des Umgangs mit Fieber sind in Tabelle 2 dargestellt. Die Wahl der Strategie hängt zudem mit der Erklärung des Fiebers zusammen, die in Tabelle 3 gezeigt werden.

Eine ausführlichere Darstellung der Erklärungen und Handlungsstrategien kann dem Abschlussbericht des Projekts entnommen werden.[14]

Kontext: Familie, kultureller Hintergrund und sozioökonomischer Status

Wie Studien, die in anderen Ländern durchgeführt wurden, zeigen, haben der sozio-ökonomische Status (SÖS) der Familien und ihr kultureller Hintergrund einen Einfluss auf den Umgang mit kindlichem Fieber, der sich möglicherweise in den subjektiven Schilderungen der Mütter nicht unmittelbar erschließt.[15] Im Rahmen der standardisierten Befragung wurden insgesamt 338 Mütter mit türkischem oder deutschem Hintergrund befragt. In Hinblick auf die weiter oben dargestellten Fieberkonzepte „Furchterregend" und „Funktional" zeigte sich ein statistisch signifikanter Einfluss sowohl des SÖS als auch des kulturellen Hintergrunds, der in Tabelle 3 dargestellt ist. Mütter mit einem niedrigeren SÖS zeigten eine stärkere Neigung zum Konzept „Furchterregend" und Mütter

---

[14] Vgl. Langer 2011.
[15] Vgl. Taveras et al. 2004.

Erklärungsmuster (Kategorie)	Ursache	Überwiegender kultureller Hintergrund der Mütter
Infektion und Übertragung	Ansteckung bei anderen, z. B. im Kindergarten, bei Geschwistern	D & T
	Eindringen von Bakterien	D & T
	Eindringen von Viren	D & T
Klimatische Einflüsse	Kaltes Wetter	D & T
	Unangemessene, zu leichte Kleidung	D & T
Übernatürliche Einflüsse	Böser Blick	T
	Jinn (Dämon, krankmachender Geist)	T
Symptom einer anderen Erkrankung	Bronchitis	D & T
	Gastroenteritis	D & T
	Harnwegsinfektion	D & T
	Zahnen	D & T
Andere	Überanstrengung des Kindes	D
	Stress des Kindes	D

Tab. 2: Erklärungsmuster des Fiebers und der kulturelle Hintergrund der Mütter (D = deutsch, T = türkisch)

Strategien (Kategorie)	Maßnahme	Überwiegender kultureller Hintergrund der Mütter
Liebevolle Pflege	Streicheln	D & T
	Vorlesen	D & T
	häufiges Anbieten von Getränken	D & T
Religiöse und rituelle Handlungen	Beten	T
	ggf. Rituale zur Bekämpfung des bösen Blicks	T
Senkung der Körpertemperatur	Leichte Kleidung	D & T
	Abreiben mit Essig	T
	Wadenwickel	D
	Antipyretische Medikamente	D & T
Inanspruchnahme professioneller Hilfe	Aufsuchen des Kinderarztes	D & T
	Vorstellung in Notfallambulanz	D & T

Tab. 3: Strategien im Umgang mit kindlichem Fieber

mit einem deutschen kulturellen Hintergrund tendierten stärker zum Konzept „Funktional".[16]

Das Konzept „Furchterregend" impliziert dabei eine stärkere Neigung, Fieber als gefährlich für das Kind einzuschätzen, größere Erwartungen in die Behandlung mit Antibiotika zu setzen und eher einen Arzt aufzusuchen.

Die Qualität der Bindung zwischen den Müttern und ihren Kindern wurde in der standardisierten Befragung nicht untersucht, so dass hier keine Rückschlüsse möglich sind, inwieweit Unterschiede in dieser Hinsicht eine Rolle auf das jeweilige Fieberkonzept spielen.

---

[16] Vgl. Langer et al. 2011.

| Item No. | Item | Adjustierte Odds-Ratios (95% CI) | | | Andere Variable |
| | | Kultur[c] | Winkler Index[b] | | Kindstod[d] |
			W(1)	W(2)	
1[a]	Fiebersenkung	2,79 (1,76-4,41)	-	-	1,89 (1,03-3,47)
2	Körper bewältigt Erreger alleine	1,95 (1,18-3,24)	0,42 (0,24-0,73)	0,35 (0,17-0,69)	-
3	Fieber wichtig für Entwicklung	1,60 (0,96-2,67)	0,40 (0,23-0,70)	0,52 (0,26-1,02)	-
4	Fieber bedeutet Körper kämpft	2,53 (1,40-4,59)	0,35 (0,20-0,63)	0,13 (0,05-0,36)	-
5	Fieber normal im Kindesalter	2,31 (1,24-4,28)	0,63 (0,34-1,15)	0,28 (0,11-0,75)	-
6[a]	Antibiotika sicherste Behandlung	4,37 (2,31-8,22)	0,48 (0,27-0,86)	0,19 (0,07-0,55)	-
	Gesamt Score (Trennwert bei 20)	1,99 (1,16-3,44)	0,53 (0,30-0,92)	0,44 (0,21-0,95)	-

a: Items in umgekehrter Reihenfolge kodiert.
b: W1 repräsentiert einen mittleren SÖS, W2 einen hohen SÖS im Verhältnis zu einem niedrigen SÖS.
c: Kultur repräsentiert einen türkischen im Verhältnis zu einem deutschen kulturellen Hintergrund.
d: Kindstod steht für die Erfahrung eines solchen Ereignisses gegenüber der Nicht-Erfahrung.

Tab. 4: Einflussfaktoren auf die Fieberkonzepte „Furchterregend" und „Funktional"

Zusammenfassung

Am Beispiel des Fiebers im Kindesalter lässt sich der Begriff des familiären Krankheitskonzepts als eine Kombination mehrerer Faktoren darstellen, die in ihrem Zusammenspiel das Handeln insbesondere der Eltern bzw. Mütter beeinflussen. Ausgangspunkt war in den von uns untersuchten Fällen, die mütterliche Sorge um das kranke Kind, die sich unter Zuhilfenahme der Bindungstheorie und im Besonderen des *caregiving system* gut erklären lässt. Die Verantwortung, die aus dieser tief verwurzelten Beziehung erwächst, „befeuert" die Handlungsimpulse der Mutter. Dieser vermutlich relativ weit verbreiteten Grundlage des mütterlichen Erlebens steht eine Mehrzahl von Erklärungsmustern und Handlungsstrategien in Reaktion auf das Fieber gegenüber. Die Entscheidung, welche Handlung im Einzelfall vollzogen wird, hängt wiederum von Kontextfaktoren ab. Bisher in der erweiterten Familie und im eigenen Kulturraum erprobte Vorgehensweisen, der Bildungsstand (und damit das Vorwissen) und der sozioökonomische Status spielen hier eine wichtige Rolle.

Theoretische Schlussfolgerungen

Wichtig für die Beschäftigung mit der Frage nach familiären Krankheitskonzepten erscheint eine Klarheit in Hinblick auf die zugrunde liegende Motivation der Untersucher. In der vorliegenden Untersuchung handelte es sich um eine Kombination aus dem Wunsch, in der Rolle des Kinderarztes „die Eltern (endlich) besser zu verstehen" und der Absicht, die Beratung für Eltern zu verbessern. Dementsprechend wurde eine hermeneutische Herangehensweise gewählt. Denkbar wäre jedoch auch ein alternativer Ansatz, der die Funktion familiärer Krankheitskonzepte im Sinne von Bewältigungsstrategien untersucht oder beispielsweise die Bedingungen für eine Veränderbarkeit. Je nach Motivation und Zielsetzung dürften andere methodische Ansätze angemessen sein, die Ergebnisse unterschiedlich und entsprechend auch das Verständnis des Begriffs familiäre Krankheitskonzepte ein anderes.

Ein weiterer wichtiger Aspekt in der Untersuchung familiärer Krankheitskonzepte ist der spezifische Einfluss der familiären Beziehungen, die in Hinblick auf die Krankheit bzw. den Kranken eine Rolle spielen. In den hier vorgestellten Ergebnissen spielt die Bindung zwischen Mutter und Kind eine wichtige Rolle und damit die Aufgabe der Mutter, das Kind zu schützen und zu bewahren. Es ist anzunehmen, dass sich andere Krankheitskonzepte entwickeln, wenn sich beispielsweise erwachsene Kinder im Rahmen der häuslichen Pflege um ihre chronisch kranken oder pflegebedürftigen Eltern kümmern. Eine weitere charakteristische Eigenschaft des Fiebers im Kindesalter ist sein zeitlicher Verlauf als akut auftretendes Symptom, das häufig ohne Vorzeichen auftritt. Es erfordert daher zumeist eine prompte Reaktion der Mütter bzw. Eltern, was es von längeren Verläufen, wie z. B. den Schmerzen und Einschränkungen bei rheumatischen Erkrankungen oder dem Juckreiz und den optischen Veränderungen bei der atopischen Dermatitis unterscheidet.

Praktische Schlussfolgerungen

Fieber im Kindesalter ist häufig und führt oft zu ambulanten Vorstellungen bei niedergelassenen Ärzten oder in Klinikambulanzen. Für die Eltern, die dem Arzt begegnen, führt das Fieber oftmals zu einer großen Verunsicherung. In der Aufgabe, das Kind zu schützen, suchen sie den Arzt als professionellen Partner und Ratgeber auf. Im Sinne einer patientenzentrierten Kommunikation ist es wichtig, Eltern in ihrer Rolle als Sorgende bzw. *caregiver* zu respektieren und sie durch fachlichen und konkreten Rat zu unterstützen und zu stärken. Aus den Überlegungen zur bindungstheoretischen Grundlage des Erlebens ergibt sich eine starke emotionale Beteiligung der Mütter bzw. Eltern, die häufig im Gegensatz zur routinierten Distanz des Arztes steht. Für das Gespräch halten wir folgende inhaltlichen Aspekte für wichtig, die für einige Leser möglicherweise selbstverständlich sind, die aber in der Routine vermutlich nicht immer befolgt werden:

- Angemessen gründliche Anamnese und körperliche Untersuchung des Kindes,
- Erläuterung des Untersuchungsbefundes gegenüber Eltern und Kind,
- Fragen an die Eltern bzgl. eigener Vermutungen und Ängste, was das Kind haben könnte,
- Fragen nach zu Hause durchgeführten Maßnahmen, die u. U. gefährlich für das Kind werden können, wie z. B. Kühlung mit Wickeln bei Säuglingen,
- Konkrete Hinweise, auf was die Eltern zu Hause achten sollen (Warnzeichen, wie z. B. Nackensteifigkeit, Petechien). Diese Hinweise sollten um konkrete Handlungsempfehlungen ergänzt werden, z. B. sofortige Vorstellung bei Nackensteifigkeit,
- Konkrete Empfehlungen für die Behandlung zu Hause, z. B. in welcher Situation fiebersenkende Medikamente, wie oft und in welcher Dosierung.

Literaturverzeichnis

ARMON, K. et al. (2001). „Determining the common medical presenting problems to an accident and emergency department", *Archives of Diseases in Childhood* (2001), 84, 390–392.

BLUMENTHAL, I. (1998). „What parents think of fever", *Family Practice* (1998), 15, 513–518.

CASEY, R. et al. (1984). „Fever therapy: an educational intervention for parents", *Pediatrics* (1984) 73, 600–605.

CASSIDY, J. (2008). „The nature of the child's ties", in: CASSIDY J. und SHAVER P. *Handbook of attachment. Theory, research and clinical applications.* London, 3–22.

CORBIN, J. und STRAUSS, A. (2008). *Basics in qualitative research. Techniques and procedures for developing grounded theory.* Thousand Oaks.

CROCETTI, M.; MOGHBELI, N. und SERWINT, J. (2001). „Fever phobia revisited: have parental misconceptions about fever changed in 20 years?", *Pediatrics* (2001), 107, 1241–1246.

FINKELSTEIN, J. A.; CHRISTIANSEN, C. L. und PLATT, R. (2000). „Fever in pediatric primary care: occurrence, management, and outcomes." *Pediatrics* (2000), 105, 260–266.

GEORGE, C. und SOLOMON, J. (2008). „The caregiving system. A behavioral systems approach to parenting", in: CASSIDY, J. und SHAVER, P. *Handbook of attachment. Theory, research and clinical applications.* London, 833–856.

HAY, A. D.; HERON, J. und NESS, A. (2005). „The prevalence of symptoms and consultations in pre-school children in the Avon Longitudinal Study of Parents and Children (ALSPAC): a prospective cohort study", *Family Practice* (2005), 22, 367–374.

IMPICCIATORE, P. et al. (1998). „Mother's knowledge of, attitudes toward, and management of fever in preschool children in Italy", *Preventive Medicine* (1998), 27, 268–273.

LANGER, T. (2011). *Abschlussbericht an das DLR: Kultursensitive Arzt-Patienten Kommunikation in der Allgemeinmedizin – eine Untersuchung am Beispiel der Krankheitskonzepte zum Fieber im Kindesalter in deutschen und türkischen Familien sowie eine Befragung von Haus- und Kinderärzten.* Witten.

LANGER, T. et al. (2011). „Fearful or functional – a cross-sectional survey of the concepts of childhood fever among German and Turkish mothers in Germany", *BMC Pediatrics* (2011), 11 (1), 41.

MARX, G. und WOLLNY, A. (2010). „Das narrative Interview als Methode der Datenerhebung", *Zeitschrift für Allgemeinmedizin* (2010), 14, 329–334.

NORREDAM, M.; NIELSEN, S. S. und KRASNIK, A. (2010). „Migrants' utilization of somatic healthcare services in Europe – a systematic review", *European Journal of Public Health* (2010), 20, 555–563.

PURSSELL, E. (2009). „Parental fever phobia and its evolutionary correlates", *Journal of Clinical Nursing* (2009), 18, 210–218.

SARRELL, M.; COHEN, H. A. und KAHAN, E. (2002). „Physicians', nurses', and parents' attitudes to and knowledge about fever in early childhood", *Patient Education and Counselling* (2002), 46, 61–65.

SCHMITT, B. D. (1980). „Fever phobia: misconceptions of parents about fevers", *American Journal of Disease in Childhood* (1980), 134, 176–181.

SPRADLEY, J. (1979). *The ethnographic interview.* Orlando.

TAVERAS, E. M. ; DUROUSSEAU, S. und FLORES, G. (2004). „Parents' beliefs and practices regarding childhood fever: a study of a multiethnic and socioeconomically diverse sample of parents", *Pediatric Emergency Care* (2004), 20, 579–587.

WALKER, D. und MYRICK, F. (2006). „Grounded theory: an exploration of process and procedure", *Qualitative Health Research* (2006), 16, 547–559.

WALSH, A. und EDWARDS, H. (2006). „Management of childhood fever by parents: literature review", *Journal of Advanced Nursing* (2006), 54, 217–227.

WIESEMANN, C. (2006). *Von der Verantwortung ein Kind zu bekommen. Eine Ethik der Elternschaft.* München.

WINKLER, J. und STOLZENBERG, H. (1999). *Der Sozialschichtsindex im Bundesgesundheitssurvey. Gesundheitswesen.* (1999), 61, 178–183.

Hinweise zum Autor

Dr. med. Thorsten Langer ist Facharzt für Kinder- und Jugendmedizin und arbeitet vorwiegend im Bereich Neuro- und Sozialpädiatrie. Die Schwerpunkte seiner wissenschaftlichen Arbeiten sind Arzt-Patienten-Kommunikation, Kultur und Krankheit sowie Patientenorientierung.

Ärztliche Krankheitskonzepte: Färben persönliche Erfahrungen, familiäre und tradierte kulturelle Ideen sie mehr als professionelles Wissen?

Silke Brockmann

Der Onkel Doktor hat gesagt, ich darf nicht küssen.
Ich hätt' dazu ein viel zu schwaches Herz.
Der Onkel Doktor muss ja so was wissen.
Er sagt doch so was nicht zum Scherz.
(aus dem Film „Zwei Frauen", 1938, Text mündlich überliefert)

Mit dem Thema kultureller Unterschiede in der Wahrnehmung und Bewältigung von Krankheiten oder Symptomen, also mit den unterschiedlichen Konzepten zu Krankheiten und Kranksein in verschiedenen Epochen und Regionen, haben sich viele Autoren aus verschiedenen Perspektiven heraus beschäftigt.[1] Die Autoren stellten ihre Beobachtungen auf der Ebene von großen Kulturkreisen (Ethnien, Nationen) an. Ein Ergebnis von Payers Analyse war z. B., dass inter-kulturelle und inter-nationale Unterschiede bei Ärzten verschiedener Kulturkreise größer zu sein scheinen als intra-kulturelle, also die zwischen Ärzten innerhalb eines Kulturkreises.[2] Das nimmt im ersten Moment Wunder, handelt es sich bei Ärzten doch um eine Profession, die sich immerhin einer gemeinsamen Fachsprache bedient (ursprünglich bestehend aus lateinischen und griechischen, heute auch aus englischen Termini), sich also zumindest sprachlich unter- und miteinander *verständigen* sollte. Hier deutet sich an, *dass Verständigung* nicht notwendigerweise *Verstehen* oder gar *Verständnis* bewirkt.

Deutlich werden inter-kulturelle Unterschiede besonders in der Handhabung der ärztlichen Diagnostik. Im Verlauf der Entwicklung der evidenz-basierten Medizin wurden dabei zwei konträre Behandlungskonzepte in Europa beobachtet und problematisiert:

> [...] die Denkweise des ‚britischen' Behandlungskonzepts [will] [...] mit Anamnese und ‚physical signs' ohne technische Untersuchungen, Erkrankungen

---

[1] Vgl. z. B. Eckart 2009 und 2011, Keck 1993/94, Labisch 2006, Lévi-Strauss 1973, Payer 1989, Rothschuh 1978, Tutzek 1983, Unschuld 1977 und 2004.

[2] Vgl. Payer 1989, S. 15.

bestätigen (im Gegensatz zum ‚kontinentalen' Behandlungskonzept, das [...] den Ausschluß von Erkrankungen zum Ziel hat). [...] letzteres basiert auf dem ‚Auf-Nummer-Sicher-Gehen' in jedem Einzelfall, während das ‚britische' sich auf Wahrscheinlichkeiten und Risiken innerhalb von Kollektiven stützt.[3]

Verlegenheitsdiagnosen, dieser von Lynn Payer verwendete Begriff[4] ist recht gut geeignet, um das „kontinentale" Herangehen an die *ärztliche Diagnosestellung* zu charakterisieren und damit den Blick auf die historischen und kulturellen Dimensionen zu lenken, die sich jenseits wissenschaftlicher Exaktheit oder gar Evidenz „abspielen". Ärzte sind „in Verlegenheit", eine Umschreibung für „wissen es nicht genau", und anstatt das zuzugeben (was allerdings der ihnen von mancher Gesellschaft zugewiesenen Rolle als „Götter in Weiß" widersprechen würde), „verlegen" sie sich auf eine erdachte „Ersatzdiagnose". Diese werden gerne auch als „Syndrome" bezeichnet, was nichts anderes ist, als eine Symptom-Beschreibung und eben *keine* Diagnose.

Diese Diagnosen sollen den Patienten „dienen", die lieber *irgendeine* als gar keine Diagnose genannt haben möchten, weil sie einem bestimmten Rollenbild von Ärzten anhängen und „klare Diagnosen" erwarten. Es wird deutlich, dass es sich um Geschehnisse jenseits fachlich-wissenschaftlicher Genauigkeit handelt. Illich beschreibt und deutet diesen Prozess zugespitzt:

> Mit der Feststellung von Krankheiten tut die Medizin zweierlei: sie ‚entdeckt' neue Störungen, und sie schreibt diese Störungen konkreten Individuen zu. Eine neue Krankheitskategorie zu entdecken, ist der Stolz des wissenschaftlichen Mediziners. Deren Pathologie irgendeinem Fritz, Kurt oder Hans zuzuschreiben – das ist das erste, was der Arzt als wohlbestallter Experte tut. Da er gelernt hat, ‚irgend etwas zu tun' und Anteilnahme zu bekunden, kommt er sich aktiv, nützlich und erfolgreich vor, wenn er eine Krankheit diagnostizieren kann.[5]

Für dieses Phänomen wurde auch der Begriff *Krankheitserfindung* geprägt.[6] Diese unterschiedlichen *Behandlungskonzepte* könnten auch intra-kulturelle Unterschiede, die gemeinhin beobachtet werden, erklären.

Aber reicht das als Erklärung aus? In der vorliegenden Arbeit soll diese Frage näher beleuchtet werden. Der Fokus richtet sich dabei auf die Einflüsse, Wahr-

---

[3] Brockmann 2004, S. 25.
[4] Vgl. Payer 1989, S. 17.
[5] Illich 1981, S. 111.
[6] Vgl. Lenzen 1991, Blech 2003.

nehmung und Bewältigung von Krankheiten oder Symptomen, die *einzelne Menschen* im Kontext ihrer Familien oder kleinerer sozialer Gruppen erfahren.

Die Frage: Was leitet Heilkundige bzw. Ärzte bei ihren Entscheidungen?

Diese Frage sollte in einem Projekt zur Untersuchung von hausärztlichen Krankheitskonzepten näher beleuchtet werden. Mithilfe einer Methode der qualitativen Sozialforschung (*Grounded Theory*) wurde bei vier verschiedenen Krankheitsbildern ergründet, ob und wie sich aus Erzählungen von Hausärzten etwas über ihre persönlichen Konzepte zu den jeweiligen Krankheitsbildern ableiten lässt, ob also eine Offenlegung von Gefühlen, Gedanken, Motiven beim Sprechen über ein Symptom oder ein Krankheitsbild erfolgen kann.

Wegen der Besonderheit dieser Ärzte, beim Erzählen ein Gemisch aus Fachwissen – mit einer Bestimmtheit aufgrund der eigenen Professionalisierung – sowie ganz persönlicher, privater, biographischer Erfahrungen vorzutragen, war eine solche Analyse und Theoriebildung aus dem Erzählmaterial allerdings schwierig. Dennoch ergaben sich neue Einblicke in das, was das berufliche Alltagshandeln von Hausärztinnen und Hausärzten mindestens ebenso zu prägen scheint wie das medizinische Fachwissen.

Untersucht wurden die Entitäten *Kopfschmerzen, akuter Husten, Ulcus cruris (offenes Bein)* und *Schizophrenie* (aus den Anfangsbuchstaben wurde der Name des Projekts abgeleitet: *KAUSA*).[7] In dem vorliegenden Aufsatz soll das Hauptaugenmerk auf Ergebnissen zur Entität *Kopfschmerzen* liegen.

An manchem Abend, nach einem langen Arbeitstag, und fast immer sonntags am Mittagstisch hielt sich mein Vater den Kopf und war gequält vor Schmerz. Sonntags verzog er sich dann zum Mittagsschlaf oder ging stundenlang allein spazieren. Nach seinem Tod fanden wir in jeder Jackentasche, Aktentasche, Reisetasche usw. Schmerztabletten (vorwiegend Mischpräparate mit Coffein). (Ärztin Walser)[8]

Solche und ähnliche Schilderungen, die zeigen, dass die Familie und Umgebung „mit-leidet", wenn eines ihrer Mitglieder unter Kopfschmerzen oder Mi-

---

[7] Näheres zu Methodik und Ergebnissen vgl. Kreher et al. 2009.

[8] Der Name Walser der in diesem Aufsatz zitierten Ärztin ist ein Phantasiename. Ihre Schilderungen wurden im Rahmen des Projekts „Hausärztliche Krankheitskonzepte (KAUSA)" erhoben, aber bisher nicht veröffentlicht.

gräne leidet, finden sich in zahlreichen persönlichen Berichten und sind auch in Dramen und Romanen aufgenommen. So legte Miguel de Cervantes Saavedra seinem Helden Don Quijote folgendes in den Mund: „Wenn das Haupt schmerzt, dann schmerzen alle Glieder".[9] Und John Steinbeck ließ 1947 in seinem Werk „The Wayward Bus" einen Ehemann eindrücklich die Migräne seiner Frau schildern: *„She knew their headaches and they were dreadful".*[10]

Erste Antwort: Der Versuch, ein Krankheitssymptom (hier Kopfschmerzen) zu ergründen und dingfest zu machen

Bei einer hohen Prävalenz von Kopfschmerzen in der Bevölkerung hat fast jeder Mensch (Frauen mehr als Männer) Erfahrungen mit Kopfschmerzen. Beim Erzählen über diese Erfahrungen wird der Wunsch sichtbar, gerade bei starken Kopfschmerzen den Grund zu finden und gefährliche Ursachen und Verläufe auszuschließen oder zu verhindern.

Kopfschmerzen auf den Grund gehen zu wollen, ist offensichtlich ein uralter Wunsch, der sich in der Medizingeschichte wieder findet. „The nature of head-ache is extremely obscure. Their manifest causes are very various and often contrary to one another". Diese Feststellung publizierte Heberden im Jahre 1802 in London.[11]

Das geheimnisvolle, unerklärliche hat vielfach zu Ideen und dem Glauben geführt, dass im Kopf Geister oder Götter eingedrungen sind und diese für Kopfschmerzen verantwortlich sind. An Schädeln von Menschen aus der Jungsteinzeit, aber auch aus dem 17. Jahrhundert, finden sich Spuren von Trepanationen, also durchbohrte oder geöffnete Schädel. Verwendet wurden dafür spitze Feuersteine.[12] Es ist offen, ob das aus diagnostischen (Hineinschauen in den Kopf) oder aus therapeutischen Gründen erfolgte, um durch die Schaffung einer Öffnung „böse Geister" bzw. „schädliche Luft" entweichen zu lassen, die für verschiedene Krankheiten aber auch für chronische Kopfschmerzen verantwortlich gemacht wurden. Die herausgeschnittenen runden Knochenstücke (*rondelle*) wurden teilweise als Reliquien oder als Amulette behandelt und sollten andere Menschen vor Krankheiten schützen.[13]

[9] Cervantes Saavreda 1949.
[10] Steinbeck 1947, zitiert nach Friedman 1972, S. 662.
[11] Vgl. Heberden 1802, zitiert nach Friedman 1972, S. 677.
[12] Vgl. Friedman 1972, S. 670.
[13] Vgl. Sigerist 1963, S. 100 und S. 191.

Einige Vorstellungen finden sich auch in der Gegenwart bei *Naturvölkern*, so bei den Pima von Arizona. Sie ordnen jede Krankheit einem bestimmten Tier zu, z. B. „die Brustkrankheiten dem Dachs, Schwellungen, Kopfschmerzen und Fieber dem Bären [...], Brust- und Lungenkrankheiten dem Hirsch [...], Magenkrankheiten der Zieselmaus [...]".[14] Aus jeweils diesen Ideen und Vorstellungen wurden Behandlungsmethoden abgeleitet, und darauf basierten Heilkonzepte, Heilmittel aus Pflanzen und Tierbestandteilen oder -ausscheidungen und Heilzeremonien.

Als eine der ältesten dokumentierten Verordnungen gegen Kopfschmerzen gilt diese von den britischen Inseln aus dem 9. Jahrhundert nach unserer Zeitrechnung: „Take the juice of elderseed[15], cow's brain, and goats dung dissolved in vinegar".[16] Auch Pulver aus getrockneten Fliegen wurde verwendet.[17]

In Quellen von Naturvölkern finden sich ebenfalls Hinweise auf Rezepte. Cherokee-Medizinmänner behandelten zum Beispiel Kopfschmerzen mit Wacholder. Der Kranke musste ihn kauen und im Mund behalten. Der Medizinmann strich mit der Handfläche leicht über die Stirn des Kranken und sang dabei beschwörende Formeln. Danach nahm er einen Schluck Wasser und blies es zusammen mit dem Wacholdersaft auf den Kopf des Kranken, dorthin, wo der Schmerz am heftigsten war. Die ganze Zeremonie wurde viermal wiederholt.

In der mesopotamischen Medizin wurden circa 4.000 bis 3.000 Jahre vor unserer Zeitrechnung Prozeduren angewendet, um Ti'u, den bösen Geist des Kopfschmerzes, auszutreiben. Dazu gehörten Beschwörungsformeln, wie:

> Das Kopfleiden ist aus der Steppe losgebrochen, wie der Wind stürmend, wie ein Blitz ist es aufgeflammt, oben und unten sich ergießend. [...] Selbiger Mensch läuft umher wie ein Rasender, wie einer, dem das Herz herausgerissen ist, geht hoch, wie einer, der ins Feuer geworfen ist, brennt er.[18]

Hier wird deutlich, dass als Hauptorgan das Herz angesehen wurde (was sich bis heute sprachlich niederschlägt in Metaphern, wie „das Herz verlieren" oder „sich etwas zu Herzen nehmen") wohingegen der Kopf und Metaphern, wie „Kopfzerbrechen", wie sie heute verwendet werden, früher wohl keine Rolle spielten. Das Gehirn hatte zu der Zeit noch keine Bedeutung als Denkorgan,

---

[14] Lévi-Strauss 1973, S. 192.
[15] Wahrscheinlich handelt es sich um Alnus vulgaris, SB.
[16] Thompson o. J., zitiert nach Friedman 1972, S. 673.
[17] Vgl. Friedman 1972, S. 676.
[18] Sigerist 1963, S. 190.

man hielt es lange Zeit „bestenfalls für ein Organ, das Schleim erzeugt, der aus der Nase lief, wenn man erkältet war".[19]

Ein anderes Heilkonzept bestand darin, durch Übertragung des Schmerzes oder der Krankheit auf eine andere Person oder ein Tier (z. B. ein Schaf) die Beschwerden des Kranken zu lindern.[20] Lévi-Strauss hat dieses Heilkonzept auch bei Indianern im Südosten der Vereinigten Staaten von Amerika beobachtet und führt es näher aus:

> Aus Zorn gegen die Menschen haben die Tiere ihnen die Krankheiten geschickt; die mit den Menschen verbündeten Pflanzen antworten darauf mit der Lieferung der Heilmittel. Wichtig ist, dass jede Art eine spezifische Krankheit oder ein spezifisches Heilmittel besitzt. So gehören bei den Chickasas Magenkrankheiten und Beinschmerzen zur Schlange, das Erbrechen zum Hund, die Kieferschmerzen zum Hirsch, die Bauchschmerzen zum Bären, die Ruhr zum Stinktier, das Nasenbluten zum Eichhörnchen, die Gelbsucht zur Fischotter, die Beschwerden des Unterleibs und der Harnblase zum Maulwurf und die Schlafsucht zur Eule, die Gliederschmerzen zur Klapperschlange usw.[21]

Lévi-Strauss wagt eine Verallgemeinerung und postuliert:

> Es besteht kein Zweifel, dass man [...] zwischen weit entfernt liegenden Gruppen seltsame Ähnlichkeiten finden würde (die Assoziation des Eichhörnchens mit dem Nasenbluten scheint bei einer großen Anzahl nordamerikanischer Stämme vorhanden zu sein), Anzeichen für logische Verbindungen, deren Tragweite sehr groß sein könnte. [22]

Aber nicht überall war und ist die Bewertung dessen, was als krank und gesund gilt, gleich. „So betrachten [...] die Bewohner der Insel Yap in Mikronesien eine bestimmte Wurmerkrankung, die jeder hat, als normal und der Verdauung förderlich; die biomedizinische Krankheit wird also nicht als Kranksein klassifiziert."[23]

Kopfschmerzen sind auch für Heilkundige, hier Ärzte, schwer zu charakterisieren, variantenreich und paradox. Sie können einfach oder kompliziert, vertraut oder fremd, harmlos oder gefährlich sein. Auch Ärzte können sie nicht

---

[19] Sigerist 1963, S. 325.
[20] Vgl. Friedman 1972, S. 637.
[21] Lévi-Strauss 1973, S. 192.
[22] Lévi-Strauss 1973, S. 193.
[23] Keck 1993/94, S. 361.

„dingfest" machen und vollständig ergründen und empfinden sie als geheimnisvoll. In dem Projekt KAUSA wurde bezüglich Kopfschmerzen auch der Wunsch identifiziert, diese *sinnlich* erfahrbar zu machen und zu erfassen, quasi in den Kopf hinein zu schauen.[24]

Das historisch überlieferte Erleben und die Wünsche bezüglich Kopfschmerzen werden dabei direkt oder indirekt Einfluss nehmen auf die persönliche Einstellung und Verarbeitung eines jeden Menschen, also auch Ärzten, zu dem jeweiligen Symptom oder der Krankheit und den damit verbundenen Erklärungen, Deutungen und Konzepten. Das würde auch die am Anfang des Aufsatzes angesprochenen und z. B. von Unschuld oder Payer beschriebenen kulturellen Unterschiede von Ethnie zu Ethnie, von Nation zu Nation oder Land zu Land erklären, die auf unterschiedlicher Geschichte und Tradition basieren aber auch auf unterschiedlichen Wertvorstellungen und Grundeinstellungen z. B. zum Kranksein oder Gesundsein.[25]

> Wir drei Geschwister hatten als Kinder viel Husten. Erinnern kann ich mich an den Keuchhusten und daran, dass wir währenddessen immer im Park im Schnee spazieren gingen, damit wir ‚durchgepustet' werden. Jedes Husten löste Besorgnis aus. Mein Vater sagte dann: ‚Erkälte Dich nicht!' und meine Mutter: ‚Das hört sich aber nicht gut an.' Der Familienarzt kam, horchte uns ab und verschrieb einen lecker schmeckenden Hustensirup, den ich am liebsten auf einmal ausgetrunken hätte. (Ärztin Walser)

Gewichtigen Einfluss nehmen die eigenen biographischen Erfahrungen, die Erlebnisse und Traditionen in der Familie und in der sozio-kulturellen Umgebung. Dabei zeigt sich, dass auch eine „Wahlfamilie", also z. B. „Kontakte" in Internetforen einbezogen werden und eine Rolle zu spielen scheinen:

> Frage von natilla 12.10.2011 − 14:21
> *Ich kriege beim Fernsehen und auch manchmal vor dem Computer leichte Kopfschmerzen. Ein Freund meinte nun, das sei ein Anzeichen dafür, dass ich eine Brille bräuchte. Stimmt das? Oder ist das Unsinn? Habe eigentlich das Gefühl gut zu sehen.*

> Antwort von berta 12.10.2011 − 15:38
> *vielleicht sind das auch nur kopfschmerzen, die von einer verspannung (nacken/ schultermuskulatur) herrühren > wenn du täglich längere zeit vor dem pc und/oder fernseher zubringst.*

---

[24] Vgl. Kreher et al. 2009.
[25] Vgl. Unschuld 2004, Payer 1989.

Frage von kaffepause vor 4 Stunden
Ich habe seit Monaten Kopfschmerzen. Jetzt ist meine Theorie, dass die Kopfschmerzen vielleicht mit meiner Amalgamfüllung zu tun haben könnten, die ich seit einem halben Jahr habe. Ist das möglich?
Mauzibauzi vom 09.10.2009 − 12:10 [2379 Forenbeiträge]
Magnesium könnte helfen oder viel trinken. Hab davon gehört dass regelmäßiger Sport helfen soll. Und Entspannungsübungen für den Kopf.

Auch bei vertrauten, wiederkehrenden Kopfschmerzen machen sich Menschen Gedanken über Auslöser oder Gründe dafür und nennen z. B. Hektik, Zeitdruck, Überanstrengung der Augen, schlechte Luft, wenig Schlaf, Wetterumschwung, Hunger, Kaffee, Alkohol. Sie wollen also eine Begründung finden, einen „Schuldigen" identifizieren. Jeder von sich trägt dabei ein ganz persönliches Konzept in sich und hat auch ganz unterschiedliches Leid empfunden. Jeder hat dabei andere Ideen, woher die Kopfschmerzen kommen und wie sie wieder gehen. So beschreibt die Ärztin Walser die Konzepte ihres Vaters:

> Krankheit kommt durch äußere Reize und unzureichendem Schutz davor oder durch Fehlverhalten zustande: Zugluft, Kälte, Durchnässung, zu viel Sonne, zu viel oder zu wenig Schlaf, was Falsches gegessen oder getrunken. Daraus entstand seine Haltung: bestmögliche Absicherung vor den Reizen (in seinem Auto hatte er drei Mützen, vier Schirme, zwei Wolldecken, zwei Paar Handschuhe, drei Halstücher, zwei Pullover, einen Sonnenhut), Vermeidung von Fehlverhalten oder schnelle Reparatur der Schäden. Schließlich funktioniert der Mensch ähnlich einer Maschine, und Maschinen kann man auch reparieren oder Teile austauschen. (Überzeugung von der Reparierbarkeit von Schäden, Ingenieurhaltung). (Ärztin Walser)

Aus einer Haltung heraus, in der mehr auf die Reparatur von Störungen im menschlichen Organismus gesetzt wird, also eine *Maschinentheorie* als Grundlage organischer Phänomene vertreten wird[26], treffen die Betroffenen und ihre Gegenüber andere Entscheidungen als wenn sie davon überzeugt sind, dass Störungen von selbst heilen – entsprechend einer „innerlich konstituierten Autonomie".[27]

---

[26] Vgl. z. B. Borgers 2002. Als Wegbereiter einer *Maschinentheorie des Lebendigen* gelten Descartes:„*Principia philosophiae*" (1644), „*De homine*" (1662) und La Mettrie: „*L'homme machine*" (1748).

[27] Vgl. z. B. Tutzek 1983, S. 155.

Zweite Antwort: Das Bemühen, das Krankheitssymptom (hier: Kopfschmerzen) zu beherrschen

Kopfschmerzen (insbesondere Migräne) versuchen Betroffene oft eigenständig zu beherrschen und zu kurieren. Ärzte spüren, dass diese ihrer fachlichen „Kontrolle entgleiten", was durch diese Sätze von Hausärzten im Projekt KAUSA illustriert wird:

> Wer seine Migräne kennt, der weiß es, der weiß es und der leidet still [...]

> Ich hüte mich vor der Diagnose Migräne. Das mag ich nicht, wenn einer kommt und sagt: Ich habe eine Migräne.[28]

Aber auch bezogen auf kausale Erklärungen und diagnostische Überlegungen zeigen sich bei den Ärzten im Projekt KAUSA bestimmte Raster. Ein Beispiel:

> Dann natürlich die Hypertoniker mit ihrem Kopfschmerz, die sind ne dankbare Gruppe. Wenn sie denen den Blutdruck einstellen, ist der Kopfschmerz weg, ne? [...] Dann gibt's Hysteriker, die es immer aus dem Nacken heraus haben. [...] Und dann eben, Migränepatienten, meistens Frauen, wo auch so die ganze Familie meistens Migräne hat.[29]

Ein anderer Arzt bietet diese Erklärungen:

> [...] ja, also zum Beispiel es könnte eine Eisenmangelanämie, es könnte aber auch Kreislauf bedingt sein. Also da sie ja sehr miserable Kreislaufwerte hatte. Blutdruckwerte. Und sie sagte, das hätte sie auch schon öfters. Habe ich gesagt, das könnte natürlich auch einfach nur daher kommen. Und wir hatten ja auch die entsprechende Wetterlage damals. [...] Äh, Klimaanlagen, zum Beispiel, fällt mir gerade dazu ein, [...] Ja und dann natürlich vor allem die sitzende Tätigkeit, überwiegend kaum Bewegung. Also jemand der reichlich Sport treibt, der hat so was in der Regel nicht. In der Regel.[30]

Kaum ein Satz kann besser die Allmächtigkeit deutlich machen, die mit Kopfschmerzen verknüpft ist, als dieser von einem interviewten Arzt geäußerte: *„Der Kopfschmerz, der geht durch die ganze Medizin".*[31]

---

[28] Kreher et al. 2009, S. 90, S. 86.
[29] Kreher et al. 2009, S. 89–90.
[30] Kreher et al. 2009, S. 97.
[31] Kreher et al. 2009, S. 86.

Kopfschmerzen können auch Ärzte schwer deuten und empfinden Unsicherheit und Ratlosigkeit. Auch sie wenden Erklärungen „aus dem Bauch raus" an, also solche, mit denen sie in ihrer familiären oder kulturellen Umgebung „groß" geworden sind oder die in der „Multimedia-Wahl-Familie" kursieren.[32]

Auf der Homepage eines medizinischen Online-Beraters (*netdoktor*) werden zum Beispiel als Auslöser von Kopfschmerzen in einem Konglomerat aus Fachwissen und persönlichen Konzepten des Beraters oder der Beraterin in durchaus typischer Weise diese bezeichnet:

> Häufig sind Spannungskopfschmerzen der Grund für gelegentlich auftretende Kopfschmerzen. Als Ursache wird hauptsächlich Stress vermutet. Auslöser können manchmal auch Aufenthalte in schlecht belüfteten Räumen, langes Sitzen vor dem Bildschirm oder an einem schlecht eingerichteten Arbeitsplatz, Wetterumschwünge und Schlafmangel sein.

> Bei Frauen spielen Hormonschwankungen während des Zyklus eine Rolle. Auch Flüssigkeitsmangel kann Kopfschmerzen hervorrufen. Rauchen und Alkohol gelten ebenfalls als klassische Kopfschmerz-Auslöser. Manchmal sind auch Verspannungen der Nackenmuskulatur oder Infektionen (Erkältung) und Entzündungen (Zähne, Nasennebenhöhlen, Ohren) die Kopfschmerz-Ursache.[33]

Diese Erklärungsversuche und Ratschläge enthalten Aspekte, die man mit Friedman so zusammenfassen kann: „This perhaps is our present-day magic".[34]

Wer bisher geglaubt hat, dass Ärztinnen und Ärzte – wie es in dem anfangs zitierten Liedertext aufscheint (*„Der Onkel Doktor muss ja so was wissen / Er sagt doch so was nicht zum Scherz"*) – sich mit Krankheiten und Symptomen rein fachlich beschäftigen, also bei sich selbst die Erklärungen oder Lösungen verwenden, die sie in Studium und Profession gelernt haben, und persönliche Ideen, laienhafte Erklärungen und in der Familie angewendete Konzepte oder „Rezepte" keine Rolle (mehr) spielen, musste sich also nach Auswertung des Projekts „hausärztliche Krankheitskonzepte (KAUSA)" eines Besseren belehren lassen.

---

[32] Vgl. dazu auch Payer 1989, S. 19.
[33] netdoktor 2012.
[34] Friedman 1972, S. 679.

Dritte Antwort: Eigene Konzepte durch Erleben von Kranksein und Krankheiten

Erlebnisse mit Krankheitssymptomen oder Krankheiten in Familie, Schule, Umfeld hinterlassen Spuren in den hausärztlichen Krankheitskonzepten. Berufliche Ausbildung und Verhaltenserwartungen an Ärzte vermischen sich damit und beeinflussen das alltägliche Verhalten im beruflichen Alltag. Labisch fasst das so zusammen: „[S]o wie der Patient mit seiner je eigenen Geschichte und Erfahrung Teil der medizinischen Begegnung wird, wird auch der Arzt mit seiner je eigenen Geschichte und Erfahrung Teil dieser Begegnung".[35]

> Meine Großmutter stieß sich als siebenundsechzigjährige das Schienbein heftig an einer Eisentreppe auf. Man sprach von einem ‚offenen Bein'. Ich erschrak. Ich dachte, meine Großmutter müsste jetzt sterben. Es wurde viel beraten und versucht, aber die Wunde heilte und heilte nicht und das Loch am Unterschenkel ging nicht zu. Nach vielen Monaten erst war die Wunde zu. ‚Wodurch ist das Bein von Großmutter eigentlich zu gegangen?' fragte ich Jahrzehnte später meine Mutter. Ich habe ein Keimöl darauf gemacht. Alles andere half ja nicht. Mir hatte das auch schon geholfen. Ich dachte, wir haben ja eine verwandte Haut, da hilft es meiner Mutter bestimmt auch.' Meine Großmutter wurde übrigens dreiundneunzig Jahre alt, von Sterben also keine Rede. (Ärztin Walser)

Hier findet sich wieder, was im Projekt KAUSA eindrücklich dokumentiert wurde, nämlich, dass *offene Beine* vor all den anderen untersuchten Entitäten dazu führen, dass Ärzte und Patienten wohl oder übel eine *Beziehung* eingehen müssen.[36]

> Das erste Mal hörte ich den Begriff ‚Schizophrenie', als ich acht Jahre alt war. Meine Mutter bekam öfters Besuch von einer Freundin, von der es hieß, sie habe eine Schizophrenie.
> – 'Was ist das?'
> Meine Mutter gab mir als einzige Antwort: 'Gespaltensein' und setzte geheimnisvoll flüsternd hinzu: ‚Sie ist aber sehr intelligent.' Ich hatte den Eindruck, meine Mutter wusste selbst nicht, was Schizophrenie ist.
> Das zweite Mal fiel der Begriff 'Schizophrenie', als ein Verwandter in die Nervenklinik musste. Er fühlte sich von einem „Sender im Fuß" beeinflusst. Wieder wurde das Wort ‚Schizophrenie' hinter vorgehaltener Hand benutzt. Ich hatte das

---

[35] Labisch 2006, S. 14.
[36] Vgl. Kreher et al. 2009.

Gefühl, Schizophrenie sei ein Makel und irgendwas geheimnisvolles, das man möglichst abstreifen, hinter sich lassen muss. Es löste Ehrfurcht und Hilflosigkeit aus bei denen, die davon erzählten.

Fortan machte ich mich auf die Suche nach dem ,Phänomen Schizophrenie'. Immer wenn die Freundin meiner Mutter zu Besuch kam, beobachtete ich sie ganz genau: Ja, sie wirkte wunderlich, war etwas nachlässig gekleidet, sie trug ihre langen grauen Haare offen, was sonst keine in der Altersgruppe tat. Sie bediente sich keiner Höflichkeitsfloskeln. Sie wirkte schroff-direkt. Ich verstand nicht, was das mit ,Gespaltensein' zu tun haben könnte.

Es war halb Zufall halb Wunsch, dass ich als Assistenzärztin in einer psychiatrischen Abteilung eines Allgemeinkrankenhauses anfing zu arbeiten. Das erste, was ich lernte, war, dass der Begriff ,Schizophrenie' nicht zu verwenden sei – weder in der Verständigung untereinander noch gegenüber Patienten –, sondern nur von ,Psychose' (untereinander) und ,Stoffwechselstörung' (gegenüber Patienten) die Rede sein sollte. Und nun lernte ich viel über die geheimnisvolle Schizophrenie.

Ich erlebte viele Patienten mit den „schillerndsten" Krankheitsbildern in ihren eigenen Welten. Meinen Chefarzt schien seine Mission darin zu sehen, den armen Wesen (den Schizophrenen) gerecht zu werden und ihnen Schutz vor Verkennung und Unverständnis zu bieten. Immer bezog er die Familie ein und sagte: ohne sie geht es nicht. (Ärztin Walser)

Wie agiert Ärztin Walser, die ihre Erfahrungen mit Kopfschmerzen, Husten, Ulcus cruris und Schizophrenie im Verlauf dieses Beitrages schildert, wohl als Ärztin, wenn sie mit dem oben beschriebenen *Ingenieur-Konzept* ihres Vaters und dem in Folge skizzierten Konzept ihrer Mutter groß geworden ist?

Krankheit ist Schwäche, Verweichlichung, Degeneration. Auch das ,Ausleben' von Trieben (z. B. Dursttrieb) schadet. Krankheit muss sich verstecken. Sonst wird sie ausgegrenzt. Peinlich berührt ist die Mutter, als auf ihrem Röntgenbild der Lunge Spuren einer alten Tuberkulose[37] entdeckt werden (,Ja, ich hatte mal einen Schatten auf der Lunge.') Ablesbar ist die Haltung: Der beste Schutz vor Krankheit ist Abhärtung, Dagegenarbeiten oder Verleugnung: Also extra in die Kälte gehen, extra lange laufen, wenn das Bein weh tut. Dem Durstgefühl widerstehen und extra nichts trinken. Allerhöchstens eine ,eiserne Reserve' bereithalten, etwa ein im Flugzeug mitgenommenes Schwarzbrotpäckchen, um es bei Hunger zu verzehren. Peinliches möglichst lange verstecken. (Ärztin Walser)

---

[37] „Rassentuberkulose" war auch eine Bezeichnung für das Judentum in der nationalsozialistischen Ideologie.

Es kann sein, dass Ärztin Walser ein Wertesystem entwickelt, wonach Krankheiten und die darunter Leidenden sich verstecken müssen, weil sie bei der Verhütung und Vermeidung versagt haben. Hier schimmert auch der Einfluss von *Rassenwertlehren* oder einer *Erbpathologie* durch, unter dem die Mutter in ihrer Kindheit und Jugend stand.

Oder aber Ärztin Walser will mithelfen bei der *Reparatur* von Störungen, wie sie es von ihrem Vater vorgelebt bekommen hat, und hat ein Konzept, dass *Wartungen*, wie sie bei technischen Geräten üblich sind, auch Krankheiten *verhüten* können.

Oder sie entwickelt ein eigenes neues Konzept, ordnet ihre persönlichen Erfahrungen nach einer neuen ,Grammatik' an, entsprechend des Bildes, das Unschuld mit dem Satz „Krankheit ist der Sprache vergleichbar" vornimmt.[38] Er vergleicht die Vielfalt und ,Auswahl' von Konzepten mit Erkenntnissen zur menschlichen Sprache:

> Verschiedene Kultureinheiten haben aus der Vielfalt der Gesamtheit aller möglichen Laute jeweils etwa 30 Phoneme ausgewählt und mit Aussagekraft versehen, die – in scheinbar willkürlicher Auswahl – von Gemeinschaft zu Gemeinschaft mehr oder weniger verschieden sind und dennoch alle dasselbe darstellen, nämlich ,Sprache'. Die Art, in der die Laute in der Sprache zusammengefasst und verschiedene Elemente der Sprache zusammengefügt werden, um deren Funktion der zwischenmenschlichen Verständigung zu dienen, können wir im weitesten Sinne als Grammatik bezeichnen. Ihr entspricht die logische Konzeptualisierung, die die Vielzahl klinischer Bilder zu einem aussagekräftigen Mosaik zusammenfügt, welches selbst wiederum dazu motiviert, in bestimmten Situationen zwischenmenschlicher Beziehungen in bestimmter Weise zu handeln. Genau dieses zwischenmenschliche Handeln aber ist eine der Funktionen von Konzepten, was Krankheit sei, genauso wie Kommunikation eine Funktion von Sprache ist.[39]

Ein Vorschlag für eine neue *Definition von Krankheitskonzepten* könnte in dem Projekt KAUSA entwickelt werden. Gewichtiger Bestandteil sind dabei eigene biographische Erfahrungen, Erlebnisse und Traditionen in der Familie und in der Kindheit sowie Prägungen durch die soziokulturelle Umgebung. Krankheitskonzepte von Hausärzten lassen sich bestimmen als „historisch geprägte, entitätsspezifische, akteursbezogene, situativ adaptierbare und biographisch prozesshafte Wahrnehmung, Interpretation [...] und Verarbeitung von Krank-

---

[38] Vgl. Unschuld 2004, S. 251.
[39] Unschuld 2004, S. 251–252.

heit, von Symptomen und/oder Personen als Träger auch der gesellschaftlichen Verhältnisse".[40]

„Hausärztliche Krankheitskonzepte entwickeln sich ständig weiter" postulieren Kreher et al.[41] Das geschieht in Auseinandersetzung mit

- dem Stand des Wissens zu einem Krankheitsbild,
- den kulturellen und familialen Handlungsmustern in Bezug auf Kranksein und Gesundsein,
- den Patienten,
- den institutionalisierten Handlungserwartungen an den Arzt/die Ärztin und den gesellschaftlichen Diskurs über Krankheit und Gesundheit.[42]

Vierte Antwort: Das immer wieder Weitertragen der Konzepte und Ideen

Offen ist die Frage, ob die Krankheitskonzepte starr und unveränderlich sind, also ein *Gewordensein* anzeigen[43] oder ob sie *werden*, sich also im Kontext entwickeln, verwandeln und auch wieder verziehen. Mehrere Autoren haben sich mit den Möglichkeiten von Wandlungen der Konzepte beschäftigt und Hypothesen aufgestellt, dass sich das Ausmaß von Beharrung in oder Aufweichung von Konzepten von Kulturkreis zu Kulturkreis stark unterscheiden kann.

Unschuld weist auf die schwierige Veränderbarkeit hin und verwendet in diesem Zusammenhang den Begriff *Verhaftung*:

> Die Vorstellungen von der Verursachung und vom Wesen der Krankheiten sowie die aus diesen Vorstellungen resultierenden Maßnahmen zur Vorbeugung und Heilung von Kranksein entstammen umfassenderen Weltbildern, die entweder von gesamten Kulturen oder auch nur von gesellschaftlichen Teilgruppen als gültig und wahrhaftig angesehen werden. Diese Verhaftung medizinischer Konzepte in umfassenden Weltbildern ihrer Träger bedingt Konflikte [...]. Ganz trivial ausgedrückt [...] dass dort, wo Gewissheit besteht, dass Dämonen und Totengeister oder der böse Wille eines Mitmenschen für die Verursachung von Krankheiten verantwortlich sind, neuzeitliche Vorstellungen von Viren und anderen mikroskopisch kleinen Erregern auf wenig Verständnis stoßen.[44]

---

[40] Kreher et al. 2009, S. 210.
[41] Kreher et al. 2009, S. 210.
[42] Vgl. Kreher et al. 2009, S. 210.
[43] Vgl. Kalitzkus 2011.
[44] Unschuld 2004, S. 250.

Er zieht daraus die bezüglich einer Veränderbarkeit eher skeptische Konsequenz:

> Daraus mag [...] deutlich werden, warum bestimmte Vorstellungen vom Wesen der Krankheit nicht ohne weiteres durch andere Vorstellungen ersetzt werden können. Konzeptuelle Differenzen in Transfersituationen sind vor allem dort äußerst beständig und konfliktreich, wo es um grundsätzliche Verhaltensweisen [...] geht.[45]

Auch Wollny analysierte in ihrer Dissertation speziell die biographische Prägung von hausärztlichen Krankheitskonzepten und zieht folgendes Resümee:

> [D]ie Krankheitskonzepte [entstehen] aufgrund (familien-) biographischer Erfahrungen mit eigenem Kranksein und dem Kranksein anderer als biographische Erfahrungskonzepte und [wirken] als zugrunde liegende Orientierungsmuster. Damit handeln die Hausärzte als sinnkonstituierende Individuen auf der Grundlage ihrer in der biographischen Sozialisation erworbenen alltäglichen Wissensbestände. Das theoretische, im Studium und in der Berufspraxis erworbene Wissen nimmt damit viel weniger Raum ein, als ursprünglich angenommen wurde. Vielmehr nehmen letztlich die vortheoretischen bzw. alltäglichen Wissensbestände der Hausärzte einen entscheidenden Einfluss auf die Interaktionen mit ihren Patienten.[46]

Lévi-Strauss' Analysen und Hypothese von den *kalten* und *warmen Gesellschaften* lassen sich im weitesten Sinne auch auf Krankheitskonzepte in kulturellen Regionen übertragen:

> [...] die einen [gemeint sind die *kalten Gesellschaften*, SB] versuchen dank den Institutionen [...] auf gleichsam automatische Weise die Wirkung zu annullieren, die die historischen Faktoren auf ihr Gleichgewicht und ihre Kontinuität haben könnten; und die anderen interiorisieren entschlossen das historische Werden, um es zum Motor ihrer Entwicklung zu machen.[47]

Fünfte Antwort: Die Wiederentdeckung und Bewahrung von Traditionen und Ideen aus der Geschichte

Heilkonzepte, die aus der *empirisch-experimentellen Naturforschung* (Begrifflichkeit von A. von Haller, zitiert nach Tutzek[48]), also aus der Erforschung der

---

[45] Unschuld 2004, S. 252.
[46] Wollny 2012, S. 131.
[47] Lévi-Strauss, 1973, S. 270.
[48] Vgl. Tutzek 1983, S. 98.

73

Frage, wodurch die Lebensvorgänge beeinflusst werden, stammen, liegen schon seit Jahrhunderten im Widerstreit mit dem *Vitalismus*, der Überzeugung, dass immaterielle Kräfte die „Lebenskraft" stören und Heilung hier ansetzen muss.[49] „Der [...] Mechanismus-Vitalismus-Streit war der Ausdruck für die Zweifel vieler Wissenschaftler an der Richtigkeit der Existenz absoluter Kausalität in Naturwissenschaft und Medizin".[50]

Der „Streit" zwischen einem *kausalitätsorientierten* und einem *teleologisch* orientierten Konzept in der Medizin ist Jahrhunderte alt. Ausdruck dieses Streits ist die Losung: „Nicht nach der Ursache fragen, sondern nur nach dem Heilerfolg".[51] Das wiederum entspricht auch dem Vorgehen der *evidenz-basierten Medizin*, die sich aber anderseits streng an der wissenschaftlichen Empirie orientiert. Die dadurch entstehende Paradoxie könnte dazu führen, dass die Dichotomie kausal versus teleologisch verlassen werden muss zugunsten einer besser passenden Gegenüberstellung. Labisch findet dafür folgende Worte:

> Wenn sich neue Sichtweisen, neue Handlungsroutinen wieder als selbstverständlich und damit umgangssprachlich als ‚natürlich' durchgesetzt haben, wird Geschichtlichkeit und mit ihr die Phase moralisch-ethischer Unsicherheit wieder in den Hintergrund treten. Es sind dies die Phasen der ‚Dethematisierung', in denen vormals hochgehandelte Themen schlicht ‚verschwinden'.[52]

Die Forschungsergebnisse zu ärztlichen Krankheitskonzepten, und hier speziell denen zu Kopfschmerzen, verweisen jedenfalls darauf, dass der *Sinn* und die *Funktion* von Krankheit und Kranksein und der *Umgang* damit und die *Wege* daraus für jede einzelne Person – sei sie *Laie* oder medizinischer *Profi* – in der Familie oder sozialen Gruppe unterschiedlich aussehen kann und jenseits von *Fachwissen* zu unterschiedlichen Lösungen und Auswegen führen kann. Das muss Tag für Tag und in jeder Arzt-Patienten-Begegnung (selbst)kritisch bedacht werden.

---

[49] Samuel Hahnemann, der die Homöopathie entwickelte, war z.B. vitalistisch orientiert. Vgl. Tutzek 1983, S. 99.

[50] Tutzek 1983, S. 155.

[51] Schlagwortartig auch gerne mit „Wer heilt, hat recht" umschrieben.

[52] Labisch 2006, S. 19.

Literaturverzeichnis

BLECH, J. (2003). *Die Krankheitserfinder. Wie wir zu Patienten gemacht werden.* Frankfurt a. M.

BORGERS, D. (2002). „Die Autoreparatur-Metapher: Allgemeinmedizin als einfache oder komplexe Mechanik", *Zeitschrift für Allgemeinmedizin* (2002) 78, 181–183.

BROCKMANN, S. (2004). *Hausärztliche Leitlinien zwischen Erfahrung und Evidenz.* Düsseldorf.

CERVANTES SAAVREDA, M. de (1949). *Don Quixote de la Mancha,* Teil 2, Buch 3. New York.

ECKART, W. (2009). *Geschichte der Medizin.* 6. Aufl. Heidelberg.

ECKART, W. (2011). *Illustrierte Geschichte der Medizin.* Berlin, Heidelberg.

FRIEDMAN, A. P. (1972). „The headache in history, literature, and legend", *Bulletin of the New York Academy of Medicine* (1972), 48, 661–681.

HEBERDEN, W. (1802). *Commentaries on the history and cure of diseases.* London.

ILLICH, I. (1981). *Die Nemesis der Medizin.* Reinbek.

LÉVI-STRAUSS, C. (1973). *Das wilde Denken.* Frankfurt a. M.

KALITZKUS, V. (2011). „Was hat die eigene Biographie mit ärztlichem Handeln zu tun? (Buch Review)", *Zeitschrift für Allgemeinmedizin* (2011), 87, 7–8.

KECK, V. (1993/94). „Belastende Probleme und heiße Gefühle. Ein ethno-logisches Erklärungsmodell der Yupno zu Kranksein", in: GONSETZ, M. O. und REDAKTIONSKOMMISSION (Hrsg.). *Kranksein und Gesundwerden im Spannungsfeld der Kulturen.* Ethnologica Helvetica 17/18, 397–414.

KREHER, S. et al. (2009). *Hausärztliche Krankheitskonzepte Analyse ärztlicher Vorstellungen zu Kopfschmerzen, akutem Husten, Ulcus cruris und Schizophrenie.* Studien zur Gesundheits- und Pflegewissenschaft. Bern.

LABISCH, A. (2006). „Geschichte der Medizin – Geschichte in der Medizin," in: VÖGELE, J.; FANGERAU, H. und NOACK, T. (Hrsg.). *Geschichte der Medizin – Geschichte in der Medizin. Forschungsthemen und Perspektiven.* Hamburg, 13–26.

LENZEN, D. (1991). *Krankheit als Erfindung.* Frankfurt a. M.

NETDOKTOR (2012). http://www.netdoktor.de/krankheiten/fakta/kopfschmerzen. htm (12.03.2012).

PAYER, L. (1989). *Andere Länder, andere Leiden.* Frankfurt a. M., New York.

ROTHSCHUH, K. E. (1978). *Konzepte der Medizin in Vergangenheit und Gegenwart.* Stuttgart.

Silke Brockmann

SIGERIST, H. E. (1963). *Anfänge der Medizin*. Zürich.
STEINBECK, J. (1947). *The Wayward Bus*. New York. https://ius.unibas.ch/fileadmin/user_upload/fe/file/Quijote1.pdf (12.03.2012)
THOMPSON, C. J. S. (o. J.). *Magic and Healing*. London.
TUTZEK, D. (Hrsg.) (1983). *Geschichte der Medizin*. 2., durchgesehene Auflage, Berlin.
UNSCHULD, P. U. (2004). „Konfliktanalyse in medizinischen Transfersituationen." *Curare* (2004), 27, 247–252 [Reprint aus RUDNITZKI, G.; SCHIEFENHÖVEL, W. und SCHRÖDER, E. (Hrsg.) (1977). *Ethnomedizin. Beiträge zu einem Dialog zwischen Heilkunst und Völkerkunde*. Barmstedt, 79–86].
WOLLNY, A. (2012). *Hausärztliche Krankheitskonzepte in Biographie und Interaktion*. Dissertation. Kassel.

Hinweise zur Autorin

Dr. med. Silke Brockmann ist Fachärztin für Allgemeinmedizin, Umweltmedizin und Clinical Reviewer. Studium der Sprachwissenschaften sowie der Humanmedizin. Langjährige Tätigkeit in eigener Hausarztpraxis. Lehre und Forschung in Allgemeinmedizin an den Universitäten Witten/Herdecke und Düsseldorf. Promotion zu ‚Hausärztlichen Leitlinien zwischen Erfahrung und Evidenz'. Forschungsprojekte und Publikationen zur Arzt-Patienten-Entscheidungsfindung, zu Krankheits- und Heilungskonzepten, medizinischen Sachthemen sowie Didaktik. Seit Anfang 2007 Clinical Reviewer beim Schweizerischen Heilmittelinstitut Swissmedic im Bereich Zulassung von Arzneimitteln, mit Schwerpunkt auf pflanzlichen Arzneimitteln.

Hausärztliche Krankheitskonzepte in Arzt-Patienten-Interaktionen[1]

Anja Wollny

Ausgangspunkt – Krankheitskonzepte in der sozialwissenschaftlichen und allgemeinmedizinischen Forschung

Da sich die Hausarztmedizin über die umfassende Kommunikation mit ihren Patienten unter begrenztem Einsatz technischer Hilfsmittel noch mehr als alle anderen Fachrichtungen der Medizin als „eine handelnde Disziplin"[2] versteht, können wir davon ausgehen, dass sich bei den Hausärzten sowohl Alltagswissen und theoretisches Wissen auf spezifische Weise verbinden, ein bestehender Handlungsdruck den gesamten Alltag strukturiert und eine besondere kulturelle Praxis herausgebildet wird.

Hausärzte besitzen aufgrund ihrer (familien-)biographischen Erfahrungen – wie andere Personen auch – Konzepte über Krankheit und Gesundheit, zum eigenen Kranksein und dem Kranksein anderer sowie zu spezifischen Krankheiten – so genannte Krankheitskonzepte[3]. Eingeübte Handlungspraktiken und dahinter liegende Krankheitskonzepte werden „,routiniert' und selbstverständlich im Alltag praktiziert und [kommen] nicht in den Blick des Bewusstseins". Sie werden vom „Deutungsproblem" und dem „Deutungsgegenstand absorbiert" und strukturieren dennoch „handlungsleitende Bewusstseinsleistungen".[4] Vor diesem Hintergrund fungieren Krankheitskonzepte als Bestandteil sowohl des Alltags- als auch Expertenwissens, stellen einen wichtigen Bestandteil des (allgemein-)medizinischen Handlungswissens dar und nehmen entscheidenden Einfluss auf die Interaktionen mit den Patienten.

Dennoch überwiegt ganz allgemein die Haltung, (Haus-)Ärzte als die Experten in Bezug auf medizinisches Wissen zu betrachten und ihr medizinisches Wissen als Expertenwissen dem Laienwissen anderer Akteure (Patienten, An-

---

[1] Bei dem vorliegenden Beitrag handelt es sich um einen „Extrakt" aus der 2012 erschienenen Dissertation der Verfasserin mit dem Titel „Hausärztliche Krankheitskonzepte in Biographie und Interaktion".

[2] Labisch 2006, S. 13.

[3] Vgl. Kreher et al. 2009.

[4] Soeffner 2004, S. 65.

gehörigen, Pflegenden) gegenüber zu stellen. Beziehen wir in diese Überlegungen aber die Annahme mit ein, dass die Auffassung von handelnden (Haus-) Ärzten als bloße ‚Verkörperung' des medizinischen Wissens nur bedingt eine realistische und in der Praxis handlungsleitende Vorstellung ist, dann müssen wir davon ausgehen, dass sowohl Ärzte als auch Patienten in der medizinisch geprägten Arzt-Patienten-Interaktion immer auch als biographisch, sozial und kulturell geprägte Individuen handeln.

Betrachten wir die wissenschaftliche Literatur zu Krankheitskonzepten von Ärzten und ihren Patienten, dann begegnet uns dort ein ähnliches Bild. Patientenseitige Krankheitskonzepte werden in der (allgemein-)medizinischen Forschung erst seit einigen Jahren vermehrt in den forscherischen Blick genommen und beschränken sich vordergründig auf den patientenseitigen Umgang mit ihren akuten und chronischen Krankheiten oder auf ihre Bewältigungsmuster bei schwerwiegenden Erkrankungen.[5] In diesem Zusammenhang geht es den Forschenden in der (Allgemein-)Medizin in erster Linie darum, ein bestimmtes Patientenverhalten (z. B. in Bezug auf so genannte [Non-]Compliance oder auch Adhärenz) verstehen und erklären zu können. Die Definitionen für patientenseitige Krankheitskonzepte beziehen sich dann vor allem auf Vorstellungen, welche die Patienten in Bezug auf ihre Erkrankungen (inkl. aller Gedanken und Gefühle), deren Ursachen, Beeinflussbarkeit und Folgen haben.[6] Damit lehnen sich die Definitionen der Krankheitskonzepte eng an die „medizinischen Denkkategorien [von] Ursache, Diagnose, Therapie, Diagnostik und Prognose"[7] an.

Im Gegensatz dazu gibt es in den Sozialwissenschaften zwar eine schon länger andauernde Debatte über individuelle und gesellschaftliche Gesundheits- und Krankheitskonzepte[8], die sich jedoch vor allem auf die *Gesundheits*vorstellungen von Patienten konzentriert.[9] *Krankheits*konzepte spielen dagegen nur eine untergeordnete Rolle und werden dann wie in der (allgemein-)medizinischen Forschung als „laientheoretische" Annahmen der Patienten über Ursachen, Verlauf und Schwere sowie Therapiemöglichkeiten von Erkrankungen[10] den ärztli-

---

[5] Vgl. Altiner, Donner-Banzhoff 2008; Köhler et al. 2006; Dunkelberg 2002; Salewski 2002; Wilm, Kriebel 2001.

[6] Vgl. Birkner 2006, S. 153; Dunkelberg 2002, S. 167; Wilm, Kriebel 2001, S. 85.

[7] Dunkelberg 2002, S. 167.

[8] Vgl. Nordenfelt 2007; Flick 2001; Aymanns, Filipp 1997; Hesslow 1993; Boorse 1977.

[9] Vgl. Faltermaier 2002; Faltermaier et al. 1998; Flick 1998.

[10] Vgl. Jacob 2002, S. 132.

chen Konzepten gegenüber gestellt. In Bezug auf patientenseitige Vorstellungen von Krankheit und Gesundheit gibt es darüber hinaus aber auch erste Ansätze zur Untersuchung der Einbettung von Krankheits- und Gesundheitskonzepten in die Lebensgeschichte.[11]

Die Krankheitskonzepte von Hausärzten geraten daneben wesentlich seltener in den Blick sowohl sozialwissenschaftlicher als auch allgemeinmedizinischer Forschungen.[12] Und auch zu biographischen Untersuchungen zu Hausärzten (unabhängig von den Krankheitskonzepten) lässt sich nur eine interaktionsbezogene Forschungsarbeit finden.[13]

Obwohl vielfach festgestellt wird, dass Krankheitskonzepte von Ärzten und Patienten als wichtiger Bestandteil angemessener Kommunikation und Entscheidungsfindung in der täglichen Praxis beachtet werden müssen, scheint es vorrangig darum zu gehen, die „ärztlich-wissenschaftlichen Krankheitskonzept[e]"[14] als Ausgangspunkt für die Beachtung und Einbeziehung der patientenseitigen Krankheitskonzepte anzuwenden. So werden die ärztlichen Krankheitskonzepte gern den patientenseitigen gegenübergestellt und letztere an ersteren gemessen bzw. deren Richtigkeit überprüft.[15] Hans Becker geht in diesem Zusammenhang einen Schritt weiter und verdeutlicht, dass sowohl Patienten als auch Ärzte historisch veränderte individuelle Vorstellungen von Krankheit und Gesundheit besitzen, die „in erheblichen Maße von magischem Denken, verknüpft mit Inhalten von Schuld und Strafe"[16] bestimmt werden, und die bewusst oder unbewusst noch heute nebeneinander oder überlagernd bestehen.

Übergreifend werden (subjektive) Krankheitstheorien und Krankheitskonzepte damit vornehmlich als ein Konstrukt und als „dynamische Phänomene, deren Ausprägung emotionalen, unbewussten, situativen, funktionalen und beziehungsabhängigen Einflussfaktoren unterliegt"[17], aufgefasst. Die Verwendung der Begrifflichkeiten bleibt im Forschungsfeld dagegen uneinheitlich und ungenau. Das bedeutet, dass die Begriffe wie Krankheitskonzepte, Krankheitsvorstellungen oder Krankheitstheorien weder genau definiert noch einheitlich ver-

---

[11] Vgl. Ackermann, Frommer 2006; Berg, Lucius-Hoene 2000; Bauer-Wittmund 1996.
[12] Vgl. Wilm 2009; Brockmann et al. 2004.
[13] Vgl. Witte 2010.
[14] Linden et al. 1988, S. 35.
[15] Vgl. z. B. Dohnke, Knäuper 2002.
[16] Becker 1984, S. 313.
[17] Frommer, Rennie 2006, S. 211.

wendet werden[18]. Andererseits bewegen sich die dargestellten Untersuchungen und Definitionen zum Begriff der ‚Krankheitskonzepte' (gleichsam für Hausärzte und Patienten) bislang vorwiegend auf einer manifesten und unmittelbaren Ebene, d. h. sie beziehen sich auf verbalisierte und erklärende Vorstellungen von Individuen über bestimmte Erkrankungen. Somit erscheint es nicht verwunderlich, dass die medizinischen Denkkategorien einen großen Raum einnehmen und jenseits des Offensichtlichen wenig Raum für Interpretationen und Deutungen im alltäglichen Handeln bleibt. Mit der Rekonstruktion der Krankheitskonzepte von Hausärzten zu vier Krankheitsentitäten (Kopfschmerzen, akuter Husten, Ulcus cruris venosum und Schizophrenie) und einer theoretischen Auseinandersetzung der empirischen Befunde haben Kreher et al. die theoretische Diskussion ein Stück weiter vorangetrieben. Basierend auf einer interdisziplinären (von Sozialwissenschaftlern und Hausärzten), entitätsspezifischen und entitätsübergreifenden Analyse von Interviews mit Hausärzten zu ihren Patienten, die an den oben genannten Erkrankungen und Symptomen leiden, verstehen sie Krankheitskonzepte als „historisch geprägte, entitätsspezifische, akteursgebundene, situativ adaptierbare und biographisch prozesshafte Wahrnehmung, Interpretation (Bewertung) und Verarbeitung von Krankheit, von Symptomen und/oder von Personen als Träger auch der gesellschaftlichen Verhältnisse"[19]. Damit lassen sich hausärztliche Krankheitskonzepte von theoretischen Begriffen einer Wissenschaftsdisziplin unterscheiden, schließen sowohl Expertenwissen als auch Alltagswissen ein und können als „praktische Konzeptionen"[20] mit kognitiven, emotionalen und interaktionsbezogenen Momenten aufgefasst werden. Das bedeutet wiederum, dass Krankheitskonzepte in einem spezifischen Sinne real sind; sie existieren, „indem sie sozial wirksam sind […]. Als social kinds sind sie gleichzeitig real und gesellschaftlich konstruiert, leiten oder orientieren [das] Fühlen, Denken und Handeln"[21].

Jedoch verdeutlichen auch diese Analysen, dass das dort bearbeitete empirische Material bislang zu wenig (familien-)biographische Daten enthält, um wichtige Fragen zur Entstehung der Krankheitskonzepte im Kontext des familien- und berufsbiographischen Handelns sowie der darin enthaltenen Relation von theoretischem und vortheoretischem Wissen beantworten zu können.

---

[18] Vgl. Kreher 2009b, S. 32f.
[19] Kreher 2009a, S. 210.
[20] Hahn 1994, S. 188f.
[21] Kreher 2009a, S. 210.

Aus dieser Problemsituation heraus erklärt sich der Wunsch, die hausärztlichen Krankheitskonzepte als ‚Beschreibung von Realität' mittels familienbiographisch, narrativen Interviews mit Hausärzten näher zu untersuchen. Zusätzlich zu den (familien-)biographischen Analysen sollen die hausärztlichen Krankheitskonzepte als Momente des beruflichen Handelns in den Interaktionen mit ihren Patienten untersucht werden. Die zugrunde liegende Forschungshypothese stellt die Krankheitskonzepte auf diese Weise als Teil der biographisch geprägten und beruflich professionell einsozialisierten Handlungsmuster und kulturellen Praktiken der Hausärzte dar.

Vor diesem Hintergrund standen u. a. folgende Fragen im Mittelpunkt der Untersuchung:

- Welche Krankheitskonzepte der Hausärzte lassen sich in familienbiographischen Interviews und Interaktionsanalysen rekonstruieren, und wie entstehen sie?
- Wie sind Krankheitskonzepte in die Biographie und Interaktionen der Hausärzte eingebunden, und wie beeinflussen sie das (haus-)ärztliche Handeln?

Im vorliegenden Kapitel sollen nun nachfolgend die methodischen Zugänge beschrieben und Auszüge aus den Ergebnissen hinsichtlich der hausärztlichen Krankheitskonzepte dargestellt werden, um diese anschließend auch unter dem Aspekt der Familienmedizin diskutieren zu können.[22]

Triangulation und Fallvergleich

Weder Gesundheit noch Krankheit stellen in der Regel Phänomene dar, über deren Bedeutung wir uns immer im Klaren wären. Wenn Krankheit als Gefährdung der Selbstverständlichkeit des eigenen Lebens erlebt wird, können Gesundheit und Krankheit als existierende Phänomene der eigenen Lebenswelt bewusster und unmittelbarer wahrgenommen werden. Da sich Gesundheit und Krankheit als soziale Phänomene in der Regel nicht einfach beobachten lassen, stellt ihre Untersuchung in der empirischen Sozialforschung eine besondere Herausforderung dar. Wenn Krankheit jedoch als „biographische Unterbrechung definiert" wird, dann ist es möglich, sie als „Gegenstand biographischer

---

[22] Weitere Einzelheiten zur Methodik und zu den Ergebnissen bzgl. der biographischen Analysen vgl. Wollny 2012.

Konstruktion"[23] in den Mittelpunkt empirischer Analysen zu stellen und damit auch Krankheitskonzepte als (alltägliches und medizinisches) Handlungswissen in biographischen Interviews zu untersuchen.

Biographische Methoden gehören im weiten Feld der qualitativen Sozialforschung zu den interpretativen und hermeneutischen Verfahren, die sich nicht auf die numerische Verallgemeinerung von Kategorien, sondern auf die Verallgemeinerung und Generalisierung am Einzelfall beziehen.[24] So wurden in einem ersten Schritt in den Jahren 2008 und 2009 Hausärzte familienbiographisch, narrativ interviewt.[25] Die Interviews fanden entweder bei den Hausärzten zu Hause oder in ihrer Arztpraxis statt und dauerten zwischen anderthalb und zwei Stunden. Die Analyse der transkribierten Interviews erfolgte dann mittels der von Wolfram Fischer-Rosenthal und Gabriele Rosenthal vorgeschlagenen Narrationsanalyse biographischer Selbstpräsentationen.[26]

Um die hausärztlichen Krankheitskonzepte als Momente hausärztlicher Handlungspraxis und als konstitutives Moment ärztlicher Entscheidungsfindung im alltäglichen Tun in der Hausarztpraxis aus einer zusätzlichen Perspektive zu untersuchen, wurden bei den biographisch interviewten Hausärzten in einem zweiten Schritt Konsultationen mit ihren Patienten aufgezeichnet und interaktionsanalytisch ausgewertet. Dabei stützten sich die Analysen (in einem interdisziplinären Team von Gesundheitswissenschaftlern, Ärzten, Soziologen und Psychologen) in dem Maße auf die objektive Hermeneutik[27] und die Konversationsanalyse[28], wie sie den Grundprinzipien der Sequenzialität und der Kontextgebundenheit folgten.

Vor diesem Hintergrund beruht die Untersuchung der hausärztlichen Krankheitskonzepte auf zwei Arten von Protokollen bzw. Texten: 1) der Biographie (mit dem narrativen Interviewtext) und 2) der direkten Interaktion mit den Hausärzten und ihren Patienten (mit den Konsultationstexten). Nach den unabhängigen Analysen beider Materialien konnten die hausärztlichen Krankheitskonzepte zunächst in den familienbiographisch-narrativen Interviews als Teil eigener und familialer Krankheitserlebnisse analysiert werden. Darüber hinaus

---

[23] Vgl. Fischer-Rosenthal 1996, S. 153.

[24] Vgl. Rosenthal 2005, S. 13.

[25] Vgl. Schütze 1977; Fischer-Rosenthal, Rosenthal 1997; Marx, Wollny 2010.

[26] Vgl. Fischer-Rosenthal, Rosenthal 1997; Fischer-Rosenthal 1996; Rosenthal 1995.

[27] Vgl. Oevermann 2002; Oevermann 1993.

[28] Vgl. Schegloff 1987; Schegloff, Sacks 1973.

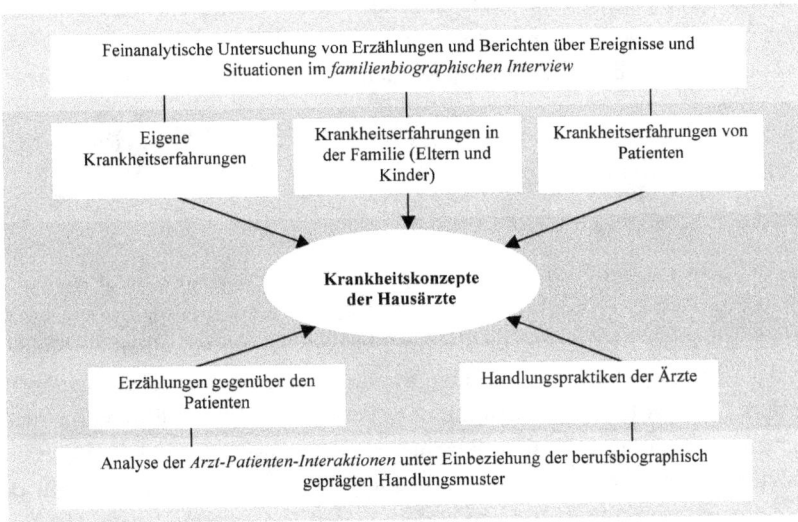

```
┌──────────────────────────────────────────────────────────────────────┐
│  Feinanalytische Untersuchung von Erzählungen und Berichten über       │
│  Ereignisse und Situationen im familienbiographischen Interview        │
│                                                                        │
│   ┌──────────────┐   ┌──────────────────┐   ┌─────────────────────┐    │
│   │   Eigene     │   │ Krankheitserfahr-│   │ Krankheitserfahr-   │    │
│   │ Krankheits-  │   │ ungen in der     │   │ ungen von           │    │
│   │ erfahrungen  │   │ Familie (Eltern  │   │ Patienten           │    │
│   │              │   │ und Kinder)      │   │                     │    │
│   └──────────────┘   └──────────────────┘   └─────────────────────┘    │
│                                                                        │
│              ╭──────────────────────╮                                  │
│              │  Krankheitskonzepte  │                                  │
│              │   der Hausärzte      │                                  │
│              ╰──────────────────────╯                                  │
│                                                                        │
│   ┌──────────────────────┐     ┌──────────────────────────────┐        │
│   │ Erzählungen gegenüber │     │ Handlungspraktiken der Ärzte │        │
│   │ den Patienten         │     │                              │        │
│   └──────────────────────┘     └──────────────────────────────┘        │
│                                                                        │
│   Analyse der Arzt-Patienten-Interaktionen unter Einbeziehung der      │
│   berufsbiographisch geprägten Handlungsmuster                         │
└──────────────────────────────────────────────────────────────────────┘
```

Abb. 1: Analyseprozess zu den hausärztlichen Krankheitskonzepten

wurden die hausärztlichen Krankheitskonzepte als Momente hausärztlicher Handlungspraxis in den aufgezeichneten bzw. beobachteten Konsultationen mit ihren Patienten untersucht (Abb. 1).

Infolge der Analysen entstand auf diese Weise ein umfassendes Bild über die Wahrnehmungen, Deutungen und Verarbeitungen von Krankheit durch die Hausärzte, das als Grundlage der weiteren Untersuchung der Krankheitskonzepte diente.

Zur näheren Betrachtung der hausärztlichen Krankheitskonzepte wurden die einzelnen Aspekte der von Kreher et al. (2009) vorgeschlagenen Definition (siehe weiter oben) zunächst analytisch getrennt voneinander mit den bisherigen Ergebnissen und verschiedenen Datenmaterialien in weiteren Analysen untersucht. In den Interaktionsanalysen rückte zusätzlich die Frage nach der Wirkungsweise der hausärztlichen Krankheitskonzepte in direkter Kommunikation mit den Patienten in den Mittelpunkt. Auf diese Weise konnte ein empirischer Zugang zu den praktizierten (Praxis gewordenen) bzw. realisierten Krankheitskonzepten der Hausärzte geschaffen werden. Trotz einer vielleicht künstlich wirkenden analytischen Trennung der einzelnen Aspekte in den Falldarstellungen, ermöglichte die Vorgehensweise sowohl auf der Fallebene als auch in fallübergreifender Perspektive eine tiefer gehende Untersuchung der Krankheitskonzepte und am Ende eine Neubestimmung des Untersuchungsgegenstandes – wie im Folgenden verdichtet vorgestellt werden soll.

Krankheitskonzepte zwischen eigenem Krankheitserleben und beruflichen Erfahrungen

Der Fall Norbert Gruber[29]

Die Betrachtung der Krankheitskonzepte von Norbert Gruber lässt sich nicht von seinem Selbstverständnis als Arzt und von seiner Arbeit ablösen. Demzufolge können die Analyseergebnisse von Norbert Gruber vor allem den Aspekten der Akteursgebundenheit und biographischen Prozesshaftigkeit zugeordnet werden. Darüber hinaus werden mit dem Verlauf der eigenen Biographie historische Veränderungen sichtbar. Beachtet werden muss jedoch, dass durch eine analytische Trennung nachfolgend vorübergehend bestimmte Aspekte in den Vordergrund gerückt werden und andere in den Hintergrund treten. Dennoch wird versucht, der Komplexität des Untersuchungsgegenstands gerecht zu werden.

Die *historisch geprägte Wahrnehmung, Interpretation und Verarbeitung von Krankheiten* bzw. Symptomen dokumentiert sich im Interview mit Norbert Gruber u. a. über die anzweifelnde Richtigkeit einer fehlenden Antithromboseprophylaxe bei seiner Adoptivmutter nach der Oberschenkelhalsfraktur auf einer reflektierten Ebene. Norbert Gruber überlegt, ob die Behandlung des Oberschenkelhalsbruchs seiner Mutter ohne Antithromboseprophylaxe aus heutiger Sicht nicht als Kunstfehler gelten würde. Auch die Darstellung seiner eigenen Praxistätigkeit, die sich in Richtung Suchtmedizin und HIV entwickelt hat, wird aus heutiger Sicht in einem historischen Wandel beschrieben. An diesen Beispielen wird bereits deutlich, dass eine Änderung der Gesetzeslage und medizinisch veränderte Klassifikationen auch die berufliche Tätigkeit in zeitlicher Perspektive prägen und beeinflussen.

Die Auseinandersetzung mit dem eigenen Erleben in Bezug auf verschiedene Erkrankungen und die Reflexion eines veränderten Umgangs mit Krankheit anderer Menschen könnte vermutlich am ehesten der *Akteursgebundenheit* zugeordnet werden. Sowohl seine schmerzhaften Erfahrungen mit einer Spinalkanalstenose als auch die als unerträglich erlebte Resignation bei seiner Adoptivmutter nach einer Oberschenkelhalsfraktur sind einerseits an ihn als Person

---

[29] Bei den Namen der Hausärzte und ihrer Patienten handelt es sich um Pseudonyme.

gebunden und unterliegen andererseits einer zeitlich veränderten Sichtweise, die von ihm im Interview auch benannt wird. So ist ganz deutlich zu spüren, dass der Umgang mit seinen Patienten durch eigene Erfahrungen und die anderer Personen geprägt ist. Darüber hinaus beeinflussen diese Erfahrungen auch seine Arbeitsweise. Er präsentiert sich als jemand, der älteren Menschen zugeneigt ist und gern mit diesen arbeitet, sowie als jemand, der seinen Beruf anstatt mit vielen Gerätschaften eher im Sinne der *„sprechende*[n] *Medizin“*[30] ausübt. Auch in der Arbeit mit Sucht- oder HIV-Patienten geht es darum, die Patienten zu verstehen, zu begleiten und zu führen. Die von ihm dargestellten, sich stetig verändernden Einstellungen zu sich als Mensch und Arzt sowie zu anderen Personen ermöglichen es uns, die Person Norbert Gruber genauer kennen zu lernen und seine biographischen und beruflichen Handlungsmuster aus seiner Sicht besser verstehen zu können.

Die Einbettung der Krankheitskonzepte in *langlebige, biographisch geprägte Handlungsmuster* als Bestandteile des Alltagswissens lassen sich in ganz verschiedenen Erfahrungsberichten von Norbert Gruber finden. So fördert das Kennenlernen eines Oberarztes während einer Hepatitiserkrankung im Krankenhaus das Interesse an der Humanmedizin und ermöglicht die Aufnahme einer Arbeit in der Uniklinik bei stationären Nachtwachen. Die dortigen pflegerischen Erfahrungen prägen den fürsorglichen Umgang von Norbert Gruber mit Patienten nachhaltig. Die Erfahrungen mit eigenem Kranksein oder mit Krankheiten in der Familie sind zudem bei ihm mit der Einsicht verbunden, dass selbst gemachte Erfahrungen auch immer die Wahrnehmung und Interpretation der Erkrankungen der Patienten beeinflussen und verändern – und somit letztlich mit strukturieren. An diesen Beispielen wird sehr deutlich, dass der Zusammenhang zwischen biographischen Erfahrungen und beruflichem Handeln von Norbert Gruber auch selbst gesehen wird.

Eine *entitätsspezifische Differenzierung* lässt sich im Fall Norbert Gruber kaum ausmachen. Obwohl mehrere Entitäten (wie Krebs, Hepatitis, Demenz oder auch HIV) aufgegriffen werden, stehen bei allem das eigene Engagement und die (fürsorgliche) Lenkung gleichermaßen im Vordergrund seiner Arbeit. Patienten werden von ihm als handelnde Subjekte betrachtet, die je nach Bedarf unterstützt und geleitet werden müssen. Darüber hinaus deutet sich an, dass Norbert Gruber eine Einordnung von Erkrankungen hinsichtlich der Notwen-

---

[30] Die wörtlichen Reden der Interviewpartner werden im Folgenden kursiv und mit Anführungszeichen gekennzeichnet.

digkeit einer weiteren Diagnostik vornimmt. Im Fall einer möglichen sich entwickelnden Demenz z. B. überweist er dann zur weiteren Diagnostik und Therapie an den Spezialisten. Stellt sich für ihn heraus, dass es keine Anzeichen für eine demenzielle Entwicklung gibt, wirkt er beruhigend auf die Patienten ein.

Der Aspekt des *situativ Adaptierbaren* scheint in seinem Fall eng mit den konkreten Handlungen mit den Patienten sowie mit der historischen Komponente verbunden zu sein. Da sich nur im zeitlichen Handlungsverlauf eine Adaptation an die aktuelle Situation in Bezug auf einzelne Patienten untersuchen lässt, es sich beim vorliegenden Material jedoch um Momentaufnahmen handelt, können hier nur die so beobachteten und protokollierten Interaktionssituationen betrachtet werden. Vor diesem Hintergrund können wir feststellen, dass sich die beobachteten Situationen mit Norbert Gruber im Altenpflegeheim und die Darstellungen aus dem Interview über an Demenz erkrankte Patienten sehr gleichen. Sein Umgang mit seinen Patienten ist immer gleich bleibend höflich, freundlich und respektvoll dirigierend. Das Blutdruckmessen wird dabei z. B. als symbolische Handlung ähnlich wie die Auskultation mit dem Stethoskop[31] bei jedem Patienten durchgeführt. Das Berühren der Patienten (Ärmel hochziehen, Manschette Anlegen etc.) scheint in diesen Situationen jedoch weniger aus medizinischer Notwendigkeit (da sie ohne therapeutische Konsequenz bleibt), sondern vielmehr als Ritual zum Vertrauensaufbau genutzt zu werden. Als erwartbare ärztliche Handlung, die dem Spezialisten einen Blick in den Körper erlaubt[32], kann vom Arzt wie scheinbar nebenher das Erleben des Kranken in den Vordergrund gerückt werden. Dies ermöglicht es Norbert Gruber dann, die Patienten nach ihrem Befinden zu befragen und entsprechend möglicher Beschwerden der Patienten weiter zu (be-)handeln.

Zusammenfassend lässt sich zum Krankheitskonzept von Norbert Gruber aussagen, dass eigene und familiale Krankheitserfahrungen zu veränderten Einstellungen, Wahrnehmungen und Handlungen mit den Patienten führen. Dieses wiederum prägt den Umgang und die Arbeitsweise mit den Patienten, was von ihm selbst in den Interviews auch benannt wird. Dieser Verlauf ist durch eine starke Prozesshaftigkeit charakterisiert, bei der letztlich die eigenständig handelnden Subjekte in den Erzählungen und Handlungen in den Vordergrund treten und weniger die Erkrankungen als medizinische Entitäten eine Rolle spielen.

---

[31] Vgl. Lachmund 1996.
[32] Vgl. Lachmund 1996, S. 80.

Der Fall Sven Turner-Meyer

Um etwas zu den Krankheitskonzepten von Sven Turner-Meyer aussagen zu können, wird wieder die Definition der Krankheitskonzepte nach Kreher et al. zugrunde gelegt und die einzelnen Bereiche in Bezug auf die Analyseergebnisse untersucht. Dabei fällt als erstes auf, dass durch die selbst bestimmte Rahmung des Interviews durch Sven Turner-Meyer viele eigene Krankheitsepisoden, Erfahrungen im Familien- und Bekanntenkreis mit Erkrankungen und der Umgang mit Patienten eine große Rolle spielen und hinsichtlich der Krankheitskonzepte untersucht werden können.

Historisch geprägte Veränderungen in der Wahrnehmung, Interpretation und Verarbeitung von Krankheiten bzw. Symptomen sind im biographischen Interview mit Sven Turner-Meyer sowie in den Konsultationen mit seinen Patienten kaum auszumachen. Als Kind gemachte Erfahrungen mit Ärzten und Erkrankungen werden kaum detailliert dargestellt, noch aus heutiger Sicht in Frage gestellt. Der einzige Hinweis auf kulturell langlebige Deutungsmuster, die gleichzeitig einen langsamen Wandlungsaspekt beinhalten, findet sich in der Beschreibung, dass Sven Turner-Meyer als Kind häufig Mandelentzündungen hatte – mit der Betonung *„obwohl ich meine Mandeln immer noch habe"*. Zur damaligen Zeit und zum Teil noch bis in die Gegenwart hinein wurde Kindern und Jugendlichen die Indikation zur operativen Mandelentfernung (Tonsillektomie) großzügig gestellt. Aus wissenschaftlicher Sicht rechtfertigen jedoch häufige Mandelentzündungen operative Entfernung nur in ausgesucht schweren Fällen die operationsbedingten Risiken und Beschwerden.[33] Auf diese Weise lässt sich in der Darstellung ein langsam abzeichnender Wandlungsaspekt in Bezug auf die operative Entfernung von Mandeln bei Kindern ausmachen.

Die *Akteursgebundenheit* bezieht vornehmlich die Perspektive des handelnden Subjekts ein. Ihr können zum einen die eigenen Erkrankungen von Sven Turner-Meyer in Kindheit und im Erwachsenenalter sowie zum anderen die eigenen von ihm angesprochenen Unsicherheiten und Argumentationen in diesen Bereichen für die Analyse einbezogen werden. Aus seiner Kindheit erinnert sich Sven Turner-Meyer vor allem an erlittene häufige Mandelentzündungen, und erlebt als Jugendlicher, dass es ihm gelingt, seinen Körper mittels des eigenen Willens ,aktiv' zu beeinflussen. Seine Erfahrungen, die er heute mit dem Begriff der Autosuggestion verbindet, lassen ihn die Idee entwickeln, dass er

---

[33] Vgl. Wächtler, Chenot 2009, S. 63.

seinen Körper fest im Griff hat. Mit der Entstehung eines Magengeschwürs im praktischen Jahr während des Medizinstudiums, das er mit einer sich immer deutlicher artikulierenden Abneigung gegen die Krankenhaushierarchie und dem damit einhergehenden Arbeitsdruck verbindet, verfestigt sich sein Konzept, dass Erkrankungen häufig psychosomatisch bedingt sind. Im Interview und in der Konsultation mit der Patientin Frau Weber ist deutlich zu spüren, dass ihm psychosomatisch bedingte Erkrankungen Sicherheit in der Handhabung vermitteln und Erfolg in der Behandlung versprechen. Erkrankungen wie sein selbst durchlittener Leistenbruch symbolisieren für ihn dagegen eine gewisse Schwäche und Verletzlichkeit, die er bei sich selbst als massive Bedrohung erlebt, da dadurch sein im Laufe der Zeit fest etabliertes Konzept der Beeinflussung des Körpers durch die Willenskraft in Frage gestellt wird. Durch seine dargestellte psychische Instabilität wird jedoch ein weiteres Konzept – das des engen Zusammenhangs von Körper und Seele – deutlich erkennbar. Eng an die Person von Sven Turner-Meyer sind darüber hinaus die Reflexion seiner eigenen Unsicherheit und seiner Selbstzweifel in Bezug auf sein ärztliches Können gebunden.

Eng mit dem subjektbezogenen Aspekt der Krankheitskonzepte sind die *biographisch geprägten Handlungsmuster* als Bestandteile des Alltagswissens verbunden. Sie zeichnen sich durch relativ stabile und zugleich lebenszeitlich veränderliche Konzepte aus. So hat sich in der Kindheit und Jugend bei Sven Turner-Meyer das Konzept entwickelt, dass der eigene Körper durch den Willen beeinflussbar sei. Dieses nutzt er auch noch heute für sich, wenn er fühlt, dass sich eine Erkältung anbahnt. Dieses handlungswirksame Konzept ist im Kern so stabil, dass es ihm schwer fällt, bei einer körperlichen Erkrankung (wie dem Leistenbruch) die eigene Hilflosigkeit und Verletzlichkeit des Körpers zu akzeptieren. Allerdings gelingt es ihm heute nach eigener Aussage zunehmend besser, wissenschaftliche Konzepte neben seinen eigenen bestehen zu lassen. Vor diesem Hintergrund wird verstehbar, dass ihm psychosomatisch bedingte Erkrankungen bei der Behandlung seiner Patienten ein sicheres Gefühl vermitteln und somatische Beschwerden und Erkrankungen ihn dagegen verunsichern. Stark durch die eigene Biographie geprägt scheint auch das Bild, dass Sven Turner-Meyer von sich selbst hat: Aus dem Kind, welches noch Patient ist, wird der erwachsene Arzt. So fällt es ihm auch schwer, sich mit seinem Leistenbruch in die ärztliche Behandlung eines Kollegen zu begeben, was er letztlich nur durch die Vermittlung im Bekanntenkreis zulässt.

Eine *entitätsspezifische Differenzierung* zwischen verschiedenen Krankheitsbildern und/oder Symptomen lässt sich im Fall von Sven Turner-Meyer trotz
zahlreicher Krankheitsepisoden und Krankheitsberichte kaum ausmachen.
Jedoch lassen sich aus seinen Darstellungen zwei große Gruppen von Erkrankungen ableiten: Zum einen gibt es für ihn Erkrankungen, die sich (wie z. B.
Erkältungskrankheiten) durch die Willenskraft beeinflussen lassen, und zum
anderen Erkrankungen, bei denen der eigene Wille allein nicht ausschlaggebend
ist und die unter Umständen (wie z. B. bei Krebserkrankungen) auch unter einer medizinischen Behandlung nicht geheilt werden können. Diese Einteilung
führt dazu, dass es für Sven Turner-Meyer auf der einen Seite psychosomatisch
bedingte Erkrankungen gibt, die er in der Konsultation und Behandlung mit
seinen Patienten sicher handhaben kann, und auf der anderen Seite körperliche
(somatische) Erkrankungen, die für ihn mit Unsicherheit, Verletzlichkeit und
Versagensängsten verbunden sind.

Der Aspekt des *situativ Adaptierbaren* ist eng mit den konkreten Interaktionen mit seinen Patienten verbunden und wird vor allem im zeitlichen Handlungsverlauf sichtbar. Die Konsultationsaufzeichnungen mit Sven Turner-Meyer
und seinen Patienten sind wiederum Momentaufnahmen, die jedoch an einigen Stellen Verlaufsperspektiven aufweisen. Vor diesem Hintergrund können
wir aus der Analyse der Konsultationen mit seinen Patientinnen festhalten, dass
obwohl Sven Turner-Meyer bei beiden (analysierten) Patientinnen einen psychotherapeutischen Rahmen herstellt, dieser sich jedoch nur bei Frau Weber
in der Konsultation als Moment seines Krankheitskonzeptes realisiert. Die pa-
tientinnenbezogene situative Adaptierbarkeit seines Krankheitskonzeptes wird
darin deutlich, dass Sven Turner-Meyer Details aus dem Leben seiner Patientin mit in die Konsultation einbaut, die er vermutlich in früheren Gesprächen
mit ihr erfahren hat. Bei der anderen Patientin Frau Müller dagegen ist ihm die
psychosomatische Beeinflussung ihrer Erkrankungen zwar bewusst (wie er im
Nachgespräch mitteilt), konzentriert sich im Arzt-Patienten-Kontakt aber vornehmlich auf die körperlichen Symptome und drängt sie, sich noch einmal beim
HNO-Arzt vorzustellen. Dies geschieht mit einem Hinweis auf eine gemeinsame Vorgeschichte, die uns in dem Moment nicht zugänglich ist. Letztlich bleibt
spürbar, dass das Umgehen der vermeintlichen psychosomatischen Beeinflussung auf die Erkrankungen von Frau Müller durch den Arzt in der Konsultation
auf beide Seiten unbefriedigend wirkt.

Zusammenfassend können wir das Krankheitskonzept von Sven Turner-Meyer als ein Psychosomatisches beschreiben, indem er davon ausgeht, dass Erkrankungen durch eine psychische Instabilität ausgelöst werden können. Damit eng in Verbindung steht die Idee, dass der eigene Körper durch den Willen beeinflussbar ist, was auf das Konzept des engen Zusammenhangs von Körper und Seele hindeutet. Übergreifend nimmt er damit eine Einteilung in psychosomatisch bedingte (und damit willentlich beeinflussbare) sowie körperlich-somatische (und damit wenig beeinflussbare) Erkrankungen vor.

Der Fall Ingmar Arndt

Obwohl im biographischen Interview mit Ingmar Arndt als auch in den untersuchten Arzt-Patienten-Interaktionen auf den ersten Blick relativ wenig Hinweise auf Ingmar Arndts Wahrnehmung, Bewertung und Verarbeitung von Krankheiten zu geben scheint, soll dennoch wieder eine analytische Trennung erfolgen, um die Krankheitskonzepte von Ingmar Arndt eingehend untersuchen zu können.

Hinweise auf eine *historisch geprägte Wahrnehmung, Interpretation und Verarbeitung von Krankheiten* bzw. Symptomen sind vor allem im biographischen Interview erkennbar. So spricht Ingmar Arndt aufgrund einer eigenen früheren Zwillingsgeburt zwar die im Gegensatz zu heute noch nicht gut entwickelte Pränataldiagnostik an, versteht jedoch bis in die Gegenwart hinein die Sorgen seiner Mutter diesbezüglich nicht (da sie beide *„so klein ja nu auch nich* [waren,] *acht Monate das war ja schon okay“*). Hier scheint ihm selbst als Arzt die Entwicklung der medizinischen Möglichkeiten nicht von großer Bedeutung zu sein. Dagegen erzählt er ausführlicher über die medizinischen Irrtümer im Zusammenhang mit der Erkrankung seines Vaters (an rheumatoider Arthritis). Da die Ärzte aufgrund von Gelenkbeschwerden des Vaters zunächst eine Sehnenscheidenentzündung diagnostizieren, wird u. a. ein *„Arm in Gips“* gelegt. Einige Jahre später wird der Vater aufgrund der Diagnose berentet. Obwohl Ingmar Arndt als Arzt zwar Vermutungen über die Todesursache seines Vaters (Nebenwirkungen der Medikamente führten zu einer Niereninsuffizienz) anstellt, zieht er dennoch keine Parallelen zu den heutigen Diagnostik- und Behandlungsmethoden bei diesem Krankheitsbild. Es bleibt lediglich ein Unverständnis ob der früheren (falschen) Diagnose zurück. Im Gegensatz dazu erscheint es für die Analyse interessant, dass er sich gegen Ende des Interviews Gedanken über die allgemeinen historischen Entwicklungen in der Medizin macht. Am Beispiel

Roosevelts versucht er zu verdeutlichen, dass dieser mit den entsprechenden Medikamenten, die es damals *„nicht gab"*, vielleicht nicht an einer *„Hirnblutung"* hätte sterben müssen. Darüber hinaus betont er, dass es für ihn *„unglaublich"* ist, wenn die Gesellschaft Angst vor einer immer älter werdenden Bevölkerung und den damit verbundenen steigenden Behandlungskosten hat. Der medizinische Fortschritt, ohne den er sich seine Arbeit vermutlich nicht vorstellen könnte, verwandelt sich in seinen Augen somit in einen Fallstrick für die Gesellschaft.

Die *Akteursgebundenheit* bezieht vornehmlich die Perspektive des sinnhaft handelnden Subjekts ein. Ihr können zum einen die eigenen Erkrankungen von Ingmar Arndt sowie seine in der Konsultation mit einem Patienten (Herrn Bauer) geäußerte Weltsicht zur Arztrolle in der heutigen Gesellschaft zugeordnet werden. Ingmar Arndt scheint in Bezug auf seine eigenen Erkrankungen zwischen Befindlichkeitsstörungen (z. B. Heuschnupfen) und ernsthaften Erkrankungen (z. B. Angina Pectoris) zu unterscheiden. Hat er sich mit Ersterer gut arrangiert, reagiert er auf ein Engegefühl in der Brust jedoch anders, als er es seinen Patienten raten würde. Obwohl er auf der kognitiven Ebene erkennt, dass er *„keine Risikofaktoren"* hat, stellt er für sich dennoch die Verdachtsdiagnose Angina Pectoris. Ohne einen Arzt zu kontaktieren, wartet er zunächst ab, misst regelmäßig seinen Blutdruck und will abnehmen. In der Darstellung scheint er hin und her gerissen zwischen dem Arztsein und der Angst, zum Patienten zu werden. Obwohl das Engegefühl schnell wieder verschwindet und bislang keine weiteren Symptome aufgetreten sind, bleibt seine Sorge einer grundsätzlich möglichen Erkrankung dennoch bestehen. Dies wird auch in der Interaktion mit dem Patienten spürbar, indem Ingmar Arndt äußert: *„selbst gute Ärzte werden krank"*. In der Konsultation präsentiert er zudem seine Sicht auf seine gesellschaftliche Rolle als Arzt. So können Krankheiten seiner Meinung nach zwar nicht verhindert, aber ihr Ausbruch mit einem guten Management der Risikofaktoren hinausgezögert werden. Ingmar Arndt sieht sich selbst weniger als Heiler denn als jemand, der durch den bisherigen medizinischen Fortschritt in der Lage ist, andere Menschen dabei zu unterstützen, das Eintreten schwerwiegender Erkrankungen (wie Herzinfarkt oder Schlaganfall) möglichst lange zu verhindern. Krankheiten werden von ihm als ein nicht zu verhinderndes Übel dargestellt, das letztlich zum Leben dazu gehört. Auch wenn er bereit ist, als Arzt Verantwortung zu übernehmen und die Patienten dahingehend zu dirigieren, bleibt eine realistische (fast pessimistische) Sichtweise erkennbar, die seinerseits scheinbar ein pragmatisches Herangehen an die Dinge erforderlich macht.

Die Untersuchung der Krankheitskonzepte von Ingmar Arndt in ihrer Einbettung in relativ stabile und zugleich lebenszeitlich veränderliche *biographische Handlungsmuster* muss vor dem Hintergrund betrachtet werden, dass Ingmar Arndt seine Mutter – als Hausfrau und Mutter – schon früh in einer sehr dominanten Familienrolle wahrnimmt. Vermutlich verlagert sich die fehlende Auseinandersetzung mit seinem kranken Vater auf die Mutter. Obgleich Ingmar Arndt letztlich die hohen Erwartungen seiner Mutter an den erstgeborenen Sohn erfüllt, stellt er sie sowie ihre Ansichten und ihren Umgang mit bedrohlichen Ereignissen mehrfach in Frage. Dies beginnt schon mit den Zweifeln an den Geschichten um seine Geburt. Er beschreibt es als *„nervig"*, wenn seine Mutter auf der einen Seite betonte, wie *„schlimm* [und] *ganz schrecklich"* das war, aber dass es ihr auf der anderen Seite *„überhaupt nichts ausgemacht"* hat. Auch wird die von der Mutter geleistete Pflegearbeit für den Vater von Ingmar Arndt offen angezweifelt und im nächsten Schritt wieder beschwichtigt. Die bereits in den Berichten um seine Mutter wahrzunehmenden Ambivalenzen werden auch im Interview und in den Konsultationen mit seinen Patienten an anderen Stellen immer wieder deutlich. Dies könnte auf eine familienbiographische Verortung oder Übertragung hindeuten.

Eine *entitätsspezifische Differenzierung* zwischen verschiedenen Krankheitsbildern und/oder Symptomen scheint für Ingmar Arndt im Unterschied zu Norbert Gruber und Sven Turner-Meyer von großer Relevanz zu sein. So scheint er zum einen zwischen behandlungsbedürftigen Erkrankungen und *„Befindlichkeitsstörung*[en]*"* und zum anderen zwischen Erkrankungen und den sie verursachenden Risikofaktoren zu unterscheiden. Obwohl immer wieder deutlich wird, dass er das biographische Interview vor allem als Person gibt, die zufällig Arzt ist, legt er auch hier viel Wert auf medizinische Fachbegriffe (z. B. rheumatoide Arthritis, Niereninsuffizienz, Angina Pectoris). Darüber hinaus werden medizinische Zusammenhänge jedoch nur vage dargestellt und spielen kaum eine Rolle. Auch in den Konsultationen mit seinen Patienten werden zwar medizinische Termini eingebracht, die Erklärungen beziehen sich aber vor allem auf bestimmte Medikationen, die dann nach der oben geschilderten Unterteilung entsprechend an Bedeutung gewinnen oder verlieren (Medikation nach Herzinfarkt vs. Schmerzmittel bei Gürtelrose).

Aufgrund der ungewohnten Aufnahmesituation beginnen die Konsultationen meist mit der nochmaligen Absicherung durch den Arzt bzgl. einer Zustimmung der Patienten zur Aufnahme. Auch in anderen Konsultationen werden vom Arzt ihn betreffende aktuelle Ereignisse (z. B. Reparatur des Autos oder das nicht funktionierende Garagentor) aufgegriffen und den Patienten kommuniziert. Ist der Patient gut bekannt, führt der Arzt – scheinbar nach einem inneren Leitfaden – inhaltlich und zeitlich durch die Konsultation, ohne dass dieser für jemand Außenstehenden und vielleicht auch für die Patienten erkennbar wird. Dies führt in diesen Fällen zu einer größeren Asymmetrie zwischen Ingmar Arndt und seinen gut bekannten Patienten. Das noch nicht fest etablierte Rollengefüge bei weniger gut bekannten Patienten ermöglicht es diesen dagegen, mehr Freiraum zur Darstellung ihrer Probleme zur Verfügung zu haben. Letztlich scheint dies jedoch zunächst nicht unmittelbar etwas mit den Krankheitskonzepten des Arztes und ihrer situativen Veränderlichkeit zu tun zu haben, sondern vielmehr mit der Gestaltung der Interaktionssituationen. In Bezug auf den Aspekt des *situativ Adaptierbaren* lässt sich vor diesem Hintergrund herausarbeiten, dass eine Adaption seiner Konzepte an die der Patienten oder die jeweiligen Konsultationssituationen in den analysierten Materialien kaum deutlich wird, da es ihm vornehmlich darum geht, durch eine gute Einstellung der Risikofaktoren die eigentlichen Erkrankungen hinauszuzögern. Die Umsetzung dieses Ziels scheint jedoch vielmehr durch die oben angesprochenen Konzepte als durch den einzelnen Patienten und ihre Geschichte beeinflusst zu werden.

Zum Krankheitskonzept von Ingmar Arndt lässt sich zusammenfassend festhalten, dass er eine strenge Unterscheidung von behandlungsbedürftigen Erkrankungen und Befindlichkeitsstörungen (bzw. banale Erkrankungen) sowie zwischen schwerwiegenden Erkrankungen und deren Risikofaktoren vornimmt. Dies lässt ein starkes Kausalitätsdenken vermuten. Darüber hinaus scheint er der festen Meinung zu sein, dass er als Arzt Krankheiten nur durch das Management der Risikofaktoren hinauszögern, aber letztlich nur wenig beeinflusst kann. Die Wahrnehmung, Interpretation und Bewertung von Krankheiten ist eng an die jeweiligen Personen gebunden, die damit in Zusammenhang gebracht werden. So wird auch verstehbar, dass trotz der prinzipiellen Anerkennung medizinischer Fortschritte diese innerhalb der erlebten Lebensgeschichte in den Hintergrund treten und kaum mitgedacht werden.

Hausärztliche Krankheitskonzepte als Familienkonzepte?

Ausgehend vom Stand der Diskussion in der wissenschaftlichen Literatur (siehe weiter oben) konnte herausgearbeitet werden, dass bisherige Untersuchungen zu (hausärztlichen) Krankheitskonzepten aufgrund ihrer Datenbasis vorwiegend auf einer manifesten und unmittelbaren Ebene verbleiben und sich zumeist an medizinisch-naturwissenschaftlichen Denkkategorien orientieren. Darüber hinausgehende Analysen beinhalten ebenfalls bislang zu wenig biographische und familienbiographische Daten, um wichtige Fragen zur Entstehung der Krankheitskonzepte im Kontext des familialen und beruflich professionellen Handelns sowie der darin enthaltenen Relation von theoretischem und vortheoretischem Wissen beantworten zu können. Vor diesem Forschungsdesiderat ermöglichen biographische und interaktionelle Analysen auf ganz besondere Weise eine Neubestimmung der Definition der Krankheitskonzepte.[34]

Um sich einer (möglichen) Definitionsneubestimmung der Krankheitskonzepte im folgenden Abschnitt zu nähern, sollen die Ergebnisse der Wahrnehmungs- und Deutungsweisen von und des Umgangs mit Krankheiten der interviewten Hausärzte im privaten und beruflichen Bereich auf einer verallgemeinernden Ebene betrachtet werden.

Fallübergreifend fällt zunächst auf, dass die Hausärzte verschiedene Grundhaltungen gegenüber ihren Patienten und Erkrankungen einnehmen, die sich ebenfalls in unterschiedlichen Krankheitskonzepten der Hausärzte widerspiegeln. Dabei wird deutlich, dass die eigenen Krankheitserfahrungen der Hausärzte eine entscheidende Rolle spielen – wenn auch in unterschiedlichem Ausmaß und Prozesscharakter: Bei Norbert Gruber scheint sich seine Einsicht erst im Verlauf seines Lebens und in der Konfrontation mit verschiedenen Erkrankungen zu entwickeln. Bei Sven Turner-Meyer dagegen besteht die Annahme über die Beeinflussbarkeit des Körpers bereits seit der frühen Kindheit. Ingmar Arndt demonstriert vor allem anhand eigener Krankheitserfahrungen seine Grundeinstellungen zu Krankheiten in heutiger Perspektive. Vor diesen fallspezifischen Ergebnissen wird fallübergreifend sichtbar, wie eng die Krankheitskonzepte (durch eigene Erfahrungen mit Erkrankungen und dem eigenen Körper) auf die Subjekte der Ärzte als handelnde Akteure verweisen. Damit wird deutlich, wie die Krankheitskonzepte an die Perspektive der handelnden Subjekte gebunden und damit *akteursspezifisch* geprägt sind.

Eng mit dem vorangegangen Teilaspekt ist demnach die *biographisch prozesshafte Entwicklung* der Krankheitskonzepte verbunden. Das bedeutet, dass davon ausgegangen wird, dass Krankheitskonzepte sowohl als Bestandteil des Alltags-

---

[34] Vgl. Wollny 2012.

wissen und der biographischen Handlungsmuster wirken als auch durch das Erlernen einer beruflichen Handlungspraxis in der Ausbildungsphase geformt werden. Damit sind sie relativ stabil und zugleich im Laufe des Lebens veränderlich. Norbert Gruber nimmt den Zusammenhang zwischen seinen (familien-) biographischen Krankheitserfahrungen und seinem beruflichen Handeln selbst wahr und reflektiert dies auch im Interview. Bei Sven Turner-Meyer hat sich seit der frühen Kindheit das Konzept entwickelt, dass der eigene Körper durch den Willen beeinflussbar ist. Darauf aufbauend vermitteln ihm psychosomatisch bedingte Erkrankungen in seinem beruflichen Alltag in der Praxis ein sicheres Gefühl, wohingegen ihn rein körperliche Beschwerden und Erkrankungen eher verunsichern und ein Gefühl der Hilflosigkeit steigern. Bei Ingmar Arndt sind auch die Wahrnehmungen von Krankheiten und Symptomen von anderen und seiner selbst von ambivalenten Einstellungen durchsetzt. Zudem schwankt er in der Darstellung eigener Erkrankungen zwischen Arzt- und Patientenrolle. Es fällt auf, dass sich bei ihm die Wahrnehmung, Deutung und Verarbeitung von Krankheiten vor allem auf die Personen, die damit in Zusammenhang gebracht werden, konzentrieren.

Neben den eng an die jeweilige Person und ihrer biographische Deutungsmuster gebundenen Aspekte der Krankheitskonzepte wird auch von einer *historisch langlebigen kulturellen Wahrnehmung und Deutung* von Krankheiten ausgegangen. Jedoch lassen sich im untersuchten Material kaum Deutungsmuster finden, die einen historischen Bezug erahnen lassen. Es gibt lediglich ein paar Anhaltspunkte, die auf eine veränderte Wahrnehmung in zeitlicher Perspektive hindeuten. Vor allem bei Norbert Gruber wird dies durch die Darstellung einer geänderten Gesetzeslage (Betäubungsmittelgesetz) und medizinisch veränderte Standards (Behandlung eines Oberschenkelhalsbruchs) am deutlichsten. Indem neue medizinische Erkenntnisse Eingang in die Alltagspraxis finden, prägen sie auch die berufliche Tätigkeit. Bei Sven Turner-Meyer deutet sich lediglich ein impliziter Hinweis auf einen sich langsam abzeichnenden Wandlungsaspekt in Bezug auf die operative Entfernung von Mandeln bei Kindern an. Ingmar Arndt dagegen spricht ganz allgemein über die medizinischen Fortschritte in der Geschichte. Dies wirkt jedoch emotional distanziert, da er es nicht – wie man auch hätte vermuten können – auf ihn selbst betreffende Ereignisse (wie z. B. der eigenen Frühgeburt) bezieht, sondern an einem historischen Beispiel erläutert.

Im vorliegenden Material wurde auch *entitätsspezifischen Äußerungen* der Krankheitskonzepte nachgespürt. Der Analyseaspekt lag hierbei auf einer abgrenzbaren Differenzierung verschiedener Krankheitsentitäten und Symptomatiken. Bei allen untersuchten Hausärzten fällt auf, dass es – obwohl einzelne Entitäten genannt werden (z. B. Arthritis, Krebs, Hepatitis, Demenz, Angina Pectoris) – kaum Hinweise auf entitätsspezifische Differenzierungen gibt. Vielmehr werden Krankheiten in selbst gewählte Gruppen bzw. Cluster eingeteilt, die als grundlegende Einordnung für die berufliche Entscheidungsfindung dienen. So unterscheidet Sven Turner-Meyer zwischen psychosomatisch bedingten und somatischen Erkrankungen, wobei erstere seiner Meinung nach durch den eigenen Willen und letztere auch durch ihn als Arzt nicht beeinflussbar sind. Ingmar Arndt dagegen unterscheidet zwischen behandlungsbedürftigen Erkrankungen und Befindlichkeitsstörungen einerseits, sowie zwischen Erkrankungen und den sie verursachenden Risikofaktoren andererseits. Aufgrund der großen Relevanz dieser Einteilungen richten beide ihr Behandlungsregime nach dieser Clustereinteilung aus. Bei Norbert Gruber lässt sich eine Einteilung von Erkrankungen hinsichtlich der Notwendigkeit einer weiteren diagnostischen und therapeutischen Abklärung durch einen Spezialisten erkennen. Dabei geht es ihm jedoch vordergründig um das eigene Engagement und die (fürsorgliche) Führung jedes einzelnen behandlungsbedürftigen Subjekts, das je nach Bedarf unterstützt und geleitet werden muss. Aufgrund eigener Erfahrungen hat sich jedoch der Umgang mit diesen gewandelt.

Wenn zusätzlich davon ausgegangen wird, dass sich die Momente hausärztlicher Krankheitskonzepte in den Interaktionssituationen mit ihren Patienten re-aktualisieren, dann kann das *situativ Adaptierbare* im vorliegenden Material am ehesten aus der Differenz zwischen den Erzählungen über die Patienten in den Interviews und dem Handeln mit ihnen herausgearbeitet werden. Norbert Gruber ist in den Interaktionen mit den Patienten gleichförmig höflich, freundlich und respektvoll dirigierend; seine Handlungen sind durch (medizinische) Rituale (wie die Blutdruckmessung) bestimmt. Bei Sven Turner-Meyer fällt auf, dass bekannte und/oder gemeinsam erlebte Geschichten mit den Patienten in den Konsultationen angesprochen und mit eingearbeitet werden, jedoch lässt sich sein psychosomatisches Krankheitskonzept nur zu einem Teil in den Konsultationen realisieren. Vor dem Hintergrund einer notwendigen guten Beeinflussung der Risikofaktoren, was die eigentliche Erkrankung hinauszögern soll, hat sich bei Ingmar Arndt ein fester Kommunikationsstil etabliert, der durch die Patienten wenig beeinflussbar erscheint. Es fällt fallübergreifend auf, dass die biographisch geprägten und akteursgebundenen Momente der Krankheitskonzepte in die Konsultationen mit den Patienten einfließen und einen großen Raum einnehmen, von den Interaktionen mit den Patienten aber weniger stark beeinflusst werden.

Anders als Kreher et al., die leitfadengestützte Interviews mit Hausärzten zu Patienten mit bestimmten Erkrankungen analysiert haben, stehen in der vorliegenden Arbeit die Individuen und Handlungsweisen der Hausärzte im Mittelpunkt der Untersuchung und keine konkreten medizinischen Krankheitsentitäten. Vor dem Hintergrund der unterschiedlichen zu Grunde liegenden Materialien erscheint es notwendig, den Begriff der Krankheitskonzepte aus dieser veränderten Perspektive noch einmal neu zu beleuchten. Anders ausgedrückt können die biographischen Interviews mit den Hausärzten und Arzt-Patienten-Interaktionsaufzeichnungen weitere Perspektiven eröffnen, um Aussagen zur Entwicklung der Krankheitskonzepte und ihrer Wirksamkeit im berufsbiographischen Handeln der Hausärzte zu formulieren.

Ausgehend vom entitätsbezogenen Material[35] konnte davon ausgegangen werden, dass die verschiedenen Dimensionen der Krankheitskonzepte (biographischen, akteursgebundenen, historischen, situativ adaptierbaren und entitätsspezifischen) ähnlich stark ausgeprägt sind. Mit der biographischen und interaktionellen Analyse haben sich diese Dimensionen jedoch in ihrem Gleichgewicht verschoben. Die Analyseergebnisse des biographischen Datenmaterials rücken gegenwärtig weniger einzelne Erkrankungen als vielmehr die (familien- und berufsbiographisch geprägten) Personen der Hausärzte in den Mittelpunkt. Damit sind die Krankheitskonzepte der Hausärzte vielmehr durch die biographischen und akteursgebundenen Erfahrungen beeinflusst und geprägt als durch medizinisch erworbene Wissensbestände. Auf diese Weise ergibt sich in der vorliegenden Analyse ein übergeordnetes, auf biographischen Erfahrungen beruhendes Krankheitskonzept, welches relativ unabhängig von entitätsspezifischen, historischen und situativ adaptierbaren Aspekten entstanden ist. Hinweise auf die Krankheitskonzepte beeinflussende berufsbiographische Erfahrungen lassen sich ebenfalls kaum ausmachen. Die berufsbiographischen Erfahrungen und Wissensbestände verweisen vor allem auf früh eingeübte, sich eher an der Oberfläche abspielende (medizinische) Rituale und Handlungsweisen, scheinen jedoch nur wenig Einfluss auf die dahinter und zugrunde liegenden Krankheitskonzepte zu haben.

---

[35] Vgl. Kreher et al. 2009.

Anja Wollny

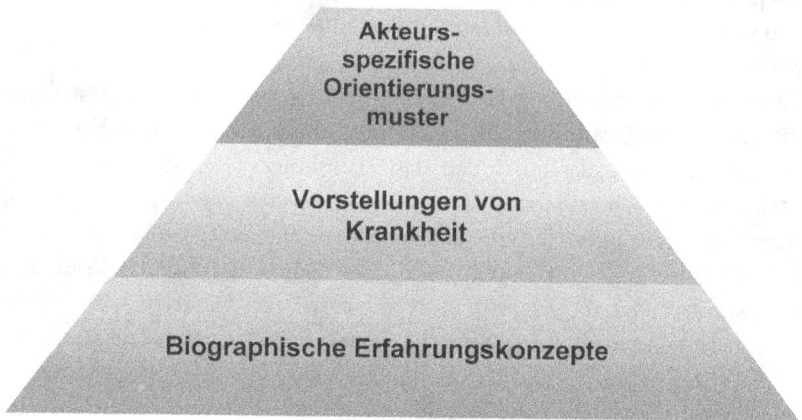

Abb. 2: Krankheitskonzepte und ihre verschiedenen Ebenen

Zusammenfassend können wir festhalten, dass die biographischen und interaktionellen Analysen den Blick frei auf ein weitgehend entitätsunabhängiges Krankheitskonzept geben, welches als grundlegendes Orientierungsmuster in der Wahrnehmung, Deutung und im Umgang mit Gesundheit und Krankheit dient. Damit lassen sich letztlich (auch unter Einbezug bisheriger, entitätsspezifischer Analysen) bei den ärztlichen Akteuren verschiedene Ebenen von Krankheitskonzepten ausmachen:

- aufbauend auf Erfahrungen mit eigenem Kranksein als *biographische Erfahrungskonzepte,*
- auf Grundlage entitätsspezifischer Differenzierungen als *Vorstellungen von Krankheit*[36],
- auf Basis entitätsübergreifender Vorstellungen von Krankheiten als *akteursspezifische Orientierungsmuster* (vgl. Abb. 2).

Vor dem Hintergrund der Erfahrungen der Hausärzte mit eigenem Kranksein bilden die biographischen Erfahrungskonzepte die Grundlage für die Krankheitskonzepte. Um dies noch zu präzisieren, können wir davon sprechen, dass es die Erfahrungen mit dem eigenen Körper, dem eigenen Leib sind, die das Fundament der Krankheitskonzepte bilden. Denn die Erfahrung des Leibes ist

---

[36] Vgl. Kreher 2009b, S. 40; Wollny 2009, S. 27.

immer eine zutiefst biographische Erfahrung und das Erlebnis der Krankheit in erster Linie das Erleben sehr individuellen Krankseins[37]. In der „Verzeitlichung"[38] der Biographie stellt das (Nicht-)Funktionieren des Leibes einen ‚fraglos' gegebenen Erfahrungskomplex[39] dar. In Analogie zum Alltagswissen, welches in der primären Sozialisation internalisiert wird[40], scheint auch dieser Erfahrungskomplex seinen ‚Wirklichkeitsakzent quasi automatisch' zu erhalten. Das dabei entstehende Wissen über den eigenen Körper und die gemachten Erfahrungen bilden somit einen festen Bestandteil des vortheoretischen Alltagswissens und zwar als Gewissheit, auf der alle späteren Theorien ruhen müssen[41].

Auf diese Weise erhalten die biographischen Erfahrungskonzepte mit eigenem Kranksein ihre Bedeutungen und werden in Interaktionen mit anderen im weiteren Sozialisationsprozess (u. a. mit der Familie und anderen *significant others*) bestimmt und geformt sowie in einem interpretativen Prozess benutzt, gehandhabt und abgeändert.[42] Das bedeutet, dass in der Auseinandersetzung mit dem Kranksein und den Erkrankungen anderer Personen entitätsspezifische Differenzierungen als Vorstellungen von bestimmten Erkrankungen im Sozialisationsprozess zu den biographischen Erfahrungskonzepten hinzukommen – und in diesem Sinne zu den Konzepten von Krankheit allgemein.

Indem der eigene Leib sozusagen den „Orientierungsraum"[43] für die Krankheitskonzepte darstellt, wirken diese letztlich in den (Arzt-Patienten-)Interaktionen auf Seiten der Hausärzte als akteursspezifische Orientierungsmuster und bilden damit die Bedeutungs- und Sinnstrukturen[44] für das Handeln mit den Patienten.

Alles in allem erscheinen die Krankheitskonzepte als Vorstellungen von Krankheit nach der vorliegenden Untersuchung noch mehr durch biographische Erfahrungen als durch medizinisches Wissen geprägt zu sein, als dies in den Analysen von Kreher et al. bereits angedeutet wurde.[45] Sind wir bislang

---

[37] Vgl. Alheit et al. 1999, S. 9.

[38] Vgl. ebd., S. 7.

[39] Vgl. Schütz 1971, S. 214.

[40] Vgl. Berger, Luckmann 1980, S. 153.

[41] Vgl. ebd., S. 101.

[42] Vgl. Blumer 1973, S. 81.

[43] Vgl. Schütz 1971, S. 215.

[44] Vgl. Berger, Luckmann 1980, S. 16.

[45] Vgl. Wollny et al. 2007, S. 58.

noch davon ausgegangen, dass die Krankheitskonzepte der Hausärzte als Bestandteile des Alltags- und Expertenwissens fungieren und in ihnen entstehen und sich figurieren[46], können wir aufgrund der vorliegenden biographischen und interaktionellen Analysen schlussfolgern, dass die Krankheitskonzepte aufgrund (familien-)biographischer Erfahrungen mit eigenem Kranksein und dem Kranksein anderer als biographische Erfahrungskonzepte entstehen und als akteursspezifische Orientierungsmuster wirken. Damit handeln die Hausärzte als Individuen sinnkonstituierend auf der Grundlage ihrer in der biographischen Sozialisation erworbenen alltäglichen Wissensbestände. Das theoretische, im Studium und in der Berufspraxis erworbene Wissen nimmt damit viel weniger Raum ein, als ursprünglich angenommen wurde. Vielmehr nehmen letztlich die vortheoretischen bzw. alltäglichen Wissensbestände der Hausärzte einen entscheidenden Einfluss auf die Interaktionen mit ihren Patienten.

Inwieweit Konzepte bzgl. Erkrankungen in der Herkunfts- oder Gegenwartsfamilie (z. B. der Eltern, Geschwister oder Ehepartner) auf die Herausbildung und Formung der Krankheitskonzepte im Sozialisationsprozess eine Rolle spielen, kann auf Grundlage des hier untersuchten Materials biographischer Interviews und Arzt-Patienten-Kommunikationen nicht abschließend beantwortet werden. Zur Erweiterung der Datenbasis wären u. a. familienbiographisch, narrative Interviews mit der Elterngeneration als auch mit den Kindern denkbar sowie die Analyse eines Mehrgenerationszusammenhangs hinsichtlich der Krankheitskonzepte. Letztlich sind leibliche Störungen bzw. Krankheiten aber in einen sozial und biographisch interpretativen Prozess der Akteure eingebettet[47] und innerhalb der (familialen) Wahrnehmungs- und Deutungsprozesse das Produkt „sozial erzeugte[r] Wirklichkeit"[48]. Damit kann festgehalten werden, dass in der hausärztlichen Praxis Familie nicht nur als zu behandelnde Einheit betrachtet werden darf, sondern als prägender Faktor in der Sozialisation sowohl auf ärztlicher Seite als auch auf Seite der Patienten mitgedacht werden muss.

Literaturverzeichnis

ACKERMANN, E. und FROMMER, J. (2006). „Der Einfluss biographischer Faktoren auf das Krankheitserleben von Tinnituspatienten – ausgewählte Ergebnisse einer qualitativen Studie", in: LUIF, V.; THOMA, G. und BOOTHE, B.

---

[46] Vgl. Wollny 2009, S. 27.
[47] Vgl. Alheit, Hanses 2004, S. 13; Freidson 1988, S. 264.
[48] Illich 1975, S. 124.

Beschreiben – Erschließen – Erläutern. Psychotherapieforschung als qualitative Wissenschaft. Lengerich, 320–339.

ALHEIT, P. und HANSES, A. (2004). „Institution und Biographie: Zur Selbstreflexivität personenbezogener Dienstleistungen", in: HANSES, A. (Hrsg.). *Biographie und Soziale Arbeit. Institutionelle und biographische Konstruktionen von Wirklichkeit*. Stuttgart, 8–28.

ALHEIT, P. et al. (1999). „Vorwort", in: ALHEIT, P. et al. (1999). *Biographie und Leib*. Gießen, 7–12.

ALTINER, A. und DONNER-BANZHOFF, N. (2008). „Chronisch krank sein – subjektive Aspekte", *Zeitschrift für Allgemeinmedizin* (2008), 84, 157–160.

AYMANNS, P. und FILIPP, S. H. (1997). „Subjektive Krankheitstheorien", in: SCHWARZER, R. (Hrsg.). *Gesundheitspsychologie: Ein Lehrbuch*. Göttingen, 3–21.

BAUER-WITTMUND, T. (1996). *Lebensgeschichte und subjektive Krankheitstheorien*. Frankfurt a. M.

BECKER, H. (1984). „Die Bedeutung der subjektiven Krankheitstheorie des Patienten für die Arzt-Patienten-Beziehung", *Zeitschrift für Psychotherapie und medizinische Psychologie* (1984), 34, 313–321.

BERG, T. und LUCIUS-HOENE, G. (2000). „Gesundheitsvorstellungen im biographischen Kontext. Deutungsmuster in Erzählungen der Gesundheitsbiographie", *Zeitschrift für Gesundheitspsychologie* (2000), 8, 168–179.

BERGER, P. L. und LUCKMANN, T. (1980). *Die gesellschaftliche Konstruktion der Wirklichkeit. Eine Theorie der Wissenssoziologie*. Frankfurt a. M.

BIRKNER, K. (2006). „Subjektive Krankheitstheorien im Gespräch", *Gesprächsforschung – Online-Zeitschrift zur verbalen Interaktion* (2006), 7, 152–183.

BLUMER, H. (1973). „Der methodologische Standort des symbolischen Interaktionismus", in: ARBEITSGRUPPE BIELEFELDER SOZIOLOGEN. *Alltagswissen, Interaktion und gesellschaftliche Wirklichkeit*. Reinbek, 80–146.

BOORSE, C. (1977). „Health as a theoretical concept", *Philosophy of Science* (1977), 44, 542–573.

BROCKMANN, S. et al. (2004). „Lässt sich das Unfassbare fassen? Einblick in Krankheitskonzepte von Hausärzten zu Kopfschmerz", *Zeitschrift für Allgemeinmedizin* (2004), 80, 343–348.

DOHNKE, B., KNÄUPER, B. (2002). „Subjektive Gesundheit: Ein quantitativer und qualitativer Vergleich von Selbst-, Fremd- und Arzturteil", *Zeitschrift für Psychologie und Medizin* (2002), 14, 161–166.

DUNKELBERG, S. (2002). „Krankheitsvorstellungen in der Hausarztpraxis: ‚Frau Doktor, ich hab' eine Kopfgrippe'", *Zeitschrift für Psychologie und Medizin* (2002), 14, 167–172.

FALTERMAIER, T. (2002). „Gesundheitsvorstellungen und Laienkompetenz. Die Bedeutung des Subjekts für die Gesundheitspraxis", *Zeitschrift für Psychologie und Medizin* (2002), 14, 149–154.

FALTERMAIER, T.; KÜHNLEIN, I. und BURDA-VIERING M. (1998). *Gesundheit im Alltag. Laienkompetenz in Gesundheitshandeln und Gesundheitsförderung.* Weinheim.

FISCHER-ROSENTHAL, W. und ROSENTHAL, G. (1997). „Narrationsanalyse biographischer Selbstpräsentation," in: HITZLER, R. und HONER, A. *Sozialwissenschaftliche Hermeneutik. Eine Einführung.* Opladen, 133–164.

FISCHER-ROSENTHAL, W. (1996). „Strukturale Analyse biographischer Texte," in: BRÄHLER, E. und ADLER, C. *Quantitative Einzelfallanalysen und qualitative Verfahren.* Gießen, 147–208.

FLICK, U. (1998). *Wann fühlen wir uns gesund? Subjektive Vorstellungen von Gesundheit und Krankheit.* Weinheim.

FLICK, U. (2001). *Alltagswissen über Gesundheit und Krankheit. Subjektive Theorien und soziale Repräsentationen.* Heidelberg.

FREIDSON, E. (1988). *Profession of medicine. A study of the sociology of applied knowledge.* Chicago.

FROMMER, J. und RENNIE, D. L. (2006). „Methodologie, Methodik und Qualität qualitativer Forschung", *Zeitschrift für Psychotherapie und medizinische Psychologie* (2006), 56, 210–217.

HAHN, A. (1994). *Erfahrung und Begriff. Zur Konzeption einer soziologischen Erfahrungswissenschaft als Beispielhermeneutik.* Frankfurt a. M.

HESSLOW, G. (1993). „Do we need a concept of disease?", *Theoretical Medicine* (1993), 14, 1–14.

ILLICH, I. (1975). *Die Enteignung der Gesundheit. „Medical Nemesis".* Reinbek.

JACOB, R. (2002). „Krankheitsbilder als soziale Konstruktionen: Laienkonzepte von Krankheit – Ergebnisse einer bundesweiten Repräsentativbefragung", *Zeitschrift für Psychologie und Medizin* (2002), 14, 132–139.

KÖHLER, K. et al. (2006). „Normalisierung durch Übernahme der Patientenrolle – subjektive Krankheitsvorstellungen, Bewältigungsstrategien und Zukunftserwartungen bei Patienten mit akuter Leukämie nach Adaptation an den Klinikalltag", *Psychotherapie & Sozialwissenschaft* (2006), 8, 11–27.

KREHER, S. (2009a). „Krankheitskonzepte als ‚social kinds' in der gesellschaftlichen Kommunikation über Krankheit und Gesundheit", in: KREHER, S. et al. (2009). *Hausärztliche Krankheitskonzepte. Analyse ärztlicher Vorstellungen von Kopfschmerzen, akutem Husten, Ulcus cruris und Schizophrenie.* Bern, 195–211.

KREHER, S. (2009b). „Sozialwissenschaftliches Forschen in der Allgemeinmedizin oder was die Krankheitskonzepte von Hausärzten mit dem Platonschen Höhlengleichnis verbindet", in: KREHER, S. et al. (2009). *Hausärztliche Krankheitskonzepte. Analyse ärztlicher Vorstellungen von Kopfschmerzen, akutem Husten, Ulcus cruris und Schizophrenie.* Bern, 29–43.

KREHER S. et al. (2009). *Hausärztliche Krankheitskonzepte. Analyse ärztlicher Vorstellungen zu Kopfschmerzen, akutem Husten, Ulcus cruris und Schizophrenie.* Bern.

LABISCH, A. (2006). „Geschichte der Medizin – Geschichte in der Medizin", in: VÖGELE, J.; FANGERAU, H. und NOACK, T. *Geschichte der Medizin – Geschichte in der Medizin. Forschungsthemen und Perspektiven.* Hamburg, 13–26.

LINDEN, M.; NATHER, J. und WILMS, H. U. (1988). „Zur Definition, Bedeutung und Messung der Krankheitskonzepte von Patienten. Die Krankheitskonzeptskala (KKSkala) für schizophrene Patienten", *Fortschritte der Neurologie – Psychiatrie* (1988), 56, 35–43.

MARX, G. und WOLLNY, A. (2010). „Qualitative Sozialforschung – Ausgangspunkte und Ansätze für eine forschende Allgemeinmedizin. Teil 3: Das narrative Interview als Methode der Datenerhebung", *Zeitschrift für Allgemeinmedizin* (2010), 86, 331–336.

NORDENFELT, L. (2007). „The concepts of health and illness revisited", *Medicine, Health Care and Philosophy* (2007), 10, 5–10.

OEVERMANN, U. (1993). „Die objektive Hermeneutik als unverzichtbare methodologische Grundlage für die Analyse von Subjektivität. Zugleich eine Kritik der Tiefenhermeneutik", in: JUNG, T. und MÜLLER-DOOHM, S. *„Wirklichkeit" im Deutungsprozeß. Verstehen und Methoden in den Kultur- und Sozialwissenschaften.* Frankfurt a. M., 106–190.

OEVERMANN, U. (2010). *Klinische Soziologie auf der Basis der Methodologie der objektiven Hermeneutik – Manifest der objektiv hermeneutischen Sozialforschung.* http://www.ihsk.de/publikationen.htm (5.5.2010).

ROSENTHAL, G. (2005). *Interpretative Sozialforschung. Eine Einführung.* Weinheim.

ROSENTHAL, G. (1995). *Erlebte und erzählte Lebensgeschichte.* Frankfurt a. M.

SALEWSKI, C. (2002). „Subjektive Krankheitstheorien und Krankheitsverarbeitung bei neurodermitiskranken Jugendlichen", *Zeitschrift für Gesundheitspsychologie* (2002), 10, 157–170.

SCHEGLOFF, E. A. und SACKS, H. (1973). „Opening up closings", *Semiotica* (1973), 8, 289–327.

SCHEGLOFF, E. A. (1987). „Analyzing single episodes of interaction: An exercise in conversation analysis", *Social Psychology Quarterly* (1987), 50, 101–114.

SCHÜTZ, A. (1971). *Das Problem der Relevanz*. Frankfurt a. M.

SCHÜTZE, F. (1977). *Die Technik des narrativen Interviews in Interaktionsfeldstudien – dargestellt an einem Projekt zur Erforschung von kommunalen Machtstrukturen*. Bielefeld.

SOEFFNER, H. G. (2004). *Auslegung des Alltags – Der Alltag als Auslegung. Zur wissenssoziologischen Konzeption einer sozialwissenschaftlichen Hermeneutik*. Konstanz.

WÄCHTLER, H. und CHENOT, J. F. (2009). *Halsschmerzen. DEGAM-Leitlinie Nr. 14*. Düsseldorf.

WILM, S. und KRIEBEL, S. (2001). „Krankheitskonzepte und Krankheitserleben von Patienten und ihren Hausärzten bei Ulcus cruris venosum", *Gesundheitswesen* (2001), 63, 85–88.

WILM, S. (2009). „Krankheitskonzepte in der medizinischen und sozialwissenschaftlichen Literatur", in: KREHER, S. et al. (2009). *Hausärztliche Krankheitskonzepte. Analyse ärztlicher Vorstellungen zu Kopfschmerzen, akutem Husten, Ulcus cruris und Schizophrenie*. Bern, 45–59.

WITTE, N. (2010). *Ärztliches Handeln im Praxisalltag. Eine interaktions- und biographieanalytische Studie*. Frankfurt a. M.

WOLLNY, A. (2012). *Hausärztliche Krankheitskonzepte in Biographie und Interaktion*. Kassel.

WOLLNY, A. (2009). „Das Wichtigste in Kürze: Eine Vorschau auf die entitätsspezifischen und entitätsübergreifenden Krankheitskonzepte von Hausärzten", in: KREHER S. et al. *Hausärztliche Krankheitskonzepte. Analyse ärztlicher Vorstellungen von Kopfschmerzen, akutem Husten, Ulcus cruris und Schizophrenie*. Bern, 17–28.

WOLLNY, A. et al. (2007). „Hausärzte in der ‚Beziehungsfalle'? Ergebnisse einer qualitativen Studie zu ärztlichen Krankheitskonzepten und Behandlungsstrategien bei Ulcus cruris venosum", *Forum Qualitative Sozialforschung/Forum: Qualitative Social Research* [Online Journal] (2007), 9, Art. 42.

Hinweise zur Autorin

Dr. phil. Anja Wollny, M. Sc. ist Gesundheitswissenschaftlerin. Ausbildung zur Arzthelferin. Studium der Gesundheitswissenschaften in Neubrandenburg. Wissenschaftliche Mitarbeiterin an den Universitäten Düsseldorf (2005–2009) und Rostock (ab 2010) im Fach Allgemeinmedizin. Leiterin der Geschäftsstelle „Leitlinien" der Deutschen Gesellschaft für Allgemeinmedizin und Familienmedizin seit 2006. Promotion zu hausärztlichen Krankheitskonzepten an der Universität Kassel. Lehrbeauftragte im Bereich qualitativer Methoden der empirischen Sozialforschung (Hochschule Fulda; Universität Düsseldorf und Rostock). Forschungserfahrungen und Publikationen in verschiedenen (qualitativen) Projekten u. a. zu hausärztlichen Krankheitskonzepten, Biographien von Hausärzten, Leitlinienimplementierung und qualitativer Methodik in der Allgemeinmedizin.

„Diese Tabletten schreibt mir immer meine Mutter auf". Wie können Ärzte verantwortlich mit Krankheitsfällen in ihrer eigenen Familie umgehen?

Achim Mortsiefer

Einleitung

Das Handeln des Arztes wird in vielfältiger Weise durch eigene familiale Konzepte von Gesundheit und Krankheit beeinflusst. Dies gilt nicht nur gegenüber seinen Patienten, sondern auch gegenüber seinen eigenen Familienangehörigen, wenn ein Krankheitsfall auftritt. Die Brisanz dieses im deutschsprachigen Raum bisher kaum beachteten Themas „Ärztlicher Umgang mit Krankheitsfällen in der eigenen Familie", soll einleitend an folgendem Beispiel verdeutlicht werden:

Ein 24-jähriger Mann, der im Ausland studiert und sich derzeit zu Hause auf das Examen vorbereitet, kommt in die Sprechstunde seines ihm seit Jahren bekannten Hausarztes mit der Bitte um Abklärung von seit einigen Wochen bestehender Müdigkeit und Schlafstörungen. In der Anamnese stellt sich heraus, dass der Patient seit 2 Jahren unregelmäßig das Medikament Methylphenidat (Ritalin®) einnimmt. Das habe ihm seine Mutter, eine niedergelassene Neurologin, verschrieben, da er sich vor Prüfungen schlecht konzentrieren könne. Der Patient berichtet, dass keine eingehende Diagnostik und keine verhaltenstherapeutische Therapie eines möglicherweise bestehenden Aufmerksamkeits-Defizit-Syndroms (ADS) erfolgt seien. Ein telefonischer Versuch des Hausarztes, einen fachärztlichen Bericht von der Kollegin zu erhalten, bleibt erfolglos: Aus der neurologischen Praxis verlautet, dass der Patient dort nicht in Behandlung sei und daher kein Bericht vorliege. Der Patient wird vom Hausarzt körperlich untersucht, zum Umgang mit Prüfungsstress beraten und erhält eine Überweisung zu einem Psychiater, um die Diagnose ADS zu überprüfen. Eine persönliche Kontaktaufnahme des Hausarztes mit seiner Mutter wird von dem Patienten abgelehnt. Der Patient kehrt kurz darauf an seinen Studienort zurück und es kommt zu keiner weiteren Konsultation.

Sorgfältige Anamnese, gezielte Diagnostik und leitliniengerechte Therapie: Sicherlich darf vermutet werden, dass sich die neurologische Kollegin in ihrer Arbeitsweise diesen Prinzipien verpflichtet sieht. Eine besondere Sorgfalt bei der Diagnostik und der Dokumentation ist auch deshalb zu fordern, weil für das Medikament Methylphenidat (Ritalin®) zum Zeitpunkt der Verschreibung ein „Off-label-use" vorlag. Die Verschreibung des Medikaments an den Sohn kann unter den beschriebenen Umständen als ein Handeln unter hohem Risiko bezeichnet werden, das – so ist zu vermuten – die Neurologin in ihrer sonstigen Routine kaum einzugehen bereit wäre. Warum aber passiert es vielen Ärzten, dass sie von ihren eigenen ärztlichen Prinzipien so eklatant abweichen, wenn ein Familienmitglied erkrankt?

Dieser Beitrag möchte das Thema „Krankheit in der Familie des Arztes" in den Blick nehmen und die in diesem speziellen Umfeld auftretenden Rollenkonflikte und ethischen Fragen diskutieren. Die Ergebnisse stützen sich auf eine Literaturrecherche sowie die Ergebnisse zweier Workshops zu diesem Thema mit Allgemeinärzten. Es werden Empfehlungen für den ärztlichen Umgang mit Krankheitsfällen in der eigenen Familie formuliert und zur Diskussion gestellt.

Berufsrechtlicher Rahmen

Für den deutschsprachigen Raum liegen zum Thema der Behandlung eigener Angehöriger keine Empfehlungen seitens der Ärztekammern oder Berufsverbände vor. In der (Muster-)Berufsordnung für die in Deutschland tätigen Ärztinnen und Ärzte von 2011 ist in §12, Absatz 2 lediglich genannt, dass es dem Arzt erlaubt ist, bei der Behandlung von Verwandten und Kollegen auf ein Honorar zu verzichten.[1] Die Versicherungsverträge vieler privater Krankenversicherungen enthalten Klauseln, die eine Erstattung von Honoraren dann ausschließen, wenn die Leistungen durch Ärzte erbracht werden, die zugleich Ehepartner oder Angehörige ersten Grades sind. Hintergrund sind offenbar Einzelfälle, in denen von Ärzten extrem hohe Rechnungen für die Behandlung eigener Angehöriger bei deren Versicherungen vorgelegt wurden.[2] Bei der Behandlung gesetzlich versicherter Patienten besteht ein genereller Ausschluss der Abrechenbarkeit ärztlicher Leistungen für die Behandlung eigener Familienangehöriger.[3]

Für die Verordnung und Verabreichung von Medikamenten an eigene Angehörige gibt es dagegen keine Einschränkungen. Dies gilt einschließlich der Ausstellung von Betäubungsmittelrezepten für Familienmitglieder des Arztes.

---

[1] Vgl. Bundesärztekammer 2011.
[2] Vgl. Schulenburg 2012.
[3] Vgl. KV Nordrhein 2011.

Ebenso gibt es in Deutschland keine berufsrechtlichen Regelungen, die die Ausführung jeglicher interventioneller und operativer Eingriffe jenseits der ersten Hilfe bei Angehörigen als Patienten einschränken.

International gibt es dagegen einige ethische und berufsständische Richtlinien zur Behandlung eigener Angehöriger.[4] So empfiehlt die American Medical Association (AMA) ihren Mitgliedern in ihrem *Code of Ethics* explizit, auf die persönliche medizinische Behandlung der eigenen Angehörigen zu verzichten: *„Physicians generally should not treat themselves or members of their immediate families. Professional objectivity may be compromised when an immediate family member or the physician is the patient".*[5]

Begründet wird dieses ethische – jedoch nicht rechtlich bindende – Gebot mit einem Rollenkonflikt, der zu einer fehlerhaften Behandlung führen kann. Die emotionale Bindung wird als hinderlich für eine gewissenhafte und leitliniengerechte ärztliche Praxis angesehen. Im Folgenden soll dieses Problem genauer beleuchtet werden.

Ergebnisse empirischer Studien

Aus dem angelsächsischen Raum liegen einige empirische Studien vor, die die Brisanz und Relevanz des Themas „Angehöriger als Patient" belegen. Befragungen von Klinikärzten haben ergeben, dass mehr als 80 % regelmäßig oder gelegentlich Rezepte für eigene Angehörige, die nicht ihre regulären Patienten sind, aufschreiben.[6] Im Gegensatz zur Behandlungspraxis im Krankenhaus werden die Assistenzärzte bei der Verordnung von Rezepten an „Nicht-Patienten" von ihren Oberärzten nicht supervidiert.[7] Da in Deutschland Klinikärzte in der Regel keine ambulant gültigen Rezepte ausstellen dürfen, ist hier eher zu beobachten, dass Ärzte ihren Angehörigen die entsprechenden Medikamente aus dem Klinikbestand ohne Rezept mitbringen.

Eine andere Studie ergab, dass 52 % der Hausärzte ständig oder meistens die medizinische Routineversorgung für ihre Familienmitglieder übernehmen.[8] Dabei ist ein deutliches Stadt-Land-Gefälle zu verzeichnen: Landärzte betreuen

---

[4] Vgl. Weltärztebund 2005.
[5] American Medical Association 1993.
[6] Vgl. La Puma et al. 1991, Aboff et al. 2002.
[7] Vgl. Aboff et al. 2002.
[8] Vgl. Sansone et al. 1995.

ihre Familien häufiger und umfangreicher selbst als Stadtärzte. Dabei mag die bessere Erreichbarkeit von Spezialisten (z. B. Kinderärzte, Gynäkologen, Chirurgen, Orthopäden) in der Stadt eine Rolle spielen. Die medizinische Behandlung der eigenen Kinder wird tendenziell häufiger übernommen und weniger problematisch gesehen als die Betreuung des Ehepartners oder der eigenen Eltern. Bei der Behandlung der eigenen Kinder neigen Ärzte tendenziell dazu, die Beschwerden und klinischen Symptome zu bagatellisieren, was zu einer Verzögerung der fachgerechten medizinischen Behandlung führen kann.[9]

Die Praxis der Ärzte hinsichtlich der Behandlung eigener Angehöriger ist unterschiedlich. Am häufigsten werden „einfache Behandlungsanlässe" wie grippale Infekte und Allergien im Familienkreis behandelt. Auch die Verordnung von Antibiotika geschieht nicht selten.[10] Die Bereitschaft der Ärzte zu eingehenden Behandlungen sowie diagnostischen und therapeutischen Eingriffen richtet sich neben der grundsätzlichen Bereitschaft auch nach dem jeweils praktizierten Fachgebiet.

Als häufigster Grund für die Versorgung von Angehörigen im privaten Rahmen wird von Ärzten angegeben, den Angehörigen einen „Gefallen" zu tun, um ihnen damit den Aufwand und die Unannehmlichkeit des Aufsuchens einer Praxis zu ersparen. Es wird dabei von Ärzten zwischen unkomplizierten vertretbaren „Bagatellfällen" (z. B. Atemwegsinfekte, Schmerzsyndrome, Atteste) und ernsten, nicht ohne weiteres vertretbaren Fällen (z. B. Thoraxschmerzen. Luftnot, operative Versorgung) unterschieden, die man lieber an die Klinik oder einen Fachspezialisten delegiert. Für die Bagatellfälle wird eine Abweichung von der Routine (z. B. Verzicht einer Lungenauskultation bei Husten oder einer orthopädischen Untersuchung bei Kreuzschmerzen) berichtet und als gerechtfertigt angesehen.[11]

Trotz der Tatsache, dass viele Ärzte ihre eigenen Angehörigen routinemäßig oder gelegentlich selbst therapieren, stellen die Anfragen und Ansprüche von Familienangehörigen für viele Ärzte einen erheblichen Stressfaktor dar. Dazu können gehören: Wunsch nach Abkürzung der normalen Behandlungspfade, zügigerer Behandlung, jederzeitige Erreichbarkeit des Arztes, Aufsuchen und Kontaktieren des Arztes in seinem privaten Umfeld.[12]

---

[9] Vgl. Best 2009.
[10] Vgl. Reagan et al. 1994.
[11] Vgl. Fromme et al. 2008.
[12] Vgl. Reagan et al. 1994.

Der ethische Konflikt

Selbst Ärzte, die kritisch gegenüber der Behandlung eigener Angehöriger eingestellt sind, können sich in der Realität den Wünschen ratsuchender Angehöriger kaum entziehen. Dabei geht es nicht selten über kleine Gefälligkeiten wie „Schau mir mal in den Hals" hinaus: Kinder und Ehepartner werden zwischen Tür und Angel fachfremd mitbehandelt, enge Freunde erhalten Rezepte oder Atteste ohne die notwendigen Untersuchungen, schwer kranke Angehörige werden unter hohem persönlichen Einsatz selbst therapiert. In einer Studie wird von einem Drittel aller befragten Ärzte berichtet, dass sie Fälle erlebt haben, in denen Kollegen in die Behandlung der eigenen Angehörigen „unangemessen involviert" waren.[13]

Die wichtigste Forderung angesichts des ethischen Konflikts zwischen Annahme und Ablehnung eines Behandlungsauftrags für den erkrankten Angehörigen besteht darin, diesen Konflikt zunächst überhaupt wahrzunehmen und zu kommunizieren. Dabei müssen die Argumente pro und kontra im Einzelfall abgewogen werden.

So lassen sich durchaus Argumente für ein Engagement in der medizinischen Versorgung eigener Angehörigen finden. Die Chance des Arztes, der gleichzeitig Familienmitglied ist, liegt darin, dass er den Patienten sehr gut kennt, frühzeitig Einfluss nehmen kann und über sein besonders hohes Engagement den Behandlungsnutzen für einige Patienten optimieren kann.[14]

Als Hauptargument dagegen wird die eigene emotionale Befangenheit angeführt, die einerseits in manchen Fällen zu einer durch Sorge getriggerten Dramatisierung mit anschließender Überdiagnostik oder Übertherapie führen kann, auf der anderen Seite aber auch zu einer Bagatellisierung der Beschwerden und klinischen Zeichen.[15] Der Rollenkonflikt zwischen professioneller und privater Person kann zum Abweichen von der Routine und damit zum medizinischen Risiko für den Patienten werden.[16]

Der ethische Konflikt wird offenbar von unterschiedlichen „Arzttypen" sehr unterschiedlich wahrgenommen. So wurde in einer amerikanischen Fachzeitschrift der Fall eines Thoraxchirurgen, der seinen Sohn operiert hat, sehr kon-

---

[13] Vgl. La Puma et al. 1991.

[14] Vgl. Fromme et al. 2008, Christman et al. 2011.

[15] Vgl. Best 2009, Schneck 1998.

[16] Vgl. American Medical Assiciation 1993, Chen et al. 2001.

trovers diskutiert.[17] Die Befürworter verwiesen auf die im gegebenen Fall vorliegende fachliche Eignung des Chirurgen sowie darauf, dass der Sohn mit dem Vorgehen im Sinne eines *informed consent* einverstanden war. Das chirurgische Procedere in und um den Operationssaal sei so stark von Routine geprägt, dass keine Einschränkungen in der Konzentrations- und Urteilsfähigkeit des Chirurgen zu erwarten sind. Ohnehin herrsche bei allen Patienten stets höchste Konzentration, weil der Chirurg in jedem Fall – ob der Patient mit ihm verwandt sei oder nicht – bestrebt sei, das Risiko eines fatalen Ausgangs zu minimieren. Diese professionelle Haltung schließe aber auch die Fähigkeit mit ein, unglückliche Therapieausgänge, die trotz guter technischer Arbeit vorkommen können, nicht persönlich zu nehmen. Die Kritiker bezweifeln dagegen, dass die besondere Bindung zum Patienten die Konzentrations- und Urteilsfähigkeit des behandelnden Arztes nicht beeinflussen. Sie stützen sich auf Ergebnisse von Befragungen, nach denen viele Ärzte die Behandlung von Angehörigen als stresshaft und konfliktbeladen ansehen.[18] Außerdem wird für den Fall des fatalen Ausgangs eine schwerwiegende Belastung für das Verhältnis beider Personen befürchtet.

Ähnliche gravierende ethische Konflikte werden auch in der Palliativmedizin wirksam. Von den Teilnehmern eines Workshops „Behandlung eigener Angehöriger in der Palliativversorgung" wurden folgende Gründe genannt, sich – oft entgegen eigener initialer Vorsätze – in der Versorgung schwerstkranker und sterbender Familienmitglieder medizinisch zu engagieren: 1) Mangelndes Zutrauen in die fachliche Qualität des behandelnden Arztes z. B. bei der Schmerztherapie; 2) Mangelnde Erreichbarkeit des behandelnden Arztes bzw. bessere eigene örtliche und zeitliche Präsenz; 3) Bessere eigene Kenntnis der individuellen Bedürfnisse und Reaktionsweisen des Erkrankten im Vergleich zu den Kenntnissen eines Arztes als „Nicht-Familienmitglied"; 4) Ausdrücklicher Wunsch des Patienten.

Trotz dieser oft verständlichen Gründe wurde von den Workshop-Teilnehmern das eigene ärztliche Engagement in der Familie als eine Lösung angesehen, die immer nur die „Zweitbeste" sein könne. Die Behandlung des eigenen Angehörigen durch einen kompetenten und kooperationsfähigen Kollegen wurde in den berichteten Fällen als emotional entlastend und hilfreich für die Qualität der interdisziplinären Palliativversorgung bezeichnet.

---

[17] Vgl. Oberheu et al. 2007.
[18] Vgl. Oberheu et al. 2007, Best 2009, Schneck 1998.

Der ethische Konflikt besteht also nicht nur darin, die Folgen zu bedenken, die das eigene ärztliche Engagement in der Familie nach sich zieht, sondern auch die Folgen zu kalkulieren, die aus einer Zurückhaltung resultiert (z. B. unzureichende Versorgung mit Schmerzmitteln, Enttäuschung der Angehörigen). Der Arzt als Angehöriger kann sich diesem Konflikt nicht entziehen und ist – wie er sich auch entscheidet – gezwungen, darüber in seiner Familie zu kommunizieren.

Aus medizinethischer Sicht ist vor allem die Art des Entscheidungsprozesses entscheidend dafür, ob eine ärztliche Handlung als verantwortlich gelten kann oder nicht. Schlecht vorbereitete und kommunizierte Entscheidungen führen im Falle des unglücklichen Ausgangs dazu, dass diese Entscheidungen im Nachhinein von den Beteiligten in Frage gestellt werden. Erst eine gute Kommunikation im Sinne einer gemeinsamen Entscheidungsfindung ermöglicht verantwortliches Handeln, deren Kriterium darin besteht, dass die getroffene Entscheidung selbst dann von den Beteiligten als richtig angesehen wird, wenn ein unglücklicher Folgezustand eingetreten ist.[19] Daher sollte bei einer eingreifenden oder längerfristigen Behandlung – oder auch bei der ausdrücklichen Nicht-Behandlung – eigener Angehöriger ein besonderes Augenmerk auf die Kommunikation zwischen allen Beteiligten gelegt werden und möglichst eine externe Beratung, z. B. durch einen ärztlichen Kollegen oder im Rahmen einer Supervision, in Anspruch genommen werden.

Vorschlag für einen Leitfaden für die Behandlung eigener Angehöriger

Ausgehend von den Ergebnissen der bisher vorliegenden empirischen Studien und in Anlehnung an die Empfehlungen einiger Autoren soll im Folgenden ein Vorschlag für einen Leitfaden zur Behandlung eigener Angehöriger formuliert und zur Diskussion gestellt werden.[20] Dabei geht es nicht primär darum, für jeden einzelnen Fall genaue Vorgaben zu machen oder allgemein verbindliche Verbote auszusprechen, sondern die Ärzte anzuhalten, ihre eigene Rolle, die emotionale Befangenheit, die Erwartungen der Angehörigen und die eigene fachliche Kompetenz zu hinterfragen, bevor sie sich in die Behandlung eige-

---

[19] Vgl. Mortsiefer 1998.
[20] Vgl. La Puma et al. 1991, Fromme et al. 2008, Schneck 1998, Chen et al. 2001.

ner Angehöriger begeben.[21] Ärzte sollen darin unterstützt werden, die Grenze zu erkennen und zu kommunizieren, welche – im Hinblick auf ihre fachliche Kompetenz und die im Einzelfall gegebene emotionale Befangenheit – zwischen Eingehen auf den Behandlungswunsch und Ablehnen der Behandlung zu ziehen ist.[22] Als allgemeine Empfehlung dabei gilt, dass es im Zweifelsfall besser ist, sich in seinem ärztlichen Engagement in der Familie zurückzuhalten und dem Erkrankten einen kompetenten Kollegen bzw. eine gute Klinik zu vermitteln.

Von Fromme et al. (2008) wurde eine Kategorisierung medizinischer Handlungen in drei Risikostufen vorgenommen, an denen sich Ärzte orientieren können. Niedriges Risiko: Bereitstellung medizinischer Informationen, Begleitung zu einem Arztbesuch/bei einer Visite; Mittleres Risiko: Empfehlung für nicht rezeptpflichtige Medikamente, Besprechung eines medizinischen Befundes (jedoch nur einmalig); Hohes Risiko: Alle diagnostischen und operativen Eingriffe jenseits der ersten Hilfe, Koordinierung der Behandlung, Verschreiben rezeptpflichtiger Medikamente.[23]

Der in Abbildung 1 vorgeschlagene Leitfaden ist als Input für eine zukünftige Diskussion innerhalb der Ärzteschaft und der medizinischen Fachgesellschaften zu diesem Thema zu verstehen. Weiterhin erwies sich der Leitfaden in einer Unterrichtseinheit mit Medizinstudierenden im 4. Studienjahr, die im Fach Allgemeinmedizin am Universitätsklinikum Düsseldorf pilotiert wurde, als gewinnbringend einsetzbar.

Zusammenfassung

Empirische Studien weisen darauf hin, dass Ärzte häufig in die Behandlung eigener Familienangehöriger involviert sind. Durch emotionale Befangenheit geraten sie nicht selten in Rollenkonflikte mit dem Risiko, den Angehörigen durch Abweichung von der professionellen Routine zu gefährden. Als allgemeine Empfehlung lässt sich ableiten, dass im Hinblick auf das eigene ärztliche Engagement im Familienkreis eine möglichst große Zurückhaltung angemessen ist. Es wird ein Leitfaden zur Diskussion gestellt, wie Ärzte ihren erkrankten Angehörigen, auch ohne ärztlich tätig zu werden, Gutes tun können und welche Fragen sie sich stellen sollten, falls sie dennoch erwägen, Angehörige selbst zu behandeln.

---

[21] Vgl. Chen et al. 2001.
[22] Vgl. Krall 2008.
[23] Vgl. Fromme et al. 2008.

Empfehlungen für Ärzte, deren Angehörige erkrankt sind:

1. Achten Sie aufmerksam und umsichtig auf die Gesundheit Ihrer Angehörigen. Dramatisieren Sie nicht, bagatellisieren Sie nicht!

2. Vergegenwärtigen Sie sich, dass Sie in erster Linie Angehöriger sind, der durch Sorge und Mitleid befangen ist. Emotionale Unterstützung und Begleitung sind das Wertvollste, was Sie Ihren Angehörigen geben können.

3. Üben Sie grundsätzlich Zurückhaltung in der medizinischen Behandlung von Angehörigen oder nahen Freunden. Erklären Sie Ihren Angehörigen die Gründe. Vermitteln Sie den Angehörigen im Krankheitsfall stattdessen einen guten ärztlichen Kollegen oder eine gute Klinik.

4. Bitte bedenken Sie folgende Punkte, falls Sie dennoch von Angehörigen um einen medizinischen „Gefallen" gebeten werden oder selbst das Bedürfnis verspüren, ärztlich tätig zu werden:

   • Wie groß ist Ihre eigene emotionale Befangenheit (Sorge, Scham, Angst)?

   • Sind Sie für die angefragte medizinische Handlung ausgebildet und trainiert?

   • Inwieweit weicht das angefragte Vorgehen von der üblichen Routine ab (z. B. Verordnung von Schmerzmitteln oder Antibiotika ohne fachgerechte Untersuchung)

   • Könnten Sie das erwünschte Behandlungsprocedere in der Zukunft auch dann als verantwortlich ansehen, wenn ein ungünstiger Krankheitsverlauf eintritt?

5. Geben Sie sich als Arzt zu erkennen, wenn Sie Angehörige zu einer ärztlichen Konsultation begleiten. Bitten Sie den behandelnden Arzt explizit, Sie in erster Linie als Angehörigen und erst in zweiter Linie als Kollegen zu betrachten.

6. Bitten Sie die behandelnden Ärzte, Ihrem Angehörigen und Ihnen alle Informationen zu geben, die er allen Patienten mit dieser Krankheit geben würde. Bitten Sie ihn explizit, der üblichen Routine zu folgen.

7. Lassen Sie Rezepte und Verordnungen für Ihre Angehörigen durch den behandelnden Arzt ausstellen. Unterstützen Sie den Angehörigen darin, die Therapieanweisungen des behandelnden Arztes gewissenhaft zu befolgen.

Abb. 1: Empfehlungen für Ärzte, deren Angehörige erkrankt sind.

Literaturverzeichnis

ABOFF, B. M. et al. (2002). „Residents' prescription writing for nonpatients", *Journal of the American Medical Association* (2002) Jul 17; 288 (3), 381–385.

AMERICAN MEDICAL ASSOCIATION (1993). „Opinion 8.19 – Self-Treatment or treatment of immediate family members", *AMA Code of Medical Ethics*. http://www.ama-assn.org/ama/pub/physician-resources/medical-ethics/code-medical-ethics/opinion819.page (21.04.2013).

BEST, J. A. (2009). „Is there a docter in the house?", *Journal of the American Medical Association* (2009) 301 (21), 2191–2192.

BUNDESÄRZTEKAMMER (2011). „(Muster-)Berufsordnung für die in Deutschland tätigen Ärztinnen und Ärzte", *Deutsches Ärzteblatt* (2011), 108 (38), A-1980 / B-684 / C-668.

CHEN, F. M. et al. (2001). „Role conflicts of physicians and their family members: rules but no rulebook", *Western Journal of Medicine* (2001) 175, 236–239.

CHRISTMAN, K. D. (2011). „AMA attacks physicians caring for their families", *Journal of American Physicians and Surgeons* (2011) 16 (3), 85–87.

FROMME, E. K. et al. (2008). „What do you do when your loved one is ill? The line between physician and family member", *Annals of Internal Medicine* (2008) Dec 2; 149 (11), 825–831.

KRALL, E. J. (2008). „Doctors who doctor self, family, and colleagues", *Western Journal of Medicine* (2008) 107 (6), 279–284.

KV NORDRHEIN (2011). „Vertrag über die Vergütung der vertragsärztlichen Leistungen im Jahr 2011 im Geltungsbereich Nordrhein gemäß §§ 87 ff", *Rheinisches Ärzteblatt* (2011) 4, 58–78.

LA PUMA, J. et al. (1991). „When physicians treat members of their own families. Practices in a community hospital", *New England Journal of Medicine* (1991) Oct 31; 325 (18), 1290–1294.

MORTSIEFER, A. (1998). *Der Arzt, sein Patient und das Risiko. Medizinethische Perspektiven.* Münster.

OBERHEU, K.; JONES, J. W. und SADE, R. M. (2007). „A surgeon operates on his son: wisdom or hubris?", *Annals of Thoracic Surgery* (2007) Sep; 84 (3), 723–728.

REAGAN, B.; REAGAN, P. und SINCLAIR, A. (1994). „'Common sense and a thick hide'. Physicians providing care to their own family members", *Archives of Family Medicine* (1994) Jul; 3 (7), 599–604.

SANSONE, R. A.; SANSONE, L. A. und WIEDERMAN, M. W. (1995). „Physician patterns in the provision of health care to their own employees", *Archives of Family Medicine* (1995) 4, 686–689.

SCHNECK, S. A. (1998). „„Doctoring' doctors and their families", *Journal of the American Medical Association* (1998) Dec 16; 280 (23), 2039–2042.

SCHULENBURG, D. (2012). *Persönliche Mitteilung vom 22.2.2012.* Ärztekammer Nordrhein.

WELTÄRZTEBUND/WORLD MEDICAL ASSOCIATION (WMA) (2005). *Handbuch der ärztlichen Ethik.* http://www.bundesaerztekammer.de/downloads/ WMA_aerztliche_Ethik.pdf (21.04.2013).

Hinweise zum Autor

Dr. med. Achim Mortsiefer ist niedergelassener Allgemeinarzt in Köln und wissenschaftlicher Mitarbeiter am Institut für Allgemeinmedizin der Heinrich-Heine-Universität Düsseldorf. Seine Arbeitsschwerpunkte sind: Arzt-Patienten-Kommunikation, Prävention in der Hausarztpraxis, Umgang mit Multimorbidität.

III.

Familie und Familiengesundheit

Lebens- und familiengeschichtliche Orientierung in der Hausarztmedizin: Genogramm und Biographie

Bruno Hildenbrand und Vera Kalitzkus

Übersicht

In diesem Beitrag werden wir zunächst die Grundlagen einer lebens- und familiengeschichtlichen Orientierung in der Hausarztmedizin darstellen. Dem folgt zur Veranschaulichung ein Fallbeispiel. Danach machen wir Vorschläge zur Praxis einer lebens- und familiengeschichtlichen Orientierung in der Hausarztmedizin, insbesondere zu Indikation, Durchführung und Ausbildung.

Grundlagen einer lebens- und familiengeschichtlichen Orientierung in der Hausarztmedizin

Ein Blick zurück: Die Bedeutung der Lebens- und Krankengeschichte bei Viktor von Weizsäcker

In einem Kapitel über die Krankengeschichte aus dem Jahr 1928 schildert Viktor von Weizsäcker (1987) den Fall eines Bauern, der zum Arzt geht, weil er wissen will, was „es" ist, das ihm im Leibe weh tut. Der erste Arzt, den er aufsucht, ist noch jung. Er findet nichts und teilt das dem Bauern mit. Der zweite Arzt ist älter und erfahrener. Er findet heraus, dass der Bauer um einen Acker prozessiert, und bringt den Schmerz damit in Verbindung. Der dritte Arzt ist ein Psychoanalytiker. Er bringt den Streit um den Acker mit der Vater-Sohn-Beziehung in Verbindung. Jedoch hat er keine Zeit für eine Analyse und schreibt ein Rezept. Der vierte Arzt ist ein charismatisch wirkender Homöopath. Als solcher wirkt er für eine gewisse Zeit Wunder, die jedoch nicht anhalten. Jahre später sucht der Bauer einen fünften Arzt auf. Es ist ein Chirurg, der den Patienten operiert, woraufhin dieser schmerzfrei, aber verbittert ist.

Interessant für unser Thema ist, worauf die von Weizsäcker aufgeführten Ärzte ihren Blick richten. Der zweite, ältere Arzt kennt die Lebenssituation des Patienten. Jedoch erfahren wir nicht, woher der Arzt dieses Wissen hat. Vielleicht ist er der Hausarzt, aber dann fragen wir uns, weshalb der Bauer ihn nicht als ersten aufgesucht hat. Der dritte Arzt bezieht sogar die Elterngeneration mit ein, was bei einem Psychoanalytiker nicht überrascht. Aber beide Ärzte können oder wollen das lebensgeschichtliche Wissen, das sie vom Patienten erworben haben, nicht zum Leitfaden der Behandlung machen.

Die Bedeutung lebens- und familiengeschichtlicher Informationen heute

Lieberz, Herrmann und Krumm[1] vom Zentralinstitut für seelische Gesundheit in Mannheim haben untersucht, welche Rolle lebensgeschichtliche Informationen in Anträgen auf tiefenanalytische und analytische Psychotherapien spielen. Gerade in diesem Bereich wäre zu erwarten, dass die familien- und lebensgeschichtliche Situation eine Rolle spielt, denn immerhin baut die psychoanalytische Lehre (theoretisch) darauf auf. Das Ergebnis ist allerdings ernüchternd: Die Großelterngeneration spielt in diesen Anträgen schon kaum eine Rolle mehr.

Thema	Items mit unbekannter Datenlage (in %)	
	Tiefenpsychologie	Psychoanalyse
Eltern	22,6	23,0
Geschwister	5,2	3,4
Großeltern	89,1	84,3
Familienatmosphäre	16,8	16,7
Andere Bezugspersonen	3,5	3,1

Tab. 1: Die Biographie in Anträgen zu tiefenanalytischen und analytischen Psychotherapien (Lieberz, Herrmann, Krumm 2011, S. 193)

Wenn nicht einmal in psychotherapeutischen Richtlinienverfahren mit ihrem Fokus auf dem Erzählen und auf vielen Behandlungssitzungen, in denen Geschichten erzählt werden können, die biographische Orientierung eine große Rolle spielt, wie soll man dann eine solche Orientierung in der Allgemeinmedizin erwarten können, in der für den einzelnen Patienten[2] in der Sprechstunde lediglich eine im Durchschnitt einstellige Minutenanzahl zur Verfügung steht?

Bevor wir zu diesen auf die ärztliche Praxis verweisenden Fragen kommen, geben wir der von uns unterstellten Notwendigkeit, in die hausärztliche Diag-

---

[1] Vgl. Lieberz, Hermann, Krumm 2011.

[2] Wo im Folgenden die eine Geschlechtsbezeichnung genannt wird, ist die andere mitzudenken.

nostik und Therapie lebens- und familiengeschichtliche Informationen einzubeziehen, eine theoretische Grundlage.

Welche Bedeutung hat die lebensgeschichtliche Orientierung in der Familienmedizin? Eine anthropologische Begründung

Lieberz, Herrmann und Krumm[3] weisen darauf hin, dass die diagnostischen Manuale des ICD 10 und des DSM IV R deskriptive Informationen mit strukturellen Zusammenhängen verknüpfen. In diesen Klassifikationssystemen werde jedoch die Biographie, die die erhobenen Befunde zusammenführt und dem Geschehen damit einen Sinn gibt, vernachlässigt. Mit diesem Argument bewegen sich die Autoren auf der Linie einer medizinischen Anthropologie, für die erst die individuelle Lebens- und Krankengeschichte aus dem Patienten ein Subjekt macht. Zum Subjekt wird jemand, indem er sich in die Zukunft hinein entwirft und entsprechende Wahlen trifft. Die nachträgliche Aneignung dieser Wahlen in Form von Geschichten, die dazu erzählt werden, bildet dann die Biographie. Wie diese Biographie ausfällt, ist nicht zwingend erwartbar, denn, wie ein russisches Sprichwort sagt: Nichts ist schwieriger vorherzusagen als die Vergangenheit. Das hängt damit zusammen, dass die jeweilige, für unverwechselbar gehaltene Biographie aus einer jeweils anderen zeitlichen Perspektive und in einem jeweils wechselnden sozialen Bezugsrahmen erzählt wird.

„Das menschliche Leben ist Geschichte; es führt durch Entscheidungen jeweils in eine Zukunft, in der der Mensch sich selbst wählt."[4] Entwurfshandeln ist Entwerfen in eine offene, das heißt nicht durch Gesetzmäßigkeiten festgelegte Zukunft hinein. Aus der Vergangenheit können keine kausalen Linien in Gegenwart und Zukunft gezogen werden. Die Vergangenheit bildet allenfalls einen Rahmen, der mögliche Entwicklungen offen lässt und der auch überschritten werden kann. Neben den abgelagerten (sedimentierten) individuellen Entscheidungen stellen über Generationen entstandene Familienmuster[5] einen solchen Rahmen, aber auch die Generationenlagerung[6] dar. Mit der Generationenlagerung ist die Frage verbunden, in welche zeitgeschichtlichen Verhältnisse jemand hineingeboren wird.

---

[3] Vgl. Lieberz, Hermann, Krumm 2011.
[4] Bultmann 2002, 285.
[5] Vgl. Reiss 1981; Welter-Enderlin, Hildenbrand 2006.
[6] Vgl. Mannheim 1928/1978.

Aus Möglichkeiten auszuwählen gewinnt insbesondere in Situationen der Krise eine Bedeutung. „[…] das wesentlichste der Krise (ist) nicht nur der Übergang von einer Ordnung zu einer anderen, sondern die Preisgabe der Kontinuität oder Identität des Subjektes."[7] Ist das Subjekt erst einmal preisgegeben, öffnet sich der Horizont der Möglichkeiten: „Denn das in der Krise befindliche Wesen ist aktuell nichts und potentiell alles."[8] Karl Jaspers betont in diesem Zusammenhang den vorreflexiven und vorrationalen Charakter solcher Entscheidungsprozesse:

> Auf Grenzsituationen reagieren wir daher sinnvoll nicht durch Plan und Berechnung, um sie zu überwinden, sondern durch eine ganz andere Aktivität, das Werden in der uns möglichen Existenz; wir werden wir selbst, indem wir in die Grenzsituationen offenen Auges eintreten.[9]

Wenn dann diese Möglichkeiten einmal realisiert sein werden, artikuliert sich die „Futur-II-Perspektive" auf die Krise, z. B. auf die Krankheit: Sie, die Krankheit, wird zu etwas gut gewesen sein.

Viktor von Weizsäcker wie auch Wolfgang Blankenburg spielen damit darauf an, dass Krisen kumulative Lerneffekte mit sich bringen (können). Wer eine Krise bewältigt hat, kann aus dieser Erfahrung für die Bewältigung künftiger Krisen lernen. Die Resilienzforscherin Emmy Werner hat aus dieser Überlegung heraus ihr „Wendeltreppenmodell"[10] entwickelt. Dieses Bild ist jedoch missverständlich, weil Wendeltreppen entweder linear nach oben oder nach unten begangen werden können, während das menschliche Leben komplexere Entwicklungsrichtungen einschlagen kann.

Wenn es um die Frage geht, was aus der Bewältigung einer Krise, z. B. einer Krankheit, zu lernen ist, mahnt von Weizsäcker: „Der ‚Sinn der Krankheit' ist nur vom Kranken aus realisierbar, vom Arzt aus darf er nicht gefordert werden. Dem Kranken darf dieser Sinn *nur* ein Heil, dem Arzte *nur* eine Not sein".[11] Völlig ausgeschlossen ist, dass ein Außenstehender (mit oder ohne erhobenem Zeigefinger) den Patienten auffordert, aus seiner Krankheit dieses oder jenes zu lernen.

Aus einer anderen Perspektive als die zitierten anthropologisch orientierten Mediziner haben die Pflegewissenschaftlerin Juliet Corbin und der Soziologe

---

[7] Von Weizsäcker 1973, S. 251.
[8] Von Weizsäcker 1973, S. 269.
[9] Jaspers 1973, S. 204.
[10] Werner 2006.
[11] V. Weizsäcker 1987, S. 66.

Anselm L. Strauss den Zusammenhang von Lebens- und Krankengeschichte beleuchtet.[12] Ihnen geht es um die *Arbeit*, die mit der Bewältigung einer (chronischen) Erkrankung einhergeht. Zur medizinischen Krankheitsbewältigung und der ihr eigenen Rationalität treten zwei gleichermaßen bedeutsame Aufgaben samt ihren spezifischen Rationalitäten: die Reorganisation des Alltags einerseits und die der Biographie und der mit ihr verbundenen Selbstkonzeption andererseits.[13] Zunächst zur Reorganisation des Alltags: Bei Krankheit sind als vertraut erlebte Fähigkeiten nicht mehr vorhanden oder aber eingeschränkt, und sie können möglicherweise nicht mehr zurückgewonnen werden. Das für selbstverständlich gehaltene Gefühl des „Und-so-weiter" sowie des „Ich-kann-immer-wieder"[14] (nach Edmund Husserl) ist nachhaltig gestört. Corbin und Strauss verweisen auf ein ganz einfaches Fallbeispiel im Zusammenhang mit der sehr lesenswerten Fallgeschichte zu Clara und Paul.[15] Clara ist Krankenschwester, Paul ein Gymnasiallehrer, der an einer Nierenkrankheit leidet, an der er schließlich stirbt. Paul war ein leidenschaftlicher Autofahrer, der jedoch aufgrund seiner hypoglykämischen Reaktionen auf langen Autofahrten das Steuer an seine Frau abgeben musste. Dies hatte – was einem Außenstehenden als vergleichsweise geringfügiges Problem erscheinen mag, sich aus Sicht der Betroffenen aber ganz anders darstellt – Konsequenzen für die Selbstkonzeption des Patienten und für die Paarbeziehung insgesamt und machte neue Verhaltens- und Orientierungsmuster und damit verbunden neue Lebensentwürfe erforderlich. Deren Entwicklung wird wiederum von den in der Vergangenheit entwickelten biographischen Mustern, auch denen der Krisenbewältigung, gerahmt.

Die drei Hauptarbeitslinien Krankheit, Alltag und Biographie addieren sich nicht, sondern stehen in einem widersprüchlichen Verhältnis zueinander, was sich zudem je nach Fall anders darstellt. Was aus medizinischer Sicht geboten scheint, steht möglicherweise quer zum biographischen Selbstverständnis oder kann mit der Alltagsroutine einer Patientin und ihrer Familie nicht in Einklang gebracht werden. Aushandlungsprozesse zwischen den Beteiligten (Arzt, Patient, Angehörige) sind erforderlich, in denen *alle* drei Hauptarbeitslinien zur Disposition stehen. Um dies aber ärztlicherseits angemessen in Gang bringen zu können, reicht medizinisches Wissen nicht aus. Wissen um die Alltagsroutine

---

[12] Vgl. Corbin, Strauss 2004.
[13] Vgl. Corbin, Strauss 2004, S. 69–72.
[14] Nach Endmund Husserl, vgl. Schütz, Luckmann 1975, S. 29.
[15] Vgl. Corbin, Strauss 2004, S. 120–129.

des Patienten in seiner Familie und um seine Selbstkonzeption, die wiederum in einem familien- und lebensgeschichtlichen Verweisungszusammenhang stehen, sind ebenso wichtig.

Genogramme und Geschichten: Erlebte und gelebte Lebensgeschichte

Zurück zu den Grundannahmen. Wie aber nähert sich der Arzt einer individuellen Lebens- und Familiengeschichte auf eine methodische und nicht auf eine nur anekdotische Weise (wobei Anekdoten nicht abgewertet werden sollen, sie bringen oft brennglasartig die Lebenslage eines Patienten zum Vorschein)? Dass die Familienanamnese zur Diagnostik dazugehört, ist bekannt. Dass sie auf die Frage erblicher Belastung reduziert wird, ist ein jüngeres Phänomen. Eine umfassende lebens- und familiengeschichtliche Anamnese richtet sich auf die Frage nach gesundheitsbezogenen Krisen und ihrer Bewältigung. Diese Bewältigung bezieht sowohl die in diesem Zusammenhang entwickelten Alltagsroutinen als auch die Interpretation der Krisenbewältigung in die Selbst- und Weltkonzepte von Einzelnen, Paaren und Familien ein.

Wo nicht selbstverständlich Familien- und Lebenslaufdaten sowie die Geschichten, die dazu erzählt werden, zur Anamnese dazugehören, hilft die Erinnerung an die erwähnten anthropologischen Grundlagen, denen zufolge:

- Menschen sich in ihre Zukunft hinein *entwerfen,*
- wobei sie sich im Rahmen gegebener, familien- und zeitgeschichtlich sowie soziallagenspezifisch vorhandener *Möglichkeiten* orientieren;
- dass sie dem Entwurf gemäß *handeln*
- und sie dabei *objektive Spuren* in ihrer sozialen Wirklichkeit hinterlassen, die ihre weiteren Entwürfe rahmen;
- dass dieses Entwurfshandeln nicht isoliert, sondern *im Rahmen eines strukturierten Familienzusammenhangs* und diesen gleichzeitig *übersteigend* stattfindet;
- dass diese Entscheidungen im Nachhinein in eine *sinnhafte Abfolge* gebracht werden, was typischerweise in Form des *Geschichtenerzählens*[16] geschieht.

Diese Grundannahmen können im therapeutischen Handeln methodisch in Form einer *Genogrammanalyse* umgesetzt werden.[17] Deren Ziel ist es, stattgefundene Entscheidungsprozesse von Einzelnen und ihren Familien sowie die

---

[16] Vgl. Schapp 1976.
[17] Für Details vgl. Hildenbrand 2011.

Spuren, die sie in der sozialen Wirklichkeit hinterlassen haben, zu rekonstruieren. Dabei bedienen wir uns eines Tricks: Wir trennen systematisch „objektive" Daten von Erzählungen und sonstigen Deutungen der individuellen und der Familiengeschichte[18] und ordnen die „objektiven" Daten als Genogramm an. Ein solches Genogramm, die Zusammenstellung „objektiver" Daten in Form eines Stammbaums, enthält Geburts-, Sterbe-, Verheiratungs- und Scheidungsdaten, Berufe, Wohnorte, und mehr nicht. Diese „objektiven" Daten sind fallweise zu ergänzen durch „objektive" Informationen über kritische Lebensereignisse wie Unfälle, Krankheiten etc. Jedoch ist beispielsweise die Information „er soll getrunken haben" kein „objektives" Datum, im Unterschied zu einer Berentung aufgrund eines chronischen Alkoholismus.

Hilfsmittel bei der Genogrammarbeit. Eine Genogrammrekonstruktion erfordert umfangreiches historisches und sozialstrukturelles Wissen. Gut informierte Bürgerinnen, die sich in ihrem Arbeitsort und in den Lebenswelten ihrer Patienten auskennen, verfügen über dieses Wissen. Wenn Genogramme in einer Gruppe rekonstruiert werden, erweitert sich automatisch der Wissensfundus. Auch die Patientinnen können Informationen liefern. Außerdem gibt es Hilfsmittel. Wir ziehen Landkarten heran, und wir bedienen uns ausgiebig der Informationsangebote, die das Internet bereithält, z.B. *Wikipedia.* Diese Angebote behandeln wir allerdings, wie alle anderen Informationen auch, quellenkritisch. Wir scheuen auch nicht davor zurück, die im Genogramm erwähnten Ort- und Landschaften via *Google Earth* zu besichtigen und die Verteilung von Familiennamen im sozialen Raum über das Internetportal *verwandt.de* zu erschließen (vgl. dort in der unteren Leiste: *Karte zum Namen,* die Angaben zu Deutschland, Österreich und der Schweiz auf der Basis von Telefonanschlüssen enthält). Ergiebig sind auch Internetportale, die Informationen über gebräuchliche Vornamen, deren Bedeutung und deren Häufigkeit im Zeitablauf enthalten, wie z.B. *beliebte-vornamen.de.*

Genogrammdaten erheben wir, vom erwachsenen Patienten aus gerechnet, über drei Generationen hinweg, sodass seine Großelterngeneration einbezogen ist. (Bei Kindern erfassen wir vier Generationen.) Damit können wir sicherstellen, dass Informationen über die Art und Weise, wie die biographischen Entscheidungen der Eltern gerahmt sind (nämlich durch das Erziehungshandeln der Großeltern und seine „objektiven" Zeugnisse), vorhanden sind.

---

[18] Vgl. Rosenthal 1995.

Sequenzanalyse. Wenn diese Daten zusammengestellt sind, rekonstruieren wir sie Sequenz für Sequenz, und zwar kontextfrei. Das heißt, dass wir jedes einzelne Datum auf die damals „objektiv" gegebenen Handlungsmöglichkeiten befragen, ohne gleich nachzusehen, wie der Patient bzw. die Familie *tatsächlich* gehandelt haben. Erst, *nachdem* wir die „objektiven" Möglichkeiten rekonstruiert haben, um die Frage zu stellen, wie der Fall gehandelt und entschieden haben *könnte*, konfrontieren wir uns mit der tatsächlichen Entscheidung. Von hier aus befassen wir uns mit den nunmehr eingetretenen Möglichkeiten etc., und das bis in die Gegenwart. Aus dem jeweiligen Abstand zwischen erwarteten und realisierten Möglichkeiten können wir Schritt für Schritt die *Fallspezifik* der Familie und des Patienten erschließen, und relativ rasch ergibt sich ein *typisches Muster* dieses Patienten und seiner Familie darüber, wie sie Krisen im Alltag bewältigen. Dieses Muster wiederum stellt keine Tatsachenaussage dar, sondern ist eine Vermutung, anders formuliert: eine *Hypothese*. Diese Unterscheidung ist wichtig, denn Tatsachenaussagen würden den Fall in die Zukunft hinein festlegen, während Vermutungen bzw. Hypothesen immer unter dem Vorzeichen möglicher Änderungen in der Zukunft stehen und sich daran zu bewähren haben.

Bevor wir die Praxis von Genogramm- und Biographiearbeit in der Hausarztmedizin ausführlicher darstellen, bringen wir zum besseren Verständnis ein Fallbeispiel.

Ein Fallbeispiel: Diabetes und Landwirtschaft

Dieses Fallbeispiel stammt aus dem Forschungsprojekt „Salutogenetische Orientierungen in der Hausarztmedizin", in welchem im Rahmen von Qualitätszirkeln mit praktischen Ärzten u. a. der Nutzen einer biographischen Perspektive bei der Behandlung akuter und chronischer Krankheiten erprobt wurde.[19] Vera Kalitzkus war in diesem Projekt Mitarbeiterin, Bruno Hildenbrand wurde als Methodenberater hinzugezogen.

Nun zum Beispiel: Ausgangspunkt ist die Äußerung eines Hausarztes im Qualitätszirkel, die dahin geht, dass er dem Verhalten eines seiner Patienten fassungslos gegenübersteht, der an schwerem Diabetes leidet und es dennoch fertig bringt, mitten im Arztgespräch aufzustehen, um nach Hause zu gehen und die Schweine zu füttern. Die Fassungslosigkeit wird dadurch gesteigert, dass dieser

---

[19] Vgl. Bahrs, Matthiessen 2007.

Arzt aus einem Kulturkreis stammt, in welchem der Verzehr von Fleisch nicht geläufig ist. Im Genogramm dieses Patienten ist zu lesen:

> Der spätere Hoferbe kam 1941 in X-Dorf, Hessen (Daten anonymisiert), mit einem Klumpfuß zur Welt und wird im Vorschulalter mehrfach erfolglos operiert, was jeweils einen mehrwöchigen Klinikaufenthalt erforderlich machte.

Alle in diesem Satz enthaltenen Informationen lassen sich als „objektive" Daten behandeln, und nur aus diesem einen Satz kann ein komplexer Sinnzusammenhang erschlossen werden. Daran lässt sich im Übrigen zeigen, dass es nicht viele biographische Daten braucht, um lebens- und familiengeschichtliche Sinnzusammenhänge zu erkennen.

Es zeigen sich die Handlungsspielräume eines Landwirts, der in einer Zeit, als die Mechanisierung der Landwirtschaft noch nicht weit fortgeschritten war, durch einen Klumpfuß behindert seiner Tätigkeit nachgehen musste. Wir erkunden mögliche Alternativen: Hätte ein anderer Sohn zum Hoferben ernannt werden können, hätte der Hof verpachtet oder verkauft werden können, falls Alternativen nicht zur Verfügung standen, usw.? Im vorliegenden Fall zeigt es sich, dass diese Familie beide Möglichkeiten nicht in Betracht zieht. Stattdessen lässt sie sich praktische Hilfen im Alltag einfallen, um den designierten Hofnachfolger in die Lage zu versetzen, seinen Familienauftrag zu übernehmen. Dazu gehört die Beschaffung eines speziellen, mit Pferden zu bespannenden Wagens, mit dessen Hilfe der Landwirt seiner Arbeit nachgehen kann.

Fazit dieser Überlegungen ist die hypothetische Beschreibung eines Lebens, das als Leben eines „Durchbeißers" zu charakterisieren ist, der emotionale Ansprüche missachtet und widrige Umstände ignoriert. Damit entspricht der Hofnachfolger dem Familienauftrag. Dieser „Durchbeißer" pflegt entsprechenden Umgang mit seinem Diabetes: Wer als Landwirt seinen Klumpfuß ignorieren kann, für den stellen auch die Symptome eines Diabetes keine ernsthaften Hindernisse dar, die der Bewältigung der Alltagsroutine auf dem Hof und seinem Selbstverständnis als Landwirt entgegenstehen. Was das langfristig für seine Gesundheit bedeutet, spielt für ihn keine Rolle – nicht anders hat er es von Kind an gelernt.

Ist eine solche Hypothese auf der Grundlage der Genogrammdaten erst einmal entwickelt, kann sie mit lebensgeschichtlichen Erzählungen des Patienten konfrontiert werden. Auf der Grundlage beider Perspektiven und damit fallspezifisch alltagspraktisch und biographisch *geerdet,* können dann krankheitsbezogen die aktuellen Bewältigungsmuster des Patienten und seiner Familie und mögliche Alternativen dazu besprochen werden.

Im konkreten Fall konnte im Anschluss an den Qualitätszirkel der Hausarzt anders als vorher mit seinem Patienten ein Vorgehen besprechen, das darauf abzielte, Krankheit (Diabetes), Alltag (eines Landwirts) und Biographie (eines Menschen, der trotz widriger Umstände eine ihm von der Familie übertragene Pflicht geschultert hat, ohne auf seine bestehenden Einschränkungen zu achten) in einen Zusammenhang zu bringen und daraus für die künftige Krankheitsbewältigung die nötigen Schlüsse zu ziehen.

Die Praxis von Genogramm- und Biographiearbeit in der Hausarztmedizin

Hindernisse für die lebens- und familiengeschichtliche Orientierung in der Hausarztmedizin

Viktor von Weizsäcker präsentiert in seinem Beispiel des Bauern, dem es im Leibe weh tut, zwei Ärzte, die wie selbstverständlich lebens- und familienbiographische Informationen in ihre Diagnostik einfließen lassen. Heute jedoch wird fraglos davon ausgegangen, dass für derlei Kontextualisierungen präsentierter somatischer Probleme keine Zeit mehr bestehe und allenfalls eine Überweisung in die dafür vorgesehene Fachdisziplin, die Psychosomatik, anstehe. Ferdinand M. Gerlach (im vorliegenden Band) weist darüber hinaus auf gesellschaftsspezifische und organisatorische Rahmenbedingungen ärztlichen Handelns in der Hausarztmedizin hin, die eine lebensgeschichtliche Orientierung problematisch machen, ohne dass die Notwendigkeit eines biographischen Herangehens dadurch entfällt. Folgende Punkte halten wir für besonders wichtig:

- „Mit den Patienten alt werden" ist nicht mehr das Thema der Familienmedizin der Zukunft; stattdessen geht es um Flexibilität und Mobilität, die bei Patienten wie bei Ärzten gleichermaßen vorhanden ist.
- Dazu kommen Migrantenfamilien, für die u. U. (je nach politischen Gegebenheiten in ihrem Herkunftsland) die Frage nach ihrer Familiengeschichte eine Zumutung oder gar eine Bedrohung darstellt.
- Wer sich als Hausarzt mit der Lebens- und Familiengeschichte einer Patientenfamilie vertraut macht, verspricht damit eine Kontinuität dieser

Vertrautheit in die Zukunft, die angesichts offener (berufs)biographischer Verläufe leicht enttäuscht werden kann.

- Dazu kommt das Zeitproblem (9,1-Minuten-Medizin bei durchschnittlich 250 Patienten pro Woche in Deutschland im Unterschied zu Schweden: 28-Minuten-Medizin bei durchschnittlich 50 Patienten pro Woche).

- Schließlich aber erhöhen sich mit steigender Lebenserwartung die Risiken chronischer Erkrankungen, wie dies weiter vorne im Zusammenhang mit der Arbeit von Juliet Corbin und Anselm L. Strauss bereits angesprochen wurde. Dies macht die Notwendigkeit einer Verknüpfung der Hauptarbeitslinien Krankheit, Alltag, Biographie immer dringlicher.

Gerlach weist allerdings auch auf die Lösung dieser Probleme in *Primärversorgungspraxen* hin. Die Struktur dieser im Modellversuch erprobten Praxen kommt einer lebens- und familiengeschichtlichen Orientierung in der Hausarztmedizin entgegen. In einer Primärversorgungspraxis ist das patientenbezogene Wissen nicht mehr an eine Einzelperson (den Arzt) gebunden, sondern an ein multiprofessionelles Team. Aus der stationären psychiatrischen Versorgung wissen wir, dass die Dauer der Teamzugehörigkeit auch abhängig ist von der Berufsgruppenzugehörigkeit. Träger des langfristigen Patientenwissens sind Pflegepersonal und Sozialarbeiter, da diese beiden Berufsgruppen länger an einem Arbeitsplatz verweilen als Ärzte. Ein weiterer Vorteil der Primärversorgungspraxis besteht im Einschreibemodell mit seinem Vorzug eines festen Patientenstamms. Diese Kontinuitäten fördern die lebens- und krankengeschichtliche Orientierung in der hausärztlichen Diagnostik und Therapie.

Indikation, Durchführung und Ausbildung bezogen auf Genogramm- und Biographiearbeit

Indikation

Wann und wofür eignet sich eine vertiefte biographische Analyse? Sie eignet sich

- bei akuter Krisenbewältigung,
- beim Auftreten unspezifischer Symptome, die nicht zu einer eindeutigen Diagnose führen,
- wenn Prozesse stagnieren,
- chronische Krankheiten zu bewältigen sind
- und Probleme in der Arzt-Patient-Beziehung auftreten.

Durchführung

Wann werden Genogrammdaten erhoben? Wenn die Erhebung von Genogrammdaten nur als Teil der Anamnese begriffen wird, dann wird übersehen, dass die Genogrammarbeit, wie jede Anamnese, bereits Teil des therapeutischen Prozesses ist. Jede Frage nach der Vorgeschichte führt den Patienten dazu, darüber nachzudenken, welche Idee der Doktor mit dieser Frage verbindet. Daher kann man auch die Genogrammarbeit über einen längeren Zeitraum einer therapeutischen Beziehung ausdehnen und immer nur so viel an Informationen zum Genogramm behandeln, wie es erforderlich ist, um das aktuelle Geschehen zu verstehen. Dabei ist es erfahrenen Therapeuten durchaus möglich, die Patienten in das sequenzanalytische Vorgehen (also in die Fragen danach, wie die Akteure in der gegebenen Situation anders hätten handeln *können*) einzubeziehen – vorausgesetzt, ein solches Vorgehen ist zumutbar. In akuten Krisensituationen ist es dies manchmal nicht.

Ein spezieller Fall ist die Besprechung lebens- und familiengeschichtlicher Informationen im Rahmen eines *Bilanzierungsdialogs*[20], der vor allem, aber nicht nur bei der Behandlung chronischer Krankheiten sinnvoll ist. Ein Bilanzierungsdialog ist eine „explizite und gemeinschaftliche Reflexion der Langzeitversorgung durch Patient und Arzt".[21] Er dient dazu, die bisherige Behandlung zu evaluieren, den Behandlungsauftrag zu klären und – für unser Thema besonders wichtig –

> ein tieferes Verständnis für den lebensweltlichen Kontext zu erlangen, […], die Bedeutung der Krankheit(en) für den Patienten nachvollziehbar werden zu lassen und eine individuelle Gesamtdiagnose zu ermöglichen […] und ein Gesamtbild von Risiken und Ressourcen zu entwickeln.[22]

Wie werden Genogrammdaten erhoben? Wir unterscheiden zwischen einem spontan erinnerten und einem recherchierten Genogramm. Zwischen beiden tun sich in der Regel Lücken auf, die auf verborgene Themen in Familie und Verwandtschaft hinweisen, beispielsweise auf unklare Vaterschaft o. Ä. Die Patienten erhalten in solchen Fällen den Auftrag, diese Lücken zu schließen, indem sie sich die erforderlichen Informationen beschaffen. Dieses Vorgehen kann therapeutische Prozesse in unerwarteter Weise freisetzen. Die so erhaltenen In-

---

[20] Vgl. Bahrs 2011, S. 107.
[21] Bahrs 2011, S. 107.
[22] Bahrs 2011, S. 107.

formationen werden entweder von Hand aufgezeichnet oder mit Hilfe eines geeigneten Programms (vielfach als *freeware* im Internet erhältlich) am Computer erstellt und der Krankenakte beigefügt.

Wie werden Genogrammdaten analysiert? Erfahrene Therapeuten analysieren Genogrammdaten habituell, während sie diese Daten erheben, formulieren Hypothesen und stellen entsprechende Fragen. Diese Kunst muss allerdings allmählich entwickelt werden, beginnend mit der Ausbildung.

Ausbildung

Wie bei jeder Aneignung komplexer Verfahren üblich, werden Genogramme in Ausbildungssituationen unter Entlastung von Zeit- und Handlungsdruck analysiert. Vor allem sind Supervisionen dafür der geeignete Ort. Später können Intervisionsgruppen bzw. Qualitätszirkel dazu dienen, die Kunst des Entdeckens von Lebens- und Familienthemen in Genogrammen laufend zu üben. Wir raten davon ab, bei der Rekonstruktion von Genogrammen Abkürzungsstrategien zu verwenden, von der sequenziellen Vorgehensweise abzuweichen und Muster in Genogramme hineinzulesen, anstatt sie aus ihnen herauszuholen.

Patienten, die auf eine Ärztin oder gleich auf ein ganzes Team in einer Primärversorgungspraxis treffen, für die die Verschränkung von Krankheit, Alltag und Biographie selbstverständlich ist, haben eine gute Chance, dass ihnen das Schicksal des durch diesen Text geisternden Bauern, dem es „im Leibe weh tut", erspart bleibt.

Literaturverzeichnis

BAHRS, O. (2011). „Fallverstehen in der hausärztlichen Langzeitversorgung", *Familiendynamik* (2011) 36 (2), 102–111.

BAHRS, O. und MATTHIESSEN, P. F. (Hrsg.) (2007). *Gesundheitsfördernde Praxen. Die Chancen einer salutogenetischen Orientierung in der hausärztlichen Praxis.* Bern u. a.

BLANKENBURG, W. (2007). „Futur-II-Perspektive in ihrer Bedeutung für die Erschließung der Lebensgeschichte des Patienten", in: HEINZE, M. (Hrsg.). *Psychopathologie des Unscheinbaren. Ausgewählte Aufsätze.* Berlin, 235–251.

BULTMANN, R. (2002). „Zum Problem der Entmythologisierung (1963)", in: LINDEMANN, A. (Hrsg.). *Neues Testament und christliche Existenz. Theologische Aufsätze.* Tübingen, 284–293.

CORBIN, J. und STRAUSS, A. L. (2004). *Weiterleben lernen. Verlauf und Bewälti-gung chronischer Krankheit.* Bern u. a.

GERLACH, F. M. (2013). „Die Rolle der Primärversorgungspraxis in der Famili-enmedizin der Zukunft", in: KALITZKUS, V. und WILM, S. (Hrsg.). *Familien-medizin in der hausärztlichen Versorgung der Zukunft.* Düsseldorf, S. 27–39.

HILDENBRAND, B. (2011). *Einführung in die Genogrammarbeit.* 3. Aufl. Heidelberg.

JASPERS, K. (1932). *Existenzerhellung* (Philosophie, 2. Band). Berlin.

KOCH, K. et al. (2011). „Das deutsche Gesundheitswesen im internationalen Vergleich. Die Perspektive der Hausärzte", *Deutsches Ärzteblatt* (2011) 108 (15), 255–261.

LIEBERZ, K.; HERRMANN, A. und KRUMM, B. (2011). „Biografie – nur noch für Dichter?", in: LIEBERZ, K.; FRANZ, M. und SCHEPANK, H. (Hrsg.). *Seelische Gesundheit im Langzeitverlauf – Die Mannheimer Kohortenstudie.* Berlin, Heidelberg, 185–195.

MANNHEIM, K. (1928/1978). „Das Problem der Generationen", in: KOHLI, M. (1978). *Soziologie des Lebenslaufs.* Darmstadt und Neuwied, 38–53.

REISS, D. (1981). *The family's construction of reality.* Cambridge u. a.

ROSENTHAL, G. (1995). *Erlebte und erzählte Lebensgeschichte. Gestalt und Struk-tur biografischer Selbstbeschreibungen.* Frankfurt a. M.

SCHAPP, W. (1976). *In Geschichten verstrickt: Zum Sein von Mensch und Ding.* Wiesbaden.

SCHÜTZ, A. und LUCKMANN, T. (1975). *Strukturen der Lebenswelt.* Bd. 1. Frank-furt a. M.

WEIZSÄCKER, V. von (1973). *Der Gestaltkreis: Theorie der Einheit von Wahrneh-men und Bewegen.* Frankfurt a. M.

WEIZSÄCKER, V. von (1987). „Krankengeschichte", in: Ders. (1987). *Gesammelte Schriften 5.* Frankfurt a. M, 48–66.

WELTER-ENDERLIN, R. und HILDENBRAND, B. (Hrsg.) (2006). *Resilienz – Gedei-hen trotz widriger Umstände.* Heidelberg.

WERNER, E. (2006). „Wenn Menschen trotz widriger Umstände gedeihen – und was man daraus lernen kann", in: WELTER-ENDERLIN, R. und HILDEN-BRAND, B. (Hrsg.). *Resilienz – Gedeihen trotz widriger Umstände.* Heidelberg, 28–42.

Hinweise zu den Autoren

Prof. Dr. rer. soc. Bruno Hildenbrand vertritt am Institut für Soziologie der Friedrich-Schiller-Universität Jena das Fach Sozialisationstheorie/Mikrosoziologie. Themenschwerpunkte: Klinische Soziologie, Professionalisierungstheorie, fallrekonstruktive hermeneutische Verfahren in den Sozialwissenschaften.

Dr. disc. pol. Vera Kalitzkus ist Ethnologin mit dem Schwerpunkt Medizinische Anthropologie. Ihre Themenschwerpunkte: Familienmedizin, Arzt-Patienten-Kommunikation, Biographie und Krankheit, Patientenperspektive, Qualitative Forschung. Sie ist wissenschaftliche Mitarbeiterin am Institut für Allgemeinmedizin (ifam) der Heinrich-Heine-Universität Düsseldorf.

Hausärztliche Familienmedizin – ein Langzeitprojekt

Gernot Rüter

Einleitung

An jenem Donnerstagnachmittag im Sommer 1972 schweiften meine Gedanken ab von den Präparaten unter meinem Mikroskop im pathologischen Institut. Kurz vor dem Staatsexamen musste ich mir Gedanken machen, was ich
denn mit meinem Medizinstudium anfangen wollte. Sollte ich in eine Univer-
sitätsklinik gehen und eine Methodenspezialisierung, wie Radiologie anstreben oder Chirurg werden, Gynäkologe oder eine Spezialisierung auf eines der
„kleinen" Fächer bevorzugen oder sollte ich Allgemeinarzt werden. Bei dieser
Überlegung tauchte schon die Frage auf, unterrichtet von lauter Spezialisten im
Studium, welche Berechtigung denn dieses Fach und die Tätigkeit als Hausarzt
noch haben sollten. Sehr bewusst stellte ich das Vorhaben auf den Prüfstand,
die elterliche Hausarztpraxis, mit der ich aufgewachsen war, zu übernehmen.
Die Vorstellung vertiefte sich, dass die Berechtigung in der auf Dauer angeleg-
ten ärztlichen Begleitung von Menschen bestehe. Gesundheit und Krankheit als
verwoben mit der Lebensführung, der Lebensgestaltung zu betrachten und hier
kompetente Hilfestellung zu leisten, war mein Konzept. Schon damals überlegte
ich, dass die Konstante in dieser Auffassung vom Arztsein die dynamische Beziehung zwischen dem Patienten und seiner Familie samt dem sozialen Umfeld
und dem Arzt wäre, während die Krankheiten als Episoden in diesem Lebenslauf zu bewältigen wären. Da dieses Konzept am ehesten meinen Neigungen
und meinem Selbstbild entsprach, entschloss ich mich, diesen Weg zu gehen.

Zwischen dieser Szene im Mikroskopiersaal und heute liegen rund 40 Jahre
in denen ich das Studium, die Weiterbildung zum Allgemeinarzt abschloss und
nun mehr als dreißig Jahre als Hausarzt arbeite. Zusatzqualifikationen in psychosomatischer Grundversorgung, Chirotherapie und Palliativmedizin habe ich
in der Zeit erworben.

Ließ sich denn nun das damalige Konzept durchhalten, erwies es sich als
gangbar, zeitigt(e) es einen Nutzen für die behandelten Patienten, war diese
Art zu arbeiten für den Arzt erfüllend, ließ sich damit auch eine wirtschaftliche

Existenz sichern, sind Familie und Beruf vereinbar? Alle diese Fragen können – aus meiner Sicht – bejaht werden. Selbst meine damalige Grundeinstellung – Gesundheit und Krankheit als verwoben mit der Lebensführung, der Lebensgestaltung zu betrachten und hier kompetente Hilfestellung zu leisten – erwies sich über die Jahre als tragfähig. Sie schlägt sich heute in Bemühungen nieder, im Austausch mit Kollegen, die sich von ähnlichen Konzepten leiten lassen, diese Seite der hausärztlichen Arbeit näher zu untersuchen. Wir gaben unserem Projekt den Namen HAMLET, ein Akronym, das für „Hausarztmedizin als lebenseffektive Therapie" steht. Dazu gehört auch die Beobachtung von Langzeitverläufen in der Hausarztpraxis. Die Kenntnis der Familie und des sozialen Umfeldes der Patienten sowie Fragen der Langzeitbetreuung gelten als ein Spezifikum von Hausärzten. Doch worin nun genau der Nutzen dieser Form der Beziehung besteht, worin sich der spezifische hausärztliche/familienmedizinische Beitrag niederschlägt außer „irgendwie für alles zuständig zu sein" wurde selten intensiver untersucht.

Als Beispiel dazu soll über eine Familie in gut 30-jähriger Betreuung als Hausarzt berichtet werden. Die Familie ist zum einen weit verzweigt und pflegt einen engen Zusammenhalt. Zum anderen galt es, in den Jahren einer Vielzahl von Problemen im eigentlich körperlichen Bereich, im seelischen und im sozialen Bereich gerecht zu werden. Der Bericht soll auch verdeutlichen, dass diese bio-psycho-soziale Trennung nur Handlungsaspekte und Problemfelder kennzeichnet, das eigentliche Gegenüber ärztlicher Bemühungen aber die lebendige Person in ihrer Ganzheit ist. Dem Bericht müssen einige Gedanken und Erkenntnisse vorangestellt werden, die teilweise schon Resultat einer langjährigen reflektierten Hausarzttätigkeit sind.

Bedarf praktische ärztliche Tätigkeit eines Menschenbildes?

„Der Medizinstudent" durchläuft während seines Studiums eine seltsame Metamorphose: Er kommt mit dem Wunsch zu helfen, mit einer philanthropischen Grundhaltung, mit dem Wunsch, sich einzufühlen, empathisch zu sein, in das Studium. Im Laufe dessen geht diese Grundhaltung zunehmend verloren und weicht einer naturwissenschaftlichen, krankheitszentrierten Haltung der Reparaturmedizin. Diese Haltung benötigt der Student offenbar mehr als die eingangs beschriebene, um den Studienanforderungen gerecht zu werden und seine Examina zu bestehen. Vielleicht schaut er sie sich auch ab von seinen Lehrern. Der kranke Körper wird zum Forschungs- und Behandlungsobjekt, der Mensch als

Person spielt keine wichtige Rolle mehr. Der Student lernt, Vorgeschichten zu erfragen und Befunde zu erheben und zu deuten, immer in Bezug auf das Vorliegen definierter Erkrankungen. Diese lernt er, von anderen Krankheiten abzugrenzen und daraus eine Therapie dieser Erkrankung abzuleiten. Er lernt, sich dafür epidemiologischer Studien zu bedienen, um seine Erkenntnisse und sein Handeln auf statistischen Rationalen aufzubauen. Auch die Rechtsprechung, wo es etwa um Behandlungsfehler gehen könnte, bedient sich dieser Rationalen, wie sie etwa in Leitlinien kondensiert sind. Semiotisch gesehen, geht es bei diesem Vorgehen im Wesentlichen um so genannte indexikalische Zeichen. Damit ist gemeint, dass Laborwerte, körperliche Veränderungen, wie Fieber oder eine Gelbverfärbung der Haut, EKG-Veränderungen etwas ihnen zu Grunde liegendes „anzeigen", darauf verweisen, es indizieren. Der Arzt nimmt die Rolle des „objektiven" Beobachters außerhalb des Systems Patient ein. Er nimmt Dinge war, deutet sie und zieht seine Schlussfolgerungen. Diese debattiert er mit dem Patienten und man kommt, läuft es gut, zu einer „gemeinsamen Entscheidungsfindung".

Eine andere Zeichenklasse, die der ikonischen Zeichen, geht als Handlungsgrundlage, mindestens scheinbar, verloren. Scheinbar sage ich, weil sie wohl explizit verloren geht, implizit aber auch wirksam ist. Ikonische Zeichen sind die der Unmittelbarkeit, der Eindeutigkeit. Der Ausdruck etwa von Angst und Schmerz, von Trauer und Verzweiflung, wie sie einen ganzen Menschen, eine Person ausfüllen können, wäre solch ein ikonisches Zeichen. Mit explizit meine ich, dass diese Dimension der personalen Interaktion nicht ausreichend Gegenstand wissenschaftlicher Betrachtung ist. Das geschieht vielleicht eher im Bereich von Psychotherapie im engeren Sinne, zu wenig aber im Bereich der „Körpermedizin", wenngleich sie auch dort mächtige Wirksamkeit – implizit eben – zeitigt. Hier ist nun der Arzt nicht mehr unbeteiligter Beobachter, sondern er nimmt am Geschehen teil, ist einbezogen und zwar nicht nur im Rahmen von Geist und Vernunft, sondern mit seiner ganzen Person. In dieser Art ärztlichen Miteinanders mit dem Patienten entfaltet (expliziert, *plica* = die Falte) sich etwas, was in jüngerer Zeit als personale oder personenzentrierte Medizin wiederentdeckt wird. Paul Tournier, ein Schweizer Hausarzt, veröffentlichte 1940 sein Buch „Krankheiten und Lebensprobleme", das zunächst unter dem französischen Titel *„Medicine de la personne"* erschienen war.[1]

---

[1] Tournier 1940.

Es wird also darum gehen, darzustellen, wie der Arzt Menschen dabei zur Seite steht, ihr Leben bewältigen und aktiv gestalten, formen zu können, so dass sie damit zufrieden sein können und – im besten Falle – ein gelingendes Leben daraus entsteht, Lebensglück, Glückseligkeit, *Eudaimonia* oder welchen Begriffes man sich bedienen will. Wenn der Arzt sein eigenes Handeln, Agieren, aber auch seine Haltung dabei reflektiert, (Beobachter zweiter Ordnung) vielleicht sogar öffentlich zur Debatte stellt, mit anderen gemeinsam darauf schaut, wo der Patient profitierte oder möglicherweise Schaden nahm, dann sind wir einer wissenschaftlichen Betrachtung personenzentrierter Medizin näher gekommen. Mit „Beobachter 2. Ordnung" wird ein systemtheoretischer Begriff[2] aufgenommen, da es hier nicht um die Beobachtung eines Gegenstandes geht, sondern um die Beobachtung des eigenen Handelns in Bezug auf Wirkungen und Ergebnisse, die bei den beteiligten Patienten eintreten. Dazu soll dieser Beitrag dienen.

Familie Conrad[3] – über 30 Jahre einer gemeinsamen Geschichte

Familie Conrad ist seit über drei Jahrzehnten in unserer Praxis. Zunächst wurde sie von meinen Eltern und Praxisvorgängern betreut, dann seit 1980 von mir. Die ärztliche Versorgung bot immer wieder Anlass zu Reflexion der hausärztlichen Tätigkeit und war von vielen unterschiedlichen Emotionen gekennzeichnet. Eine Übersicht über die behandelte Familie zeigt deren Genogramm (Abb. 1). Die Familie wurde nach ihrem Einverständnis zur Schilderung ihrer Geschichte gefragt. Trotz weiter Verzweigung war die Zustimmung der unterschiedlichen Familienmitglieder zu erhalten und die einzelnen Personen waren mit der Veröffentlichung einverstanden. Zum Schutz ihrer Persönlichkeitsrechte wurde auf weitest gehende Anonymisierung geachtet und einschlägige Daten entsprechend geändert.

Die dunkel hervorgehobenen Familienmitglieder werden im Folgenden besprochen. Die etwas heller markierten sind oder waren ebenfalls Patienten meiner Praxis, die hell markierten Mitglieder der Familie sind nur gelegentlich Praxispatienten, die ganz hell gelassenen kenne ich nicht persönlich.

Nicht alle Familienmitglieder werden in unserer Praxis – seit 1993 habe ich eine Praxispartnerin – behandelt. Manche waren früher in unserer Behandlung

---

[2] Förster 2011 [1974].
[3] Der Nachname wie alle Vornamen wurden zum Schutz der Anonymität der Familie und aller ihrer Mitglieder verändert.

10.06.2012
Gernot Rüter

Hausärztliche Begleitung der Familie C

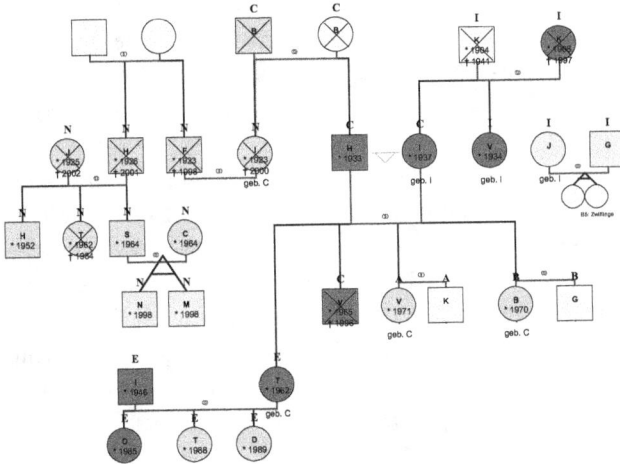

Abb. 1: Genogramm der Familie C

und haben sich durch Wegzug andere Ärzte gesucht, andere sind inzwischen verstorben, bleiben in Gedanken, im Geiste, aber noch wirksam und präsent. Sie machen weiter einen Teil des historischen „Gewordenseins" von Patient und Arzt aus. Die Darstellung bezieht sich jetzt zunächst auf einzelne Personen und deren Behandlungsgeschichte. In Bezug auf wichtige Familienereignisse ist sie daher redundant. Dabei fällt auf, dass einzelne Interventionen, die Behandlung mit bestimmten Medikamenten oder definierte chirurgische Eingriffe, die sonst Gegenstand medizinischer Evidenz werden, in einer dreißigjährigen Behandlungsübersicht an Bedeutung verlieren. Medikamente, mit denen damals behandelt wurde, gibt es inzwischen oft nicht mehr, oder die Therapiekonzepte haben sich verändert. Bedeutsam wird eher die Haltung des Arztes, die etwa Giovanni Maio als an einer Tugendethik orientiert beschreibt.[4] Achtung, die der Arzt allen Familienmitgliedern entgegenbringt, führt zur Vermeidung von Parteinahme und Koalitionen. Der Arzt trägt dazu bei, Handlungsmaximen und Beweggründe einzelner Familienmitglieder anderen deutlich zu machen und dort für Verständnis zu werben. Die Haltung des Arztes gegenüber einem Mitglied der Familie führt zum Überdenken eigener Haltung und eröffnet bisher „undenk-

---

[4] Vgl. Maio 2012.

bare" neue Lösungswege. Existenzielle, d. h. die personale Existenz bedrohende Krankheiten müssen in die Familie und das Leben des Einzelnen integriert werden. Der „Umgang" mit ihnen, durchaus in einem Heideggerschen Sinn, muss eingeübt werden. Das „Vorauslaufen" in den eigenen Tod, die Phantasie der eigenen Nichtexistenz muss begleitet und ausgehalten werden, der Familie lebbar gemacht werden.

Die nun folgende Darstellung orientiert sich an den verfügbaren Karteieinträgen. Dieser Weg wurde bewusst gewählt, zeigt er doch die Perspektive des Hausarzt auf seine Patienten. Was ihm wichtig, bedeutsam und bewegend erschien, wurde notiert. In der Betrachtung wird auch deutlich die Verwobenheit von körperlichen Interventionen und Therapien in all ihrer Vielschichtigkeit mit der „anderen" hausärztlichen Tätigkeit – den ganzen Patienten zu sehen und ihn zu begreifen als Lebewesen, das mit seinem ganzen Selbst mit seinen Lebensvollzügen und -ereignissen befasst ist.

Hans Conrad (geb. 1933)

Seit 1980 ist Hans mein Patient. Die Karteieinträge reichen jedoch zurück bis in das Jahr 1969, in die Praxis meiner Eltern. Der Vater war mit 88, die Mutter mit 75 Jahren an „Cerebralsklerose" gestorben. Es gibt vier Schwestern, von denen mir nur eine bekannt ist. (*Im Genogramm wurde nur diese eine Schwester aufgeführt*). Er war Mitglied einer im Dorf legendär erfolgreichen Fußballmannschaft. Schon 1984 ist der Versuch einer Gewichtsabnahme durch Jogging dokumentiert. 1984 tritt eine massive Belastungssituation ein, nachdem beim einzigen Sohn eine Hirnsinusthrombose aufgetreten war. Im Vorfeld hatte es erhebliche Ablösungskonflikte zwischen beiden gegeben. Im Oktober 1986 stirbt der Sohn Volker mit 20 Jahren an den Folgen von Gefäßkomplikationen, hier eines Pulmonalarterienrisses, wegen eines morbus Behcet. Schon die Hirnsinusthrombose war in der Rückschau als vaskulitische Komplikation dieser Erkrankung zu sehen. 1986 ist Hans nach dem Tod des Sohnes ganz aus der Lebensbahn geworfen. Sein erhöhter Alkoholkonsum war schon Konfliktthema zwischen ihm und seinem Sohn gewesen. Nun kommt es zu gesteigertem Alkoholgebrauch. Aus den Karteieinträgen der Patientenakte ist Folgendes zu lesen.

Karteieinträge

12/1986: Sehr intensive Bearbeitung der Familie in der heutigen Balintgruppe mit dem Versuch, eine Männerfreundschaft zwischen ihm und mir zu initiieren. Hans: „Mein Vater war mein Freund, der verstorbene Volker auch." Mein

Ziel als Familienarzt ist, ein ruhender Pol für die Familie zu sein. Ich selbst beschreibe ein sehr gutes *flash*-Gefühl.[5]

10/1987: Ein mit 200/110 mmHg massiv erhöhter arterieller Blutdruck soll mit Teneretic behandelt werden. Hans ist seelisch immer noch sehr mitgenommen. Eine Familientherapie bei meiner Frau (*psychologische Psychotherapeutin*) wird angedacht. Ein Alkoholgeruch bei Hans ist wahrzunehmen.

1. *Todestag des Sohnes*: Im Oktober 1987 kommt es zu einer massiven Alkoholintoxikation mit suizidalen Dekompensationen; die Familie ruft mich zum nächtlichen Hausbesuch. Eine stationäre fürsorgliche Einweisung wird notwendig wegen Selbst- und Fremdgefährdung. Bei der Ankunft in der psychiatrischen Klinik lässt Hans sich den Autoschlüssel der Tochter unter einem Vorwand geben und fährt selbst mit dem Auto wieder nach Hause zurück. Die Entlassung erfolgt im November. Hans meint, nun alleine zurecht zu kommen.

01/1988: Verurteilung zu 1.600 DM Geldstrafe und 10 Monaten Führerscheinentzug. Langes Gespräch über die Familienkonflikte.

10/1988: Attestierung von Alkoholkarenz durch mich zur Wiedererlangung der Fahrerlaubnis.

09/1990: Die 22-jährige Tochter Veronika kommt mit dem Vater in die Sprechstunde; die große Schwester Tanja fährt heute mit ihrer Familie zur Kur; er sorgt sich und klammert; deutlich wird im Gespräch: Veronika verhält sich genauso; sie sorgt sich um die Familie und tut nichts für sich sondern dreht sich um Vater und Mutter; sie hat jetzt 3 ½ Wochen Urlaub; ich spiegele ihr meine Wahrnehmungen und äußere meine Zweifel, ob sie schafft, was alle umgekehrt von ihrem Vater verlangen, nämlich sich nicht um die anderen, sondern vor allem um sich selbst zu sorgen und zu drehen. Der hauptsächliche Druck in der Familie, den sonst die älteste Tochter Tanja schultert, lastet nun auf Veronika. Sie soll sich an mich wenden, wenn sie das möchte und nicht mehr alleine zurechtkommt.

11/1990: Der Alkoholkonsum stieg wieder auf 2–3 l Wein am Wochenende.

07/1992: Es verdeutlichen sich Hinweise auf eine beidseitige Hüftgelenksarthrose.

02/1993: Eine Gewichtsabnahme von 120 auf 115 kg bessert die Hüftbeschwerden nicht, die nehmen eher zu.

09/1993: Inzwischen wird eine deutliche Coxarthrose links festgestellt. Sozialmedizinisch kommt es in dieser Zeit zum Übergang von Arbeitslosengeld in Arbeitslosenhilfe. Derzeit wird (fraglich?) kein Alkohol konsumiert. Nach damaligen Kriterien wird ein „latenter" Diabetes festgestellt (*oraler Traubenzucker-Toleranz-Test pathologisch. Nach heutigen Kriterien würde es sich um einen manifesten Diabetes Typ 2 handeln: Der 2-Stundenwert liegt >200 mg/dl*). Eine Ergometrie bis 150 Watt zeigt eine hypertensive Regulationsstörung. Ein Beratungsgespräch wegen des Diabetes mellitus verläuft – aus Sicht des Arztes – offenbar frustrierend.

---

[5] Flash im Sinne Enid Balints als ein momentan aufblitzendes Gefühl emotionaler Harmonie und Resonanz, vgl. Balint, Norell 1977.

02/1995:	Es erfolgen erneute Motivationsgespräche mit den Zielthemen Alkohol, Adipositas und Diabetes.
01/1999:	HbA1c 8,2% als Hinweis auf eine eher schlechte Diabetesführung.
04/1999:	Eine Koloskopie, durchgeführt wegen des Nachweises okkulten Blutes im Stuhl erbringt einen unauffälligen Befund.
05/1999:	Die Indikation zu einer Hüftendoprothese wird gestellt. Die Operation erfolgt im Februar 2000. Wechselnd erhöhte Werte für Cholesterin und Triglyceride fallen auf.
02/2000:	Eine diabetische Netzhautschädigung (*Retinopathie*) wird ausgeschlossen.
06/2000:	Hans ist zu Hause alkoholisiert gestürzt. Er kann nicht in die Praxis gebracht werden. So suche ich ihn auf in Begleitung einer medizinischen Angestellten, mit Lampe und Wundversorgungsinstrumenten und nähe zu Hause seine 3 cm lange, klaffende und stark blutende Wunde an der Nase.
07/2000:	Eine Motivation für eine Langzeitentwöhnung vom Alkohol ist auch in einem langen Gespräch nicht zu erreichen.
05/2001:	Die Diabeteseinstellung konnte verbessert werden: HbA1c 6,6%, Cholesterin 230, HDL-Cholesterin 65 mg/dl.
05/2001:	„Er trinke nur Alkohol, wenn er müsse"; Gewicht 112 kg, Größe 174 cm.
07/2001:	weiterhin kein Retinopathienachweis.
10/2004:	Es besteht eine schwere Varicosis, der HbA1c-Wert liegt bei 6,7%. Schwere Arthrosen der Kniegelenke bestehen beidseits, nun wird eine Coxarthrose auch rechts mit Bakerzyste nachgewiesen (*Orthopädischer Bericht*).
11/2004:	Weiterhin keine Retinopathie. Hans nimmt nun schon seit vielen Jahren sehr regelmäßig an Früherkennungsuntersuchungen teil.
9/2005:	Hier wurden wegen des Diabetes mellitus Diätvorschläge ausgehändigt. Er habe nach eigenen Angaben 8–9 kg an Gewicht abgenommen.
Xx/2005:	Ein recht massiver Harnwegsinfekt ist nachzuweisen.
07/2006:	Immer mal wieder kommt es zu Alkoholexzessen; er will den Alkohol nicht aufgeben; ab und zu stürze er.
07/2007:	Wiederum wird okkultes Blut im Stuhl nachgewiesen. Koloskopisch wird auch jetzt nichts Malignes gefunden.
2007–2008:	Kniearthrose rechts.
04/2008:	Endoprothetische Versorgung am rechten Knie mit anschließendem Heilverfahren: Alkohol wird angeblich unregelmäßig und wenig konsumiert. HbA1c 6,3%.
08/2008:	HbA1c 7,2%. Jetzt wird Hans in das strukturierte Programm DMP Diabetes eingeschrieben.
10/2008:	Weiterhin keine Retinopathie. Ein Jahr später findet der Augenarzt einen *fundus hypertonicus*, aber keine diabetestypische Veränderungen.
2010:	Eine Laservaporisation der Prostata erfolgt bei chronischer Prostatitis.
02/2010:	Eine erneute Ergometrie bleibt weitgehend unauffällig.
03/2011:	Es kommt zu einem komplex fokalen epileptischen Anfall am ehesten bei einem postischämischem Defekt links parasagittal; HbA1c 7,3%: Auf bei-

den Seiten werden Stenosen der inneren Karotisarterien nachgewiesen. Eine Gefäßintervention erfolgt vorerst nicht. Wegen des Anfalles wird C. H. auf Leviracetam eingestellt.

03/2011: Fehlende Einsicht in das ausgesprochene Fahrverbot wegen des epileptischen Anfalles führen zu Konflikten und zu einem weiteren ausführlichen Gespräch mit C. H. und seiner Tochter V., an dessen Ende eine Akzeptanz des Fahrverbotes steht. Der Verkauf des Autos wird in Angriff genommen. Mir erscheint nötig, Kontakt mit dem behandelnden Neurologen aufzunehmen, um die aufgewühlten Wogen einer Anpassungsstörung zu glätten.

08/2011: Kontrolle beim Neurologen: kein Progress; „es geht mir prima, insoweit wird es Zeit, mich von den Ärzten zu verabschieden," meint Hans.

Inge Conrad (geb. 1937), Ehefrau des Hans Conrad

Hier reichen die Karteieinträge bis 1956 zurück; damals war Inge wegen einer fraglichen Gravidität im April 1956 in der Praxis; es kommt zu einem Frühabort Mitte Mai 1956. Die notwendige Abortabrasio wird in der Praxis (meiner Eltern) vorgenommen. Dabei wird „viel plazentares Material gewonnen". Das Gewicht der damals 19-jährigen jungen Frau war 42 kg! Histologie: Frühabort mit mäßig eitriger Endometritis.

Karteieinträge

09/1962: Ein Schwangerschaft war erneut eingetreten; Eintrag zur Mutterschaftsvorsorge; HT links, gut.

11/1962: Geburt der ältesten Tochter im Krankenhaus.

07/1965: Eine erneute Geburt: „Spontan männlich, Plazenta 20 Minuten, vollständig, Damm intakt".

09/1970: Weitere Geburt im Krankenhaus, weiblich.

10/1971: Eine weitere Tochter kommt zur Welt, Spontangeburt.

12/1977: Ein erhöhter Blutdruck wird gemessen:175/110 mmHg, die Behandlung erfolgt mit Briserin, Natrilix, Visken.

10/1979: Eintrag meiner Mutter und ebenfalls Praxisvorgängerin: Psychologische und Eheberatung.

04/1980: Übernahme der Praxis durch mich.

02/1981: Schwere *Psoriasis capitis*; Beloc (Metoprolol) wird zur Blutdruckbehandlung eingesetzt. [*Offenbar war mir damals nicht bekannt, dass sich Metoprolol ungünstig auf eine Psoriasis auswirken kann*]

08/1983: Gynäkologische Untersuchung hier: Befund: schwerer *Deszensus uteri*. Der Uterus wird im Scheideneingang sichtbar.

08/1984: Nachtbesuch wegen schwerer Familienkonflikte um den Alkoholgebrauch des Ehemannes; Sohn fährt in Urlaub. Familientherapie und Alkoholabstinenz angeraten.

02/1984:	Deutliche Blutdruckerhöhung von 215/110 mmHg, gleichzeitig Migräne, Kopfschmerzen.
05/1984:	Ehe- und Familienprobleme: Tochter Tanja bekomme ein Kind von einem 38-jährigen Mann (Sie war damals 22 Jahre alt).
10/1986:	Ein Uhr nachts Hausbesuch. Der Sohn Volker war heute Nacht gestorben, die Mutter ist „völlig fertig"; Valium i. m.
04/1987:	Weiterhin schwere Familienkonflikte, weil der Ehemann nicht mit dem Tod des Sohnes zurechtkommt; 4 Wochen Müttergenesung für Inge angedacht.
08/1987:	Anhaltende Depressionen. Immer wieder Beratungen und Therapie wegen der Psoriasis.
04/1991:	Es ergeben sich Hinweise auf die missbräuchliche Anwendung von Spasmo-Cibalgin compositum; die Nachverordnung wird von mir gestoppt; Es erfolgt Chirotherapie wegen cervicogener Kopfschmerzen. Wie der Ehemann nimmt auch Inge regelmäßig Termine für Früherkennungsuntersuchungen wahr.
02/1993:	„Ruptur des Kollaralbandes am rechten Daumengrundgelenk". Die Behandlung erfolgt stationär. Weiterhin bestehen chronifizierte Eheprobleme wegen der Alkoholkrankheit des Ehemannes.
03/1994:	Erneut stützendes Gespräch wegen des Alkoholismus; Die Patientin berichtet, sie komme an ihre Grenzen. Kontakt zu einer Anonyme-Alkoholiker(AA)-Gruppe wird überlegt; Unterlagen liegen schon zu Hause. Ein Problem ist, dass AA den Ehemann nur „nimmt", wenn er „von selbst" und „selbst" kommt. Sie soll versuchen, sich nicht unter Druck setzen zu lassen, ich kommuniziere meinen Eindruck, sie lasse sich leicht „erpressen".
07/1994:	Es ist keine Bereitschaft zu erkennen, Ess- und Trinkgewohnheiten zu verändern; Probleme tauchen nun auch mit ihren Geschwistern auf.
03/1995:	Ein *Fundus hypertonicus* wird beim Augenarzt festgestellt. Immer wieder zeigen sich Blutdruckerhöhungen. Schlecht „einstellbar" würde man konstatieren müssen. Immer wieder aber sind auch normale Werte dokumentiert.
09/1995:	63 kg, Größe 150 cm. Krebsfrüherkennung und Gesundheitscheck in unserer Praxis.
11/1995:	Wieder mehrfache Alkoholexacerbationen beim Ehemann. In diesem Kontext ist es nun auch zu tätlichen Angriffen auf sie gekommen.
12/1995:	Oberbauchschmerzen treten auf: Sonographisch wird eine Cholelithiasis erkannt und eine endoskopische Cholezystektomie veranlasst.
12/1998:	Nach 3-monatiger Abstinenz trinke der Ehemann wieder –„in Maßen". Der Blutdruck sei wieder hoch; Selbstmessungsprotokolle werden veranlasst. Die Behandlung schließt neben der Betablocker-Diuretikum-Kombination nun auch ein Sartan ein.
07/2000:	Weitgehend normale Blutdruckwerte um 140/80 mmHg.
09/2002:	Langzeit-Blutdruckmessung: 133/79 mmHg im 24-Stundenmittel.
10/2004:	Ein mahnender Eintrag in die Kartei, keine Rezepte ohne Untersuchung oder Arztkontakt auszustellen. [*Solche Einträge erfolgen, wenn Patienten sich*

auffallend oft nur bei den Mitarbeiterinnen Folgerezepte ausstellen lassen, die nötigen Kontrollen und Beratungstermine aber nicht wahrnehmen] Risikoberatung: Cholesterin 250, LDL 140, HDL 72 mg/dl.

09/2006:	Erneutes Langzeit-Blutdruckprofil: 132/78 mmHg im Mittel.
02/2007:	Hat den verordneten ACE-Hemmer ohne Absprache abgesetzt.
05/2007:	Erstmanifestation eines Diabetes mellitus mit HbA1c 7,2 %.
06/2007:	Zunehmende Rückenschmerzen, Ischialgien und Parästhesien. Diagnostisch stellt sich eine Spinalkanalstenose heraus. Eine konservative Therapie mit einer analgetisch-antiphlogistischen Infusionslösung wird begonnen.
09/2007:	Augenarzt: Beginnende Linsentrübungen im Sinne einer Katarakt.
12/2007:	Die Rückenschmerzen steigern sich, eine Morphingabe wird begonnen. Eine operative Therapie ist geplant für Januar 2008.
01/2008:	Inge erleidet ein physisches und psychisches Tief. Die Operation der Spinalkanalstenose wird mit Inge, einer Tochter und der Enkelin (Krankenschwesternschülerin) besprochen. Die Operation erfolgte im Februar 2008; anschließend folgt eine Rehabilitationsmaßnahme in der sich Inge sehr wohlfühlt. Katarakt-Operation. Keine diabetischen Fundusveränderungen.
03/2008:	Entwöhnung vom Korsett nach der Rückenoperation.
06/2009:	HbA1c 8,0 %.
04/2011:	Eine „Verwahrlosung" bezüglich der Blutzuckerkontrollen fällt auf: Der HbA1c ist auf 13,3 % angestiegen; Cholesterin 319, LDL-Cholesterin 192 mg/dl. Einschreibung auch von ihr in das DMP Diabetes seit Mai 2011, Behandlung mit Metformin.
07/2011:	Diabetes-Schulung.
07/2011:	HbA1c drei Monate nach Therapieintensivierung: 7,7 %, weiterhin keine Retinopathie.
10/2011:	HbA1c 6,9 %. Inge besteht auf Metoprolol trotz der Schuppenflechte und auf Candesartan zur Behandlung.

Vibke Imhof (geb. 1934)

Vibke ist Inge Conrads unverheiratete Schwester

Karteieinträge

1958:	Offene Lungentuberkulose. 1 Jahr Behandlung in Rehabilitationseinrichtung im Allgäu. Wiederholte Kontrollen der Blutkörperchensenkungsgeschwindigkeit (BSG) wurden empfohlen, um keine Aktivierung zu übersehen.
1961:	Fragliche Reaktivierung. Sicherheitsbehandlung mit Neoteben wurde empfohlen (Lungenfacharzt des Gesundheitsamtes). Wegen einer „Psychasthenie" hat sie viele Jahre Valium verordnet bekommen. Tendenzen zur Dosissteigerung sind nicht erkennbar.
1980:	„Merkfähigkeitsstörungen", Polyarthralgien. Verordnung von Massagen wegen Gelenk- und Nackenschmerzen. Bekannt ist ein Mitralklappenfehler;

systolisches Herzgeräusch; auch sie bekam Spasmo-Cibalgin compositum. Gynäkologische Vorsorgen erfolgen regelmäßig, keine Sexualkontakte, enges Genitale. Lumbalgien.

01/1986: In der Praxis Entfernung eines Nävus vom rechten Oberarm, der sich als Malignes Melanom erweist. Stationäre Nachresektion. Superfiziell spreitendes Melanom Clark IV. Tumordicke maximal 0,25 mm. Keine Tumorgewebe mehr im Nachresektat. Der initiale Verdacht auf Lungenmetastasen wurde fallen gelassen: Alte spezifische Residuen sind eher wahrscheinlich. Entsprechend erfolgt keine Chemotherapie wegen des Verdachtes auf Lungenmetastasen.

04/1986: 30 Minuten Gespräch wegen psychischer Belastung und wegen der Auseinandersetzung mit der Lebensbedrohung. Dabei lehne ich die Verordnung stärkerer Sedativa oder Hypnotika ab. Ich versuche, ihr Wege zu zeigen, sich mit Tod und Krankheit auseinanderzusetzen und erziele einige Beruhigung.

1986: Reha-Maßnahme. Protrahierte Depression. Abbruch der Rehabilitation wegen notwendiger Pflege ihrer kranken Mutter. Häufige Hausbesuche. Vibke hat gearbeitet, hin und wieder sind Krankschreibungen nötig. Zuweilen treten hypertone Krisen auf mit Werten um 190/120 mmHg. Therapie mit einer Atenolol/Nifedipin-Kombination, später mit ACE-Hemmer und Alpha-Blocker.

1987: Tumor-Nachsorge wie damals üblich: 142 cm Größe, 44,4 kg; weiterhin Lungenveränderungen, am ehesten ruhenden Tuberculomen entsprechend; es bestehen auch enge Beziehung zum immer gleichen Nachsorgearzt in der Klinik. Im Verlauf werden mehrere seborrhoische Keratosen der Haut entfernt. V. a. Aortenklappenstenose.

Bis 1995: Alle 6 Monate Tumor-Nachsorge, dann Abbruch wegen Verlustes der Kassenzulassung der Klinik. Die Tumornachsorge wird bei mir weiter geführt.

1995: Teilnahme an der Rückenschule bei uns.

1996: 150 cm Größe, 54 kg. Belastung durch die häusliche Pflege der Mutter.

1997: Krisenintervention wegen der Pflegebelastung durch die Mutter.

07/1997: Die Mutter erleidet eine Schenkelhalsfraktur und muss stationär behandelt werden; Vibke macht sich Vorwürfe, die Mutter alleine gelassen zu haben. Die Mutter muss in ein Pflegeheim (Kurzzeitpflege). Darüber entstehen Konflikte mit Vibkes Schwester, die ein ausführliches ärztliches Gespräch erfordern.

1998: (Pseudo?)angina pectoris, vermutlich muskuloskelettal verursacht im Brustwirbelsäulenbereich („Blockierungen").

1999: Ableitung einer Langzeit-Blutdruck-Kontrolle.

09/1999: Auch bei ihr Erstdiagnose eines Diabetes mellitus.

04/2000: Augenarztkontrolle, keine Retinopathie. Immer wieder treten subjektive Arzneiunverträglichkeiten auf, die Auslassversuche verursachen. Verordnung von Atorvastin zur Cholesterin- und Risikosenkung seit 2001.

10/2001: HbA1c 6,9 %.

12/2001:	Angina pectoris-Beschwerden. Der Troponin T-Test war negativ.
04/2002:	HbA1c 7,3%.
2002:	Metforminverordnung zur Diabetesbehandlung.
2003:	Erstmals Verdacht auf eine Transitorisch Ischämische Attacke (TIA). Zunächst werden keine Maßnahmen außer der Verordnung von ASS 100 ergriffen.
2003:	Glibenclamid ½ Tabl. zu 3,5 mg zusätzlich zur Diabetestherapie. Subjektiv besteht Wohlbefinden, HbA1c 7,3%.
04/2004:	Nitrendipin wird nicht vertragen.
2004:	Ein bowenoides Carcinoma in situ der Haut im Gesicht wird festgestellt.
10/2004:	Die Diagnose einer koronaren Herzkrankheit wird gestellt. Ein Belastungs-EKG ist pathologisch. Stationäre Einweisung erfolgt wegen instabiler Angina pectoris. Das Ruhe-EKG ist unauffällig. Eine Koronare 3-Gefäß-Erkrankung wird diagnostiziert und Vibke erhält eine koronare Bypass-Operation. Anschließend Rehabilitation.
12/2004:	Vibke muss stationär wegen psychischer Dekompensationen behandelt werden. Von 2004–2010 erfolgt alle 2 Wochen ein Routine-Hausbesuch durch mich.
2007:	Amaryl und Metformin werden zur Diabetestherapie eingesetzt. Später kommt eine konventionelle Insulin-Therapie dazu.
2008:	Keine Retinopathie. In der Rehabilitation werden Ezetrol und 40 mg Simvastasin eingesetzt.
2008:	HbA1c mit 8,8% in einem eher ungünstigen Bereich. Vibke wird in die DMP-Programme KHK und Diabetes eingeschrieben. Langzeit RR 2009 im Mittel 164/81 mmHg.
2009:	HbA1c 7,9%.
2009:	Antidepressive Therapie mit Venlafaxin.
02/2010:	147 cm, 54 kg.
08/2010:	HbA1c liegt jetzt bei 8,3%.
02/2011:	Stationäre Behandlung wegen Kopfschmerzen und vorübergehender Desorientierung, keine intracerebrale Blutung nachgewiesen.
11/2011:	Stationär wegen TIA, jetzt wird der Diabetes intensiviert mit Insulin behandelt, zusätzlich Metformin, ASS, Metoprolol, Amlodipin und Clonidin.

Tanja Emmerich (geb. 1962), älteste Tochter von Hans und Inge

Die Karteieinträge reichen zurück bis 1977 (15. Lebensjahr)

Karteieinträge

1980:	11 Tage stationäre Behandlung wegen gastritischer Beschwerden bei psychosozialer Konfliktsituation. Arztbrief: 18-jährige Patientin „in etwas provokativer Haltung". Aussprache mit den Eltern, Behandlung mit Bellergal und Gelusil.

01/1980:	2x negative Schwangerschaftsteste. Gynäkologische Kontrolle bei mir im Juli 1981. Immer wieder treten Überschreitungen der erwarteten Menstruationstermine auf und führen zu wiederholten Schwangerschaftstesten.
1982:	Geheiratet, keine nähere Notiz in der Kartei. Der Ehemann hat eine Tochter aus seiner 1. Ehe.
1984:	Erste Schwangerschaft. Die Mutterschaftsvorsorge wird bei mir wahrgenommen. Gewichtszunahme in der Gravidität.
08/1984:	Einträge über die Beckenmaße.
01/1985:	Stationäre Einweisung zur Entbindung.
04/1987:	Es kommt bei einer zweiten Schwangerschaft zum Abort in der 10.–11.SSW (*nicht im Genogramm*).
1987:	3. Gravidität, wieder erfolgt die Mutterschaftsvorsorge hier.
1988:	Entbindung von der 2. Tochter.
10/1988:	Tanja ist wieder schwanger; Die Entbindung von der 3. Tochter erfolgt im Frühsommer 1989.
1992:	Eine Tuben-Sterilisation wird vorgenommen; vorher kommt es immer wieder zu Regeltempostörungen.
1993:	Wegen eines Carcinoma in situ der Portio wird eine Messerkonisation vorgenommen. Ende 1993 Hier wird dann eine vaginale Hysterektomie durchgeführt, insbesondere auch auf Wunsch der Patientin.
04–05/1994:	Offene Badekur.
1996:	Tanja leidet unter unklaren Erschöpfungszuständen.
11/1999:	Konflikte mit dem Ehemann treten auf, bei denen es um dessen fehlende Krankheitsakzeptanz geht. Ihm droht auch die Kündigung, weil er sehr unleidlich geworden sei. Empfehlung zur Psychotherapie. Beim Ehemann war es zu einem Myokardinfarkt gekommen.
2000:	Gesprächsbedarf wegen der Tochter und wegen des Ehemannes. Das Paar kann schwer mit einer Dyskalkulie umgehen, die sich bei der ältesten Tochter offenbart.
2006:	Mammographie wegen wässriger Sekretion aus der Mamille; es wird nichts Gravierendes gefunden.
04/2007:	Tanja synkopiert in einem Biergarten. Die Durchuntersuchung erbringt keine fassbare Ursache. Danach treten wiederholt Schwächezustände, kollaptisches Befinden und Schwindel auf.
07/2007:	Das Allgemeinbefinden wurde deutlich besser. Komplette Untersuchungen zeitigen keine krankhaften Befunde.
07/2009:	Haglundexostose wird festgestellt und beim Chirurgen operativ abgetragen (*08/2009*).
10/2009:	Eine Mammographie bleibt unauffällig.
08/2010:	Steinpassage einer Cholelithiasis. Eine endoskopische transvaginale Cholecystektomie wird vorgenommen.
10/2010:	Es kommt zu einer aktivierten Kniearthrose, die konservativ behandelt wird.
2011:	Rückfällige Achillessehnenbeschwerden, die Gonarthrose ist weiter fortge-

schritten; Auch bei ihr wird wohl eine Endoprothese auf die Dauer nötig werden. Die Vorsorgeuntersuchungen erfolgen immer pünktlich bei uns.

Ivo Emmerich (geb. 1946), Ehemann von Tanja

Er ist seit 1984 in meiner Behandlung.

Karteieinträge

1990: Gesundheitsuntersuchung: 4–5 Zig./Tag, viel Stress bei der Arbeit. Beide Eltern sind mit 61 Jahren an „Herzversagen" verstorben.
Eine Gastroskopie (Überweisung) ergibt keinen krankhaften Befund.

1991: Beginnender Schockzustand anlässlich einer Nagelkranzfraktur beim häuslichen Rasenmähen. Behandlung durch Naht der Wunde.

1991: Akute Appendizitis. Ivo wird von uns stationär zur Operation eingewiesen.

1998: Erstmals Angina pectoris Beschwerden; vorher war es hin und wieder zu Thoraxbeschwerden gekommen, eher mit Bezug zum Bewegungsapparat. Die Behandlung umfasst ASS, ein Statin, Metoprolol; Eine Herzkatheteruntersuchung wird veranlasst: Es ergibt sich eine koronare 3-Gefäßerkrankung.

11/1998: Es kommt trotz konservativer Therapie zu einer Hinterwandischämie. Eine Katheterdilatation der rechten Koronararterie mit Stentimplantation wird vorgenommen. Eine Lysebehandlung ist wegen des überschrittenen Zeitintervalls nicht mehr möglich. Clopidogrel wird entsprechend zusätzlich zur Acidosalicylsäure verordnet. Rehabilitation in einer Klinik am Bodensee.

01/1999: Eine Iritis quält den Patienten. Eine begleitende Bechterew-Erkrankung kann ausgeschlossen werden, auch wenn das HL-A B 27-Allel nachgewiesen wird. Im Verlauf finden regelmäßig kardiologische Kontrollen statt. Eine subjektive deutliche Erschöpfung und verminderte Belastbarkeit kontrastieren mit fehlenden „objektiven" Befunden.

07/1999: Wieder kommt es, dieses Mal zu einer beidseitigen Iritis. Der Überweisung an den Rheumatologen füge ich einen ausführlichen Begleitbrief bei. Jetzt wird dort eine seronegative Spondylarthropathie diagnostiziert, nicht das Vollbild eine morbus Bechterew.

10/1999: Erneute Koronarangiographie wegen Atemnot unter Belastung. Verengungen der Kranzarterien des Herzens werden nicht nachgewiesen, die Behandlung geht konservativ weiter. Auch das Myokardszintigramm deckt keine Ischämien auf.

Ende 1999: Hier wird eines Samstags eine psychische Krisenintervention nötig, weil er eine seit Jahren bestehende Kleptomanie eingestanden hat bzw. in der Arbeit des Diebstahls überführt wurde. Eine professionelle Verhaltenstherapie wird initiiert und beginnt bereits im Januar 2000. Die Diagnose lautet: Narzisstische Persönlichkeit mit ausgeprägter Depressivität. Kleptomanie. Erhebliche sozialmedizinische Interventionen werden unternommen, um ihn wieder in eine Arbeit zu bringen. Es kommt aber zur fristlosen Entlassung und Verhängung einer Sperrfrist beim Arbeitsamt.

02/2000:	Ein neuerliches Stressechokardiogramm ist wieder unauffällig.
04/2000:	Auch die Untersuchung der peripheren Gefäße mittels Doppler bleibt unauffällig.
05/2000:	Erneut wird ein – wieder befundloses – Stressechokardiogramm vorgenommen. Wieder tritt ein Iritisschub ein.
06/2001:	Erneut kommt es zu einer Regenbogenhautentzündung. Regelmäßig sucht Ivo deshalb die rheumatologischen Kontrollen auf.
09/2000:	Erneut ist eine ärztliche Intervention nötig. Familie berichtet, er habe die Medikamente alle abgesetzt. Er begründet diesen Schritt mit dem Verlust aller Vitalität.
07/2001:	Wird der Herzkatheter wiederholt; es findet sich keine Verschlechterung. Eine 60 % In-stent-stenose zwingt noch nicht zum Handeln.
10/2001:	Jetzt erst ist eine koronarchirurgische Intervention nötig. Bypässe werden mittels Venen- und *mammaria interna*-Verpflanzung angelegt. Die Rehabilitation erfolgt dieses Mal im Schwarzwald.
03/2002:	Herr E. kann die Arbeit wieder aufnehmen.
03/2003:	Jetzt erleidet Herr E eine akute Divertikulitis.
06/2003:	Ein Heilverfahrensantrag wird gestellt und später abgelehnt.
04/2004:	Die Kardiologie-Kontrolle ergibt keinen Krankheits-Progress.
06/2004:	Der Medizinische Dienst der Krankenkassen (MDK) bestätigt meine Einschätzung, wonach Arbeitsunfähigkeit wegen einer Depression besteht. Der MDK ordnet einen Rehabilitationsantrag an.
10/2004:	Nach der Rehabilitationsmaßnahme wird die stufenweise Wiedereingliederung in die Arbeit auf den Weg gebracht.
08/2005:	Nach wiederholten Divertikulitis-Schüben lässt sich eine – laparoskopische – hohe Rektumresektion nicht umgehen. Streitereien mit der Krankenkasse wegen Fragen der Lohnfortzahlung belasten Patient und Arzt. Wegen seiner Depressionen erhält Ivo eine erweiterte Nachsorge entsprechend dem IRENA-Konzept.
2006:	Es wird eine erneute, jetzt teil-stationäre Rehabilitation über knapp drei Monate wegen Depressionen notwendig, die als sehr kompetent erlebt wird. Wieder kommt es zu Streit mit den Sozialversicherungsträgern. Rückwirkend wird Ivo schließlich ab Anfang 2005 berentet. Ende 2006 treten wieder stärkere Depressionen und Müdigkeit auf. Ivo hat inzwischen die Versorgung des Haushaltes übernommen, die Ehefrau Tanja geht arbeiten.
04/2007:	Psychometrische Teste wegen Vergesslichkeit werden unternommen.
01/2007:	Ein neues Stress-Echokardiogramm ergibt keinen krankhaften Befund.
09/2007:	Es kommt zu einer erheblichen Lumboischialgie.
01/2009:	Ivo wird in das DMP Koronare Herzkrankheit eingeschrieben. Derzeit ist die Situation stabil.
09/2011:	Ivo reist für 3 Monate in die USA.

Dörte Emmerich (geb. 1985), älteste Tochter von Tanja und Ivo

Sie ist seit ihrer Geburt in meiner Behandlung. In den ersten Lebenstagen Beratung zur Nabelpflege. Die Entwicklung ist normal. Es kommt zu einigen viralen Infekten.

Karteieinträge

10/1987: Mollusca contagiosa (Dellwarzen) treten auf, leider vor allem in der Perianalgegend.

06/1987: U8. 15,5 kg, 102 cm.

12/1988: D. erleidet eine Kopfplatzwunde, sie wurde von einem Kinderarzt versorgt.

08/1990: Tubenmittelohrkatarrh und Streptokokkeninfekte.

03/1992: Als Unfall kommt es zur Ingestion aus einem Akkubeutel in der Gefriertruhe. Die Vergiftungszentrale wird befragt.

1992: Eine Tonsillektomie wird vorgenommen.

08/1992: Eine aggressive Verhaltensstörung macht den Eltern Sorgen. In der Schule treten Schwierigkeiten wegen einer Rechenschwäche auf.

08/1992: Ein 30 Minuten dauerndes Gespräch mit der Mutter wird geführt, denn Dörte droht mit Selbstmord, um ihre Wünsche durchzusetzen. Eine Kinderpsychotherapie wird angeraten.

1993: Wegen der Rechenschwäche wird eine Behandlung in einem Zentrum mit mathematisch-psychologischem Konzept aufgenommen. Auch die Psychotherapie läuft inzwischen.

1996: Behandlung wegen mehrerer Dornwarzen an der Fußsohle. Vorstellung beim Facharzt für Gynäkologie. Die Menarche fand mit 13 statt. Die junge Patientin lehnt eine vaginale Untersuchung ab. Der Grund zur Konsultation ergibt sich aus einer als stark empfundenen Körperbehaarung. Der Gynäkologe sieht diese als Normvariante.

11/1996: Kopfgelenksblockierungen werden als Ursache von Beschwerden chirotherapeutisch angegangen.

09/2009: Kollaps. Bericht über bulimisch-anorektisches Verhalten. Sie habe 5 Tage nichts gegessen.

09/2000: In der Schule gehe es inzwischen gut, auch psychisch wird Wohlbefinden angegeben. Ihr Hobby ist Reiten, Größe inzwischen 173 cm, Gewicht 65 kg. Keine Suizidgedanken mehr.

04/2001: Psychisch weiterhin stabil. Keine Probleme. 173 cm 60 kg. Dörte wird im Roten Kreuz aktiv.

05/2002: Der Arzt wird wegen Angst vor Schwangerschaft trotz Pille konsultiert; sie hatte Verkehr gehabt. Orale Kontrazeptiva werden verordnet; sonst „normale Kleinigkeiten".

06/2003: Gynäkologische Untersuchung bei uns. Anlass war ein deutlich rahmiger Fluor. Eine Cervicitis lässt sich nachweisen. Im Abstrich findet sich Gardnerella. Die Behandlung erfolgt mit Amoxicillin und Diclofenac, später mit

Metronidazol. Eine fachgynäkologische Mitbehandlung wird eingeleitet. Dörte hat eine Ausbildung zur Friedhofsgärtnerin begonnen. Wiederholte Chirotherapien wegen segmentaler Bewegungsstörungen.

11/2004: Es kommt zu einer Schwangerschaft im Rahmen einer selbst unternommenen „Pillenpause". Eingehende Beratung wegen der Schwangerschaft. Keine weiteren Notizen wegen der Schwangerschaft. Dörte begann eine zweite Ausbildung zur Rettungssanitäterin. 178 cm 72 kg. Eine Zahn-Operation ist geplant. Dörte konsultiert jetzt häufig meine Praxispartnerin.

2006: Sie will jetzt zur Bundeswehr. Dafür muss sie ihr inzwischen höheres Gewicht auf 80 kg reduzieren.

05/2006: Das Gewicht liegt jetzt bei 92 kg. Dörte hat zu rauchen aufgehört und versucht, Sport zu treiben.

12/2008: Ein erheblicher Harnwegsinfekt ist nachzuweisen. Dörte kommt hierher, da die Bundeswehrärzte sich nicht ausreichend kümmerten.

2009: Notiz in der Kartei: Sie komme in nächster Zeit nicht nach B. Sie sei in der Kaserne in C. sehr schlecht zu erreichen. Danach war Dörte nicht mehr bei uns gewesen.

Karoline Imhof (geb. 1908), Mutter von Vibke und Inge

Es gibt nur eine kurze Notiz in der Kartei. Sie litt an Osteoporose und Osteomalazie, später auch an einem demenziellen Syndrom. Ein sekundär insulinpflichtiger Diabetes mellitus Typ 2 bestand auch bei ihr. Anfang der 90er Jahre wurde schon häusliche Krankenpflege verordnet. Gespräche zur Insulindosierung sind festgehalten.

Karteieinträge

1992: Eine Hautexcision von der rechten Wange ergibt ein Carcinoma in situ. V. a. Angina pectoris-Beschwerden.

1994: Es kommt zu einer „Altersdepression". Ein EKG fällt altersentsprechend aus.

Ab 09/1995 werden bei ihr regelmäßige Hausbesuche vorgenommen.

1996: Es kommt zu einer Apoplexie mit inkompletter Hemiparese links. Ein Nachtstuhl wird verordnet.

1997: Eine Schenkelhalsfraktur wird mittels Teubnerplatte versorgt.

10/1997: Einbruch der Teubnerplatte in das Becken, im weiteren Verlauf verstirbt Karoline.

Was war hilfreich und wirksam?

An der Beobachtung einer verzweigten Familie, die hier auch vier Generationen umfasst, wird deutlich, wie das Erleben der Patienten-Arzt-Beziehung(en) sich aus einer Vielzahl von geteilten Einzelerfahrungen zusammensetzt. Neben klassisch ärztlichen Interventionen wie Medikamentenverschreibungen und chirurgischen Eingriffen sind es vor allem existenzielle Krisensituationen des Lebens, in deren Kontext ärztliche Hilfe gesucht wird. Das einzelne verordnete Medikament, die einzelne Krankenhauseinweisung tritt zurück gegenüber dem Erleben erreichbarer, verfügbarerer und als hilfreich erlebter Unterstützung durch den Arzt. In einer retrospektiven (Selbst-)Beobachtung muss das eigentlich Wirksame und Hilfreiche spekulativ bleiben. Hier lässt sich nicht beantworten, ob und wo eine andere Haltung, andere Interventionen zu anderen Ergebnissen geführt hätten. Aus dem Aufrechterhalten einer gegenseitig wertschätzenden Beziehung zwischen dem Arzt und den beteiligten Patienten lässt sich allerdings ablesen, dass diese Art der ärztlichen Begleitung als hilfreich bei der gesundheitsbezogenen Lebensführung erlebt wurde. Die Bereitschaft, sich berühren zu lassen und sich in Anspruch nehmen zu lassen, das Teilen und Mittragen der Sorgen, das aktive Eintreten im angefragten Sinne und das Kämpfen für das Wohl und die Interessen des Kranken sind es wohl, die den Hausarzt in der Wahrnehmung des Patienten ausmachen und sein immer wieder hohes Ansehen begründen. Die Retrospektive von über drei Jahrzehnten komplexer Familienbegleitung sollte Ansporn geben, auch prospektive Langzeit-Erhebungen zu unternehmen.

Literaturverzeichnis

BALINT, E. (1977). „Die „Flash"-Technik –Voraussetzungen und Möglichkeiten", in: BALINT, E. und NORELL, J. S. (1977). *Fünf Minuten pro Patient*. Frankfurt a. M., 58–66.

FOERSTER, H. von (2011 [1974]). „Cybernetic of Cybernetics", *BCL-Report No.73.38*. Urbana (University of Illinois), zitiert nach SIMON, F. B. (2011). *Einführung in Systemtheorie und Konstruktivismus*. Heidelberg.

MAIO, G. (2012). *Mittelpunkt Mensch – Ethik in der Medizin*. Stuttgart.

TOURNIER, P. (1941). *Krankheit und Lebensprobleme*. Basel.

Hinweise zum Autor

Dr. med. Gernot Rüter ist Facharzt für Allgemeinmedizin mit psychosomatischer Grundversorgung. Seit 1980 niedergelassener Facharzt für Allgemeinmedizin, Erwerb der Zusatzbezeichnungen Chirotherapie und Palliativmedizin. Regelmäßiger Besuch einer wöchentlichen Balintgruppe seit 1980. Qualitätszirkelmoderator seit 1993. Mitinitiator hausärztlicher Versorgungsforschung im Bereich chronische Krankheiten und Kooperation. Seit 1975 verheiratet, zwei Kinder. Seine Ehefrau ist als Psychologische Psychotherapeutin in eigener Praxis im gemeinsamen Haus tätig.

Familiengesundheit und „neue Morbidität" bei (alleinerziehenden) Müttern und kinderreichen Familien

Jürgen Collatz

Zur Notwendigkeit familienorientierter Versorgung

Primärmedizinisch versorgende Ärzte sind von den sich verändernden Lebenswelten ihrer Patienten besonders betroffen und müssen sich vielen neuen Anforderungen stellen. Die Lebenswelten vieler Patienten und insbesondere das Familienleben werden durch den immer rasanteren globalen sozialen Wandel beeinflusst. So wurde die Situation der Bevölkerung Europas und auch Deutschlands in den letzten 50 Jahren nicht nur vom soziodemographischen Wandel, sondern zunehmend von ökologischen Katastrophen, Migrationswellen, Wirtschafts- und Finanzkrisen und einer Polarisierung von Armut und Reichtum geprägt. Durch die Polarisierung gerieten immer mehr Menschen an den Rand der Gesellschaft, in Armuts- und Hilflosigkeitssituationen, es verfestigte sich ein Prekariat. Dabei gingen traditionelle Werte, soziale Errungenschaften und Sicherheiten verloren, zugunsten einer rücksichtslosen Mentalität des Gewinnstrebens, einer wachsenden Hektik des Alltags und hohen Anforderungen an die Flexibilität der Menschen.[1] In der Folge dieser sozialen und soziodemographischen Entwicklungen weisen epidemiologische Studien auf eine „neue Morbidität" hin, bei der Erschöpfung, Burn Out, psychische und psychosomatische Störungen, Ängste und Depressionen, chronische Erkrankungen sowie Multimorbidität dominieren.[2] Von Armut und Ausgrenzung und der „neuen Morbidität" sind besonders (alleinerziehende) Mütter und ihre Kinder, kinderreiche Familien und ältere Menschen betroffen. Sie benötigen besonderen Schutz und nachgehende, umfassende Versorgung (Case management) und Pflege.[3] Die bisherige auf akute Erkrankungen ausgerichtete kurative Versorgung ist hierfür wenig geeignet. Hingegen zeigen internationale Modelluntersuchungen und

---

[1] Vgl. Sennet 2000; Giddens 2001; Richter, Hurrelmann 2009.
[2] Vgl. Robert Koch-Institut 2006.
[3] Vgl. Collatz 2010; Wagner, Schnepp 2011.

auch evaluierte Modellvorhaben in Deutschland, dass eine familienorientierte präventive und früh ansetzende rehabilitative Versorgung, die regional entsprechend vernetzt arbeitet und die in prekären Verhältnissen lebenden Patienten integriert, die anstehenden Probleme human und wesentlich effizienter lösen kann.

Die aufgezeigten Entwicklungen verlangen eine inhaltliche Neuorientierung der Gesundheitsversorgung, denn effektiv können viele dieser jetzt dominanten Gesundheitsstörungen nur in und mit der Familie behandelt werden. In den Expertengutachten wird daher der Umbau zu einer generationenspezifischen, regional organisierten Gesundheitsversorgung und früh ansetzende Hilfen und Rehabilitation gefordert, die sich auf eine vernetzte familienorientierte häusliche Primärversorgung stützt.[4]

Neue Lebenshintergründe der Familien

Durch die Entwicklungen von einer Industrie- in eine Dienstleistungsgesellschaft sind die beiden fundamentalen Verankerungen der Menschen in der modernen Gesellschaft – nämlich in der Familie und im Beruf (Max Weber) – aufgelöst bzw. flexibler geworden und haben an Sicherheit verloren. Die Wertsysteme von Mutter- und Vaterschaft und die Bedeutung der Familie unterliegen seit Jahrzehnten einem dramatischen Wandel. Soziale Werte und Rollen entwickeln sich zunehmend familienfeindlich. Gewinnstreben dominiert und Werte wie Geborgenheit, Sinnhaftigkeit, Überschaubarkeit, Vertrauen, Güte gehen verloren. Von letzteren Werten ist aber das Gelingen menschlicher Beziehungen, das Entstehen adäquater „Mutterschaftskonstellationen"[5], die Entwicklung des „kompetenten" Säuglings, die gesunde Familienentwicklung abhängig.[6] Dennoch aber bleibt: die Familie, wie auch immer sie definiert wird, ist der entscheidende Bezugsrahmen für eine gesunde Entwicklung und ebenso für die Entstehung von Krankheiten und deren Bewältigung.[7] Inzwischen liegen aussagekräftige prospektive empirische Langzeitstudien über Zusammenhänge von Schwangerschaftsverläufen und vor allem der Qualität der Mutter-Kind-Interaktion in den ersten Lebensjahren und langfristig der Familieninteraktion

---

[4] Vgl. Sachverständigenrat im Gesundheitswesen 2007 und 2009.
[5] Stern 1998.
[6] Vgl. Laucht 2005.
[7] Vgl. Erikson 1973; Werner, Smith 1992; Laucht et al. 2000; Franz, West-Leuer 2008.

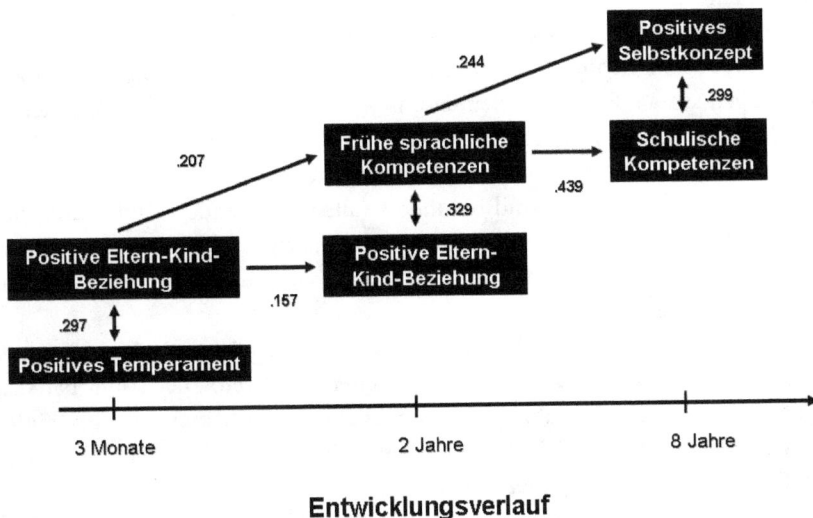

.244

.299

.207

.439

.329

.157

.297

| Positives Selbstkonzept |
| Frühe sprachliche Kompetenzen |
| Schulische Kompetenzen |
| Positive Eltern-Kind-Beziehung |
| Positive Eltern-Kind-Beziehung |
| Positives Temperament |

3 Monate   2 Jahre   8 Jahre

Entwicklungsverlauf

Abb. 1: Lebenslange Auswirkungen früher Eltern-Kind-Beziehungen (nach Laucht et al. 2011)

(Bindungsqualitäten) auf lebenslange Entwicklungen vor, die anhand der Abbildung 1 skizziert werden sollen.

Trotz aller Erkenntnisse wird Familiengesundheit in der Politik noch immer vernachlässigt und ist in der medizinischen Versorgung Deutschlands unzureichend verankert.[8] Mit 187 Milliarden Euro stellt der deutsche Staat mehr Geld für Familien zur Verfügung als jedes der anderen dreißig von der OECD untersuchten Industrieländer. Jedoch das Geld versickert „in einem sinnlosen Sammelsurium von Ausgaben"[9], weil viel Geld der Sozialetats in ungeeignete, z. T. sich aufhebende Maßnahmen und Bürokratie fließt (Beispiel Betreuungsgeld versus Krippen- und Kindergartenteilnahme). Darüber hinaus wurde seit vier Jahrzehnten versäumt tragfähige integrative Angebote sowie Bildungs- und Berufszugänge für die (kinderreichen) Familien der Einwanderer und unteren sozialen Schichten auszubauen. Es ist daher dringend notwendig, die ge-

---

[8] Vgl. Bertram 2010, Collatz 2010.
[9] Niejahr 2012.

sellschaftlichen Rahmenbedingungen für Familienplanung und -gesundheit in Deutschland zu reformieren.[10]

Durch die globalen Wirtschafts- und Finanzkrisen nimmt die Polarisierung von Armut und Reichtum dramatische Dimensionen an. Im Rahmen des Wandels gingen soziale Errungenschaften und Sicherheiten verloren und vor allem Familien mit Kindern gerieten in Krisen. Ein Fünftel der deutschen Bevölkerung war in den letzten Jahren von Armut bedroht. Von prekären Lebenssituationen und Ausgrenzung sind besonders (alleinerziehende) Mütter und ihre Kinder, kinderreiche Familien und inzwischen auch immer mehr ältere Menschen betroffen. Im Folgenden werde ich mich auf die Situation von Müttern und Kindern konzentrieren.

„In Deutschland leben über 2,5 Millionen Kinder in Einkommensarmut. Dies entspricht etwa 19 % aller Personen unter 18 Jahren. Die Armut hat sich in den vergangenen fünf Jahren nahezu verdoppelt".[11] Alleinerziehende Mütter (inzwischen gibt es über 3 Millionen Alleinerziehende >= 32 % aller Haushalte mit Kindern) und auch Mütter mit vielen Kindern sind die Bevölkerungsgruppen mit der höchsten Langzeitarmut. Wie viele Studien zeigen, hat das Aufwachsen in Armut schwerwiegende Folgen. Nach einer schwedischen Populationsstudie ist das Risiko (rr) von Kindern alleinerziehender Mütter psychisch zu erkranken, Suchtprobleme zu entwickeln oder früher zu sterben, besonders bei Jungen, stark überhöht (Abb. 2). Auch Mütter in prekären Lebenssituationen haben ein (siebenfach) überhöhtes Mortalitätsrisiko.[12] Zu den problematischen Entwicklungen tragen insbesondere auch Scheidungsfolgen bei (am Beispiel schwedischer Populationsstudien s. Abb. 2).

Die Folge dieser Entwicklungen: „Neue Morbidität"

In den epidemiologischen Analysen des Gesundheitszustandes der deutschen Bevölkerung verschieben sich die Morbiditätsstrukturen.[13] Vor dem Hintergrund des enormen sozialen Wandels und wachsender neuer Belastungen dominieren immer mehr psychische Erkrankungen.[14] Ebenso werden Familien

---

[10] Vgl. Bundesministerium für Familie, Senioren, Frauen und Jugend (BMSFJ) 2007.
[11] Deutscher Kinderschutzbund 2011.
[12] Vgl. Ringback-Weitoft et al. 2000.
[13] Vgl. Beske 2010.
[14] Vgl. Pott 2012.

N > 1 Mio. Kinder (ae 65.000, ze 920.000), 1991–1998

- *erhöhtes Risiko für psychische Erkrankungen, Suizidalität, Unfälle, Sucht*

rr Mädchen	2,1	(1,9–2,3)	Jungen	2,5	(2,3–2,8):	psychiatrische Erkrankung
rr Mädchen	2,0	(1,9–2,2)	Jungen	2,3	(2,1–2,6):	SV/Suizide
rr Mädchen	2,4	(2,2–2,7)	Jungen	2,2	(2,0–2,4):	alkoholbedingte Störungen
rr Mädchen	3,2	(2,7–3,7)	Jungen	4,0	(3,5–4,5):	Drogenprobleme

- *höhere Risiken für Jungen auch hinsichtlich Mortalität*

Abb. 2: Scheidungsfolgen für Kinder (Ringbäck-Weitoft et al. 2003, zitiert nach Franz 2005, S. 133)

deutlich häufiger von frühzeitig sich entwickelnden chronischen Erkrankungen betroffen. Zudem tragen die Familien die Hauptlast der durch den soziodemographischen Wandel ansteigenden Pflegefälle. Diese „neue Morbidität" beinhaltet neben der Zunahme früher chronischer Erkrankungen auch eine Verlagerung von somatischen zu psychischen und durch Lebensweisen und Verhalten verursachte Gesundheitsstörungen.[15]

In der Gesundheitsberichterstattung des Bundes von 2006 heißt es:

> Die Gesundheit der Deutschen hat sich in den letzten zehn Jahren insgesamt verbessert [...] Dennoch profitieren nicht alle Bevölkerungsgruppen gleichermaßen von der günstigen Entwicklung. [...] Bemerkenswert ist, dass sich das Krankheitsspektrum insgesamt offenbar verschiebt.[...] Psychische Krankheiten, die [...] vor allem bei Frauen verbreitet sind, spielen sowohl bei Arbeitsunfähigkeitsfällen wie Frühberentungen eine immer größere Rolle.[16]

---

[15] Vgl. Collatz 2010.
[16] Robert Koch-Institut 2006, S. 13.

Weiter heißt es in dem Bericht[17], dass lange Zeit wegen des Mangels an verlässlichen Daten die Bedeutung psychischer Krankheiten unterschätzt wurde. Insbesondere Depressionen und Angsterkrankungen seien dominant und rasant angestiegen. Jede fünfte Frau in Deutschland ist von einer solchen Störung pro Jahr betroffen. Ca. jede siebte langfristige solche Störung endet suizidal.[18] Da die Medizin in der Aus-, Weiter- und Fortbildung und in der Versorgung wenig auf die Behandlung psychischer Störungen ausgerichtet war, wurden viele Störungen nicht erkannt und wenn, oft nicht adäquat behandelt. Angesichts der globalen Entwicklungen geht die WHO davon aus, dass die psychischen Störungen weiter anwachsen und 2020 neben ischämischen Herzerkrankungen die größte Erkrankungsgruppe darstellen werden. Die alleinerziehenden Frauen (aber nicht der ca. 10 %-Anteil alleinerziehender Männer!) sind gefolgt von einigen Bevölkerungsgruppen mit verschiedenen Migrationskonstellationen, eine Gruppe in der Bevölkerung, die in den Statistiken über soziale und gesundheitliche Risiken deutlich hervorragen.[19] Dies betrifft sowohl Risiken wie Armut als auch Langzeitarbeitslosigkeit, Sozialhilfeabhängigkeit, schlechte Wohnverhältnisse, Bildung- und Ernährungsdefizite etc. Diese Risiken zeigen – insbesondere bei Kumulation – deutliche Zusammenhänge mit körperlichen und psychischen Erkrankungen. Vor allem chronische Erkrankungen treten frühzeitiger und häufiger in den unteren Sozialschichten bzw. in prekären Lebenssituationen auf. Es gibt immer mehr Hinweise, dass die gesellschaftlichen Veränderungen von den Familien häufiger nicht mehr verkraftet werden können. Die Analysen zur Gesundheit in Deutschland kommen zu dem Schluss, dass insbesondere „alleinerziehende Mütter durch Probleme in einer Vielzahl von Lebensbereichen belastet und weniger zufrieden" sowie „ häufiger krank sind".[20] Neben einer überhöhten Quote zahlreicher somatischer Erkrankungen ist die gegenüber verheirateten Müttern doppelt so hohe Quote psychischer Leiden auffällig.

> Allein erziehende Mütter vermissen jedoch nicht nur bessere materielle Bedingungen, sondern offenbar in erster Linie die gesellschaftliche Anerkennung und Respekt vor ihren Erziehungsleistungen. [...] Wie Studien der Stressforschung zeigen, können belastende Lebenssituationen zu gesundheitlichen Schäden führen.[21]

---

[17] Vgl. ebd. S. 29.
[18] Vgl. ebd. S. 29.
[19] Vgl. ebd. S. 83.
[20] Vgl. ebd. S. 88.
[21] Vgl. ebd., S. 88–89.

Die Mütter müssen auch die „Neue Morbidität" der Kinder verkraften. Immer mehr Familien werden von bereits früh im Kindesalter auftretenden, sich chronifizierenden Erkrankungen betroffen. Die Ergebnisse der ersten, auch die Migrantenpopulation umfassenden und daher repräsentativen Längsschnittstudie zur Kinder- und Jugendgesundheit (KIGGS) belegen die außerordentlichen Einflüsse der Familie und des sozialen Umfeldes auf die Entwicklung und Gesundheit der Kinder.[22] Das Krankheitsspektrum ist von einer Verschiebung von akuten zu chronischen Erkrankungen und von den somatischen zu den psychischen Gesundheitsstörungen gekennzeichnet. Die Autoren bezeichnen diese Entwicklung in Übereinstimmung mit den internationalen Ergebnissen als „neue Morbidität" und heben die ätiologische Bedeutung sozioökonomischer und psychosozialer Faktoren auch oder besonders in Deutschland hervor.

Diese Entwicklungen sind nicht grundsätzlich neu, die Steigerungen der Prävalenzen jedoch verdienen Aufmerksamkeit. So ergab bereits 1997 eine bundesweite Befragung, dass in mindestens 23 % der jungen Familien ein chronisch krankes Kind lebt und für die meisten Familien eine erhebliche Belastung bedeutet.[23] Andere Entwicklungen betreffen Störungen der Emotionalität und des Sozialverhaltens. Ihle und Esser wiesen 2007 Prävalenzraten von psychischen Störungen bei 15–18 % der Kinder und Jugendlichen nach. Dabei dominierten Ängste und Depressionen sowie aggressiv-dissoziales und hyperaktives Verhalten. Döpfner et al. (1997) wiesen darauf hin, dass internalisierte Störungen (Probleme mit sich selbst) zunächst weniger auffallen als externalisierte Verhaltensstörungen, aber langfristig sehr zerstörerisch wirken können.[24] Psychische Auffälligkeiten und psychosomatische Beschwerden, aber auch andere gesundheitliche Risiken wie Übergewicht, Magersucht und Fehlernährung treten bei Kindern aus sozial benachteiligten Familien häufiger auf. Durch Fehlversorgung und Übermedikation der Kinder wird Resistenzbildung zur Zeitbombe.[25] Ca. 400.000 deutsche Kinder mit der Diagnose ADHS werden mit Ritalin ruhig gestellt.[26] Armut, Arbeitslosigkeit, geringe Bildung und kulturelle Kompetenzen, chronische Erkrankungen stellen wesentliche Risiken für eine erfolgreiche primäre Sozialisation dar, wie auch die Bindungs- und Resilienzforschung nach-

---

[22] Vgl. Hölling et al. 2010.
[23] Vgl. Bergmann et al. 1998.
[24] Vgl. Döpfner et al. 1997.
[25] Vgl. Glaeske et al. 2008, Glaeske 2011.
[26] Vgl. Largo 2011.

wies. Familien mit diesen Risiken werden auch überproportional nicht adäquat medizinisch versorgt.

Nach den Ergebnissen der KIGGS-Studie leiden mehr als 40 % aller 3–17-Jährigen an einer allergenen Sensibilisierung. Auch Atemwegserkrankungen stellen eine erhebliche Belastung dar, bis zum 17. Lebensjahr sind 13,3 % von einer obstruktiven Bronchitis betroffen, von Asthma 4,7 %.[27] Als alarmierend werden die Entwicklungen von Übergewicht und Adipositas angesehen. So sind 15 % der Kinder und Jugendlichen bis zum 17. Lebensjahr übergewichtig. Besonders der Anteil Fettsüchtiger steigt mit dem Alter stark an, sind von den 3–6-Jährigen nur 2,9 % betroffen, so sind mit 14–17 Jahren 8,5 % fettsüchtig. Insbesondere sozial benachteiligte Familien und Familien mit Migrationshintergrund sind hiervon betroffen.[28]

Ein weiterer Ergebnisschwerpunkt der KIGGS-Studie gilt den psychischen und Verhaltensauffälligkeiten. Bei insgesamt annähernd 15 % der Kinder und Jugendlichen im Alter von 15–17 Jahren lagen Ergebnisse zu Auffälligkeiten des Verhaltens oder der Emotionen vor.[29] Am häufigsten, zu 30,8 %, bestanden Verhaltensprobleme. Verhaltensauffälligkeiten traten bei Kindern und Jugendlichen in Familien mit niedrigem Sozialstatus dreimal so häufig hervor als in Familien mit hohem Sozialstatus.

Wie problematisch die Entwicklungen zur „neuen Morbidität" sind, soll exemplarisch am Beispiel der Übergewichtigkeit aufgegriffen werden, in deren Hintergrund die Lebens-, Ess- und Ernährungskulturen und -rituale, die Bewegungs- und Zeitgestaltungen der Familien stehen und auf die letztlich die gesellschaftlichen Rahmenbedingungen einwirken. Woran liegt es, dass die Bevölkerung in Deutschland im europäischen Vergleich besonders häufig zur Fettsucht neigt? Die Begleitumstände und Folgewirkungen der Übergewichtigkeit wie Bewegungsarmut, Inaktivität, Selbstzweifel, Stigmatisierung und die komplexen Risiken an Diabetes, Krebs, Herz-Kreislauferkrankungen bereits frühzeitig zu erkranken sind empirisch belegt. Die Gesundheitsversorgung benötigt mehr denn je die Mitarbeit der Familie und muss sich familienmedizinisch orientieren, soll diese Kindergeneration nicht die erste sein, die kürzer leben wird als ihre Eltern.[30]

---

[27] Vgl. Schlaud et al. 2007.
[28] Vgl. Robert Koch-Institut 2004, Hölling et al. 2010.
[29] Vgl. Hölling et al. 2007.
[30] Vgl. Peter 2010.

Mit steigender Tendenz markieren in den Studien Fettsucht, Übergewicht, Fehlernährung, Bewegungsmangel, Hyperaktivität und Ängste den Gesundheitsstatus der Kinder. Das Anwachsen und frühzeitige Auftreten von exzessivem Alkohol-, Rauchwaren- und Drogenkonsum sowie Gewaltverrohung und dramatische Vernachlässigungssituationen prägen das Bild, das in den Medien dargestellt wird. Pott (2012) weist insbesondere auf die Problematik mangelnder rechtzeitiger und familienorientierter Versorgung angesichts des Anstiegs psychischer Störungen hin. Dass Familien noch nicht in die Behandlung einbezogen werden können, wirkt sich z. B. angesichts der 2,6 Millionen Kinder, die mit einem Elternteil mit alkoholbezogenen Störungen leben, fatal aus.[31] Nach Experten der WHO kann vor allem der Ausbau einer präventiven, auf die Risikogruppen orientierten Familienmedizin effektiv helfen, diese Probleme zu lindern.

Gesundheit der Mütter als Grundlage der Familiengesundheit

Entgegen der oft vertretenen herkömmlichen Meinung, dass Mutter zu werden, das höchste Glück im Leben einer Frau bedeute, zeigen die epidemiologischen Fakten, dass es für das Wohlbefinden und die Gesundheit vieler Frauen nicht unbedingt förderlich ist.[32] Amerikanische Forscherinnen machten schon frühzeitig auf gesellschaftliche Entwicklungen aufmerksam, die dazu führen, „dass die Mutterrolle der größte Stressfaktor im Leben einer Frau ist".[33] In den letzten Jahrzehnten gibt es auch deutsche Analysen, die die hohen Belastungen durch Mutterschaft aufzeigen.[34] In der hausärztlichen Tätigkeit wird sicher oft erlebt, welche vielschichtigen Anpassungsprobleme Familien haben, „sich in anderen Umständen" zu befinden oder nach der Geburt die neue Situation und Verantwortung bei unsicheren Lebensverhältnissen zu bewältigen. So treten bei den Müttern erhebliche postpartale psychische Störungen auf: ca. 50 % aller Mütter weisen Störungen auf, die als „Babyblues" bezeichnet werden, ca. 15 % der Mütter erleben postpartale Depressionen (mit einer Dauer bis zu 6 Monaten) und ca. 1 % postpartale Psychosen. Die Verunsicherungen der Schwangeren und Mütter ist ein riesiger Markt für Beratungsliteratur geworden: für Schwangerschaft, Sexualität und Familienplanung, Ernährung, Entwicklung und diverse Fehlent-

---

[31] Vgl. Pott 2012, S. 9.
[32] Vgl. Sperlich et al. 2011.
[33] Vgl. Belle 1982, Everly 1989, Barnett et al. 1991, Hrdy 1999.
[34] Vgl. Collatz et al. 1994, Sieverding 1995, Collatz 2010.

wicklungen des Kindes, für Erziehungsprobleme etc. (Allein für Erziehungsratgeber gaben überforderte Eltern im Jahre 2010 rund 750 Millionen Euro aus[35]). Die Verunsicherungen und Befindlichkeitsstörungen der Schwangeren, Mütter und jungen Familien führen zu einem zunehmenden Versorgungs- und Beratungsbedarf. Angesichts des vorab dargelegten Zusammenhangs zwischen Qualitäten früher Eltern-Kind-Interaktion und der Entwicklung bzw. Gesundheit des Kindes sind die aufgeführten Daten ein Alarmsignal für die primär versorgenden Ärzte gründlich und vorsorgend auf Belastungssignale und Risikoindikatoren in den Familien ihrer Patientinnen zu reagieren. Die differenzierten Mannheimer Längsschnittuntersuchungen[36] zeigen z. B. deutlich, dass Kinder postpartal depressiver Mütter bis zum 19. Lebensjahr ansteigend ein fünffach höheres Risiko aufweisen, psychische Auffälligkeiten zu entwickeln. Während dies unabhängig vom Alter und der Bildung der Mütter auftritt, haben besonders Armut aber auch andere soziale Risiken einen erheblichen Einfluss auf das Auftreten und die Verarbeitung der Auffälligkeiten. Eine gründliche Anamnese des Lebenshintergrundes und der z. T. komplexen Belastungen der Mütter und ihrer Familien muss also eine wesentliche Basis der primärärztlichen Behandlung sein.

Die Belastungen der Mütter und auch der Männer, die in der Familie mütterliche Funktionen übernehmen, werden immer noch unterschätzt. Mütter (und familienversorgende Väter) sind anders krank, bzw. können eigentlich nicht krank sein, da sonst die Familie auseinander bricht. Im Gegensatz zu der auf berufliche Stressoren fokussierten Belastungssituation von Karrierefrauen und -männern ist das Belastungsspektrum von Frauen und Männern in Familienverantwortung wesentlich vieldimensionaler, unüberschaubarer und weniger planbar. Insbesondere die langandauernden permanenten Anforderungen und die stete Verantwortung für die gesamte Familie ohne Ruhepausen oder Urlaub, der Schlafentzug und die sisyphusähnlichen Mühen, den Alltag zu bewältigen, führen häufig zu starken Belastungen. Die Stressoren wirken im Familienverband interaktiv. Das Störungs-, Erkrankungs- oder Entwicklungsrisiko der Kinder steigt mit den Überlastungssituationen der Eltern, vor allem der Mütter. Ca. 80 % befragter Mütter fühlen sich nicht gesund, wenn ihre Kinder Störungen in der Entwicklung oder der Gesundheit aufweisen. Da vor allem Mütter die Verantwortung für die Familienentwicklung tragen, haben sie auch Schwierig-

---

[35] Nach Laucht 2011a.
[36] Vgl. Laucht 2011b.

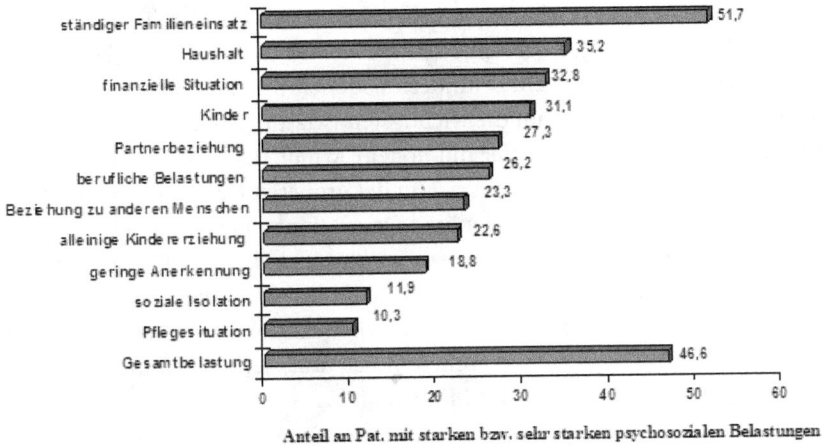

ständiger Familieneinsatz	51,7
Haushalt	35,2
finanzielle Situation	32,8
Kinder	31,1
Partnerbeziehung	27,3
berufliche Belastungen	26,2
Beziehung zu anderen Menschen	23,3
alleinige Kindererziehung	22,6
geringe Anerkennung	18,8
soziale Isolation	11,9
Pflegesituation	10,3
Gesamtbelastung	46,6

Anteil an Pat. mit starken bzw. sehr starken psychosozialen Belastungen

Abb. 3: Psychosoziale Belastungen alleinerziehender Mütter

keiten sich bei Erkrankungen zu entlasten. Analysen zeigen, dass Mütter selbst bei schwerwiegenden Erkrankungen dissimulieren. So sind z. B. Krankenhausaufenthalte bei Frauen mit Kindern signifikant weniger häufig als bei Frauen ohne Kinder zu finden.

Bei Analysen der Eingangsdaten von 5.834 Müttern, die 27 Mutter-Kind-Rehabilitationskliniken aufsuchten, ergaben sich die häufigsten und die stärksten Belastungen der Mütter durch ständigen Familieneinsatz, durch Haushalt, finanzielle Beengtheit, Kinder, Partnerbeziehungen und erst dann berufliche Belastungen, durch soziale Isolation und Pflegesituationen (Abb. 3)

Neuere bundesweite repräsentative Befragungen von über 3.000 Mütter im Alter von 17 bis 60 Jahren mit Kindern von null bis 18 Jahren[37] kommen zu ähnlichen Rangfolgen der psychosozialen Belastungen. Auch hier stellt der permanente Familieneinsatz am häufigsten eine starke Belastung (für 29,8 %) der Mütter dar, gefolgt von der finanziellen Situation (zu 28,3 %) und der Belastung durch den Haushalt (25,4 %) sowie die alleinige Verantwortung für die Kindererziehung (22,7 %). Weitere starke Belastungen sind die berufliche Situation (für 21,5 % der Mütter), Erziehungsprobleme oder -konflikte (zu 19,4 %),

---

[37] Vgl. Sperlich et al. 2011.

geringe Anerkennung und Bestätigung (17,5 %), Vereinbarkeit von Beruf und Familie (17,3 %), partnerschaftliche Situation (16,7 %) und Konflikte mit Familienangehörigen (11,7 %). Auch ungewolltes Alleinleben oder Einsamkeit (7,3 %), Pflegetätigkeit (6,3 %) und ein behindertes oder chronisch krankes Kind (4,3 %) belasten die Mütter stark, um die wichtigsten Belastungen zu nennen. Darüber hinaus leben ca. 30 % der Mütter mit hohem Armutsrisiko, was ebenso wie Arbeitslosigkeit oder Alleinerziehen sich in der größeren Häufigkeit von Gesundheitsbeschwerden, Angstzuständen und Depressionen niederschlägt.

Im Rahmen multivariater Analysen wirkten sich die Belastungen der Mütter in Mutter-Kind-Kliniken auf das Gesundheitsrisiko steigernd aus. Geringe Anerkennung, also Gratifikationskrisen, erhöhten das Erkrankungsrisiko um annährend das Zweifache. Im Rahmen dieser Analysen[38] fielen drei besonders belastungsreiche Lebenslagen der Mütter auf:

- sozial isolierte und mit der Lebenssituation unzufriedene alleinerziehende Mütter und
- verheiratete Mütter in Gratifikationskrisen, also mit geringer Anerkennung und sozialer Unterstützung,
- Mütter mit Kindern, die chronische Gesundheitsstörungen aufweisen.

Alleinerziehende Mütter und ihre Kinder sind seit einigen Jahren im Fokus der Armuts-, Arbeitslosigkeits- und Integrationsdiskussion. Inzwischen liegen auch profunde Studien zu den überproportional erhöhten Gesundheitsstörungen von alleinerziehenden Müttern und ihren Kindern in Deutschland vor.[39]

In der ärztlichen Praxis klagen diese Mütter über ständige Müdigkeit, Erschöpfung, Schlafstörungen, Kopfschmerzen, Rückenschmerzen, Unruhe und Nervosität, Angstzustände, Über- oder Untergewicht, depressive Verstimmungen und Schwierigkeiten im Umgang mit ihren Partnern und Kindern. Die mütterspezifischen Belastungen, Beschwerden und Erkrankungen wurden als „Leitsyndrom" auf der Datengrundlage von rund 27.000 Müttern beschrieben.[40]

Dieses Leitsyndrom zeichnete sich bei ca. 80 % der untersuchten Mütter markant ab und neuere Nachuntersuchungen des Forschungsverbundes Familienmedizin der Medizinischen Hochschule Hannover 2012 zeigen annähernd gleiche Ergebnisse.

[38] S. a. Collatz 2010.
[39] Vgl. Sperlich, Collatz 2006; Franz, Ulrich 2010; Hagen et al. 2010.
[40] Vgl. Collatz et al. 1998.

Das Leitsyndrom mütterlicher Erkrankungen

Die typische Symptomkonstellation bei 80 % Patientinnen in Mutter-Kind-Einrichtungen

(N = 27.908 Mütter)

Kernsyndrom

- Schwere Erschöpfungszustände, Burn-Out-Syndrom
- Multiple psychosomatische Befindlichkeitsstörungen

Multimorbidität

- Somatische und psychische Erkrankungen und Beschwerden im frühen Befundstadium

Einschränkungen der Aktivitäten und Partizipation

- Bewältigung häuslicher, beruflicher Aktivitäten
- Mutter-Kind-Interaktionsstörungen

Gesundheitsrelevante Kontextfaktoren

- Soziale und familiäre Situation
- Personale Ressourcen und Kompetenzen

Abb. 4: Das Leitsyndrom mütterlicher Erkrankungen (nach Collatz et al. 1989)

Im Kern beschreibt das Leitsyndrom tiefe Erschöpfungszustände der Mütter bis zum Burn-Out-Syndrom in hoher Ausprägung. Diese Erschöpfungszustände haben bereits einen hohen Krankheitswert. Eine Multimorbidität wurde den Frauen zunächst von den behandelnden Ärzten zugeschrieben. Die Mütter zeigten eine Vielzahl psychosomatischer Befindlichkeitsstörungen, somatoformer Beschwerden und funktioneller Erkrankungen, die sich auf Grund des jungen Alters der Mütter noch nicht im Finalstadium befinden, aber je nach Anzahl und Ausprägungsgrad einen erheblichen Krankheitswert aufweisen können. Im Durchschnitt wurden die Mütter mit zwei bis drei Diagnosen eingewiesen. Die Leiden der Mütter haben einen vielschichtigen, multiaxialen Hintergrund. Ihre Gesundheitsstörungen stehen im engen Zusammenhang mit psychischen und sozialen Belastungen. Durch die ständige Überforderung und Verausgabung bei gleichzeitig geringer Anerkennung ihrer Leistung geraten die Mütter in Krisen.

Die bereits erwähnte repräsentative DFG-Studie lieferte neue Ergebnisse zur Gesundheit der Mütter in Deutschland.[41] Danach haben 27 % der Mütter behandlungsbedürftige Beeinträchtigungen im körperlichen und Allgemeinbefinden, 21 % erhöhte Angst- und 22 % erhöhte Depressionswerte. Insbesondere Ein-Elternschaft, Arbeitslosigkeit, die alleinige Verantwortung für die Haus- und Familienarbeit sowie ein geringeres Einkommen und Bildung waren entscheidende Risikofaktoren für psychische und körperliche Fehlentwicklungen. Im Gegensatz zu früheren Analysen ist die Berufstätigkeit der Mütter (auch halbtags) nicht mehr mit gesundheitsprotektiven Effekten verknüpft. Im Gegenteil zeigen Mütter, die ausschließlich Haushalts- oder Familienarbeit verrichten, deutlich weniger Gesundheitsstörungen. Ergebnisse, die auf eine Verschlechterung der Berufsbedingungen vieler Mütter hinweisen könnten.

Ist familienmedizinisch orientierte Versorgung möglich?

Die soziodemographischen Entwicklungen, der Wandel der Lebenswelten und die damit verbundenen Veränderungen des Krankheitsspektrums zu langfristigen chronischen und psychosomatischen Erkrankungen haben die primärversorgenden Ärzte seit langem und zunehmend mit Patientenbedürfnissen konfrontiert, die mit einem Festhalten an einer kurativ-punktuellen Behandlungsform immer weniger vereinbar sind. Familienmedizin wird daher als zentraler und integrativer Bereich der primärärztlichen Versorgung und vor allem der hausärztlichen Tätigkeit beschrieben. Somit ist „Familienmedizin eine grundlegende in unserem System versorgungsimmanente kontinuierliche im primärärztlichen Sektor angesiedelte Aufgabe, die von der Gesellschaft erwartet wird und auf die der Versicherte Anspruch hat".[42] An theoretischen Ansätzen gibt es in der internationalen und nationalen Literatur keinen Mangel.[43] Wie vorab aufgeführt ist der Bedarf an familienmedizinischer Versorgung national und international gut belegt. So weisen weit über 30 % der Patientenkontakte in der allgemeinärztlichen Praxis auf Störungen hin, die eine familienmedizinisch zentrierte Behandlung erfordern.[44] Dennoch zeigen empirische Ergebnisse erhebliche Lücken der Versorgung und Nachholbedarf an Qualifizierungen

---

[41] Vgl. Sperlich et al. 2011.
[42] Fischer 2010, S. 201.
[43] Vgl. Wirsching 1990, Cierpka 1996, Sloane et al. 1998, Fischer 2010.
[44] Vgl. Tress et al. 1997, Sandholzer et al. 1999.

für die gewachsenen Aufgaben einer familienorientierten Grundversorgung auf. Vor dem Hintergrund, dass sozial, psychisch sowie familiär verursachte Gesundheitsstörungen zu selten und zu spät erkannt und dann unsachgemäß behandelt wurden, ergaben sich deutliche Hinweise auf iatrogene Prozesse und Folgeschäden.[45] Insbesondere das „Casemanagement" wies nach diesen Studien Mängel auf und konnte oft nicht problemgerecht umgesetzt oder organisiert werden.

Diese Probleme sind nicht allein mit Fortbildungs- oder Trainingsprogrammen zu beheben, sondern stellen über Jahrzehnte tradierte, auch per Gesetzgebung zementierte, Strukturfehler des bestehenden Systems dar. Lauterbach (2009) nennt es in seinen Analysen über die strukturellen „Krankheiten" des Gesundheitssystems „die Krankheit der fehlenden Zusammenarbeit".[46] Zu ähnlichen Ergebnissen kommen die letzten Gutachten des Sachverständigenrates zur Begutachtung der Entwicklung im Gesundheitswesen (2007 und 2009)[47], in denen mangelnde Zielorientierungen und Strukturprobleme (besonders die Abgrenzung der Bereiche und Disziplinen) und vor allem die fehlenden Voraussetzungen für Zusammenarbeit und den zu geringen Einbezug nichtärztlicher Berufsgruppen in eine kooperative medizinische Versorgung als behindernd angeprangert werden. Ohne optimale Verzahnung und Zusammenarbeit, die in den Strukturen des Gesundheitssystems verankert sein muss, und vor allem auch eine bereichsübergreifende adäquate Finanzierungsbasis, kann familienmedizinisches „Casemanagement" nicht effektiv umgesetzt werden. So gibt es zwar dem Bedarf folgend viele Ansätze familienmedizinischer Praxis[48], aber eine ausreichende strukturelle Basis des Gesundheitssystems für die Umsetzung von Familienmedizin fehlt bisher.

---

[45] Vgl. Tress et al. 1997, Fritsche et al. 2000, Wittchen et al. 2001.

[46] Lauterbach 2009.

[47] Vgl. Sachverständigenrat zur Begutachtung der Entwicklung im Gesundheitswesen 2007 und 2009.

[48] S. a. Bahrs, Matthiessen 2007.

Effektivität von familienmedizinischen Maßnahmen: Zwei Beispiele

Präventive und frühe rehabilitative Maßnahmen zur Müttergesundheit

Zu den wenigen familienmedizinischen Pflichtleistungen der gesetzlichen Krankenkassen, die allen Müttern/Vätern und ihren Kindern offen stehen, gehören die präventiven und rehabilitativen Mutter-Kind-Maßnahmen, die eine integrierende multimodale Versorgung für Mütter und ihre Kinder leisten.[49] Mit diesen Maßnahmen können primärversorgende Ärzte Familien mit komplexen Problemen helfen und sich entlasten. Langjährige Forschungsarbeiten unterschiedlicher Forschungsgruppen haben eine hohe Effektivität der Mutter-Kind-Angebote nachgewiesen.[50] Wobei sich sowohl der körperliche als auch der psychische Gesundheitszustand der Mütter erheblich verbesserte. Da auch die die Mütter begleitenden Kinder behandlungsbedürftig waren, konnten auch bei den Kindern deutliche Verbesserungen der Gesundheitszustände empirisch nachgewiesen werden. Diese Verbesserungen waren sehr häufig nachhaltig, da die Mütter die Anregungen der Maßnahmen aufgriffen und ihr Leben und das der Familie gesundheitsförderlich veränderten.[51]

Abbildung 5 zeigt einen typischen Verlauf der Effekte bei Messungen nach einem halben Jahr und nach einem Jahr nach der Maßnahme an 3.130 Müttern. Nach anfänglich schlechtem Gesundheitszustand werden im Rahmen der Maßnahme sehr hohe Verbesserungen erzielt. Diese Effekte nehmen in der Alltagsbelastung wieder ab, stabilisieren sich aber in etwa auf dem Wohlbefindensniveau vergleichbarer Bevölkerungsgruppen. Nachhaltige Effektwerte auf hohem bis mittleren Niveau sind somit nachweisbar. Die Ergebnisse der Abbildung 5 zeigen auch, dass Effekte vor allem nachhaltig verlaufen, wenn bei den Müttern Empowermentprozesse vermittelt werden konnten, d. h. wenn die therapeutischen Hilfen den Müttern so praktisch vermittelt wurden, dass sie sie auch selbständig im Alltag der Familie weiterhin umsetzen können.

Mit diesen Angeboten zur Vorsorge und Rehabilitation für Mütter und Väter werden vor allem auch überproportional mütterliche und kindliche Risikogruppen in einem frühen, gut heilbaren Stadium erreicht, die, wenn man andere Stu-

---

[49] Vgl. Collatz 2011 und 2012.
[50] Vgl. Collatz, Sperlich 2006; Meixner 2004.
[51] Vgl. Collatz, Sperlich 2006; Bruns, Collatz 2006.

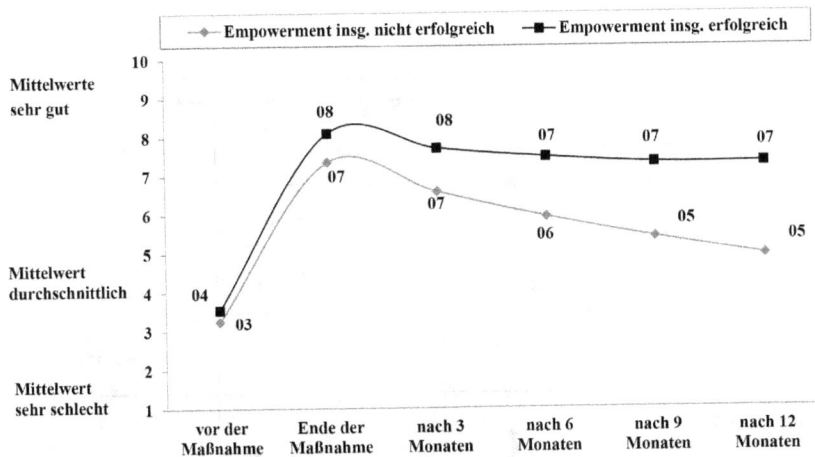

Abb. 5: Körperliches und psychisches Wohlbefinden in Abhängigkeit von Empowerment-prozessen

dien heranzieht, sonst kaum oder erst sehr spät in die Versorgung einbezogen werden konnten.[52] Für die primärversorgenden Ärzte multipel belasteter Familien stellen Mutter-Kind-Maßnahmen eine große Chance dar, in den Verlauf der gesundheitsgefährdenden Entwicklungen der Familie zu intervenieren, die Copingstrategien der Familienmitglieder zu verändern, sie gesundheitsfördernd zu gestalten und Verhaltens- und Verhältnisveränderungen einzuleiten.[53]

Neuere Studien zeigen, dass ca. 20 % der Mütter in der aktiven Erziehungs-phase eher einen Bedarf an stationären präventiven oder rehabilitativen Maß-nahmen haben, weil sie in ihrer Überlastungssituation in den Familien mit einer vielschichtigen ambulanten Versorgung überfordert sind. Von den bedürftigen Müttern besuchen nur ca. 10 % eine Mütter- oder Mutter-Kind-Maßnahme.[54] Kennzeichnend für diese erhebliche Unterversorgung der Mütter ist, dass viele Krankenkassen trotz gesetzlicher Auflagen und jahrelanger Kritik unverdros-sen ca. 50 % der Anträge der Mütter (unter den Gesetzen widersprechenden Vorwänden) ablehnten. Die Probleme der Mütter werden oft nicht anerkannt

---

[52] Vgl. Collatz 2002, Herwig 2005.
[53] Vgl. Collatz 2012, Siehe Tab. 1.
[54] Vgl. Institut für empirische Soziologie 2008.

Veränderungsansätze der Mütter in %	Davon eher/sehr erfolgreich nach 6 Monaten (n = 1.596)	Und eher/sehr erfolgreich nach 12 Monaten (n = 1.346)
Berufliche Veränderungen 31,2%	61,9%	51,1%
Beziehung zum Kind 48,0%	61,4%	70,4%
Freizeitbereich 44,7%	57,3%	55,2%
Haushalt 37,1%	52,8%	48,5%
Familiäre Beziehungen 25,9%	50,8%	45,4%
Partnerschaft 37,8%	47,3%	46,5%

Legende: 6 und 12 Monate nach präventiven und rehabilitativen Mutter-Kind-Maßnahmen wurden die Mütter befragt, ob sie aufgrund von Anregungen durch die Maßnahmen ihre Lebenssituation verändert hätten. In der linken Spalte der Tabelle finden sich die relativen Häufigkeiten der benannten Veränderungen. Die beiden folgenden Spalten beinhalten die mütterlichen Einschätzungen, wie erfolgreich diese Veränderungen nach 6 bzw. 12 Monaten waren. Bis auf Veränderungen der Beziehung zu ihrem Kind (oder den Kindern) sind die Erfolgsergebnisse nach 12 Monaten relativ stabil (nicht signifikant verändert). Der Antwortrücklauf betrug nach 6 Monaten n = 1.596 und nach 12 Monaten n = 1.346.

Tab. 1: Veränderungen der Lebenssituationen der Mütter nach präventiven und rehabilitativen Mutter-Kind-Maßnahmen und ihre Erfolgseinschätzungen

und ihre Bitten bei einem Mutter-Kind-Kur-Antrag zu helfen, erfährt oft zu wenig kenntnisreiche und sorgfältige Unterstützung, Hier sind vor allem auch die Hausärzte gefordert, die Mütter mehr zu unterstützen und die Anträge sorgfältiger auszuführen und auch mit den psychischen und sozialen Hintergründen der Familie (Risiken der Kontextfaktoren nach ICF) zu begründen.[55] Nach erheblichen Protesten und letztlich auch der Intervention des Bundesgesundheitsmi-

---

[55] Siehe auch Collatz 2012.

nisteriums wird seit 2011 um eine Verbesserung der Begutachtungs-Richtlinie auf Leistungen zur medizinischen Vorsorge und Rehabilitation und adäquate Umsetzungsempfehlungen gerungen. Seit Anfang 2012 verbesserten sich die Zulassungsraten der Krankenkassen für Mutter-Kind-Kuren wieder deutlich.

Netzwerke zur frühen Förderung von Familien in prekären Lebenssituationen

Die Ergebnisse aller Analysen und Modellvorhaben belegen, dass insbesondere der frühe Zugang zu den von Risiken bedrohten Familien die effizienteste und nachhaltigste Hilfeleistung darstellt. Diese präventiven Hilfen (z. B. durch Familienhebammen) sollten möglichst bereits bei der Familienplanung, in der Schwangerschaft oder kurz nach der Geburt ansetzen.[56] Besonders nach der Geburt und in den ersten Lebensjahren des Kindes kann ein gesundheitsorientiertes Verhalten und noch wesentlicher die Bindungssituation in den Familien effektiv gefördert werden.[57] In einer Metaanalyse des „Family Support Programs" in den USA wurden 665 Evaluationsstudien von 260 Programmen auf ihre Effekte untersucht.[58] Die Effektstärken waren doppelt so hoch, wenn die Interventionsprogramme früh ansetzten, zudem wirkten sich die spezielle professionelle Ausbildung der helfenden Akteure und spezialisierte, gut vernetzte nachgehende Angebote deutlich positiv auf die Wirksamkeit aus. Die Spezifität und Sensitivität des Risikoscreenings stellt eine wesentliche Basis für einen effizienten Zugang zu den Zielgruppen dar. Dies ergaben auch die Analysen in den deutschen Modellvorhaben.[59] Zu ähnlichen Ergebnissen führte auch das Head Start-Programm, das 1994 in den USA gestartet wurde. Von dem umfassenden Sure Start-Programm, mit dem 2004 in der 4. Welle in 500 der sozial schwierigsten Regionen Großbritanniens über 400.000 Kinder unter 4 Jahren versorgt werden konnten,[60] konnten die Familieninteraktionen und das Sozialverhalten sowie die kognitiven Kompetenzen deutlich gefördert werden. Es profitierten insbesondere unverheiratete Mütter in prekären Lebenssituationen.[61]

---

56 Vgl. Collatz, Rohde 1986.
57 Vgl. Cierpka 2011.
58 Vgl. Layzer et al. 2001.
59 Vgl. Renner 2010, Meysen et al. 2009.
60 Vgl. Olds 2006.
61 Siehe auch Olds, Kitzman 1993.

Bereits in den achtziger Jahren des vorigen Jahrhunderts konnten mit evaluierten Familienhebammen-Modellen, angelehnt an skandinavische und holländische Versorgungsstrukturen, wesentliche Verbesserungen der Förderung von Schwangerschafts- und Geburtsverläufen und frühfamiliären Entwicklungen in Deutschland erreicht werden.[62] Seitdem gibt es eine Vielzahl regionaler Familienhebammen-Projekte und Modellvorhaben.[63] Die Finanzierung der Hebammenversorgungsmodelle ist aber noch immer nicht ausreichend gelöst, adäquate Versorgungs- und Vernetzungsstrukturen wurden in der Regelversorgung nicht geschaffen.

In den letzten 20 Jahren wurden immer mehr Fördermittel für Modelle familienzentrierter Prävention im frühkindlichen Alter zur Verfügung gestellt. Einige der vielen Ansätze primärer und sekundärer Interventionen wurden als „Frühe Hilfen" deklariert. Aus den Ansätzen ist 2007 das Nationale Zentrum frühe Hilfen entstanden (NZFH), deren Träger die Bundeszentrale für gesundheitliche Aufklärung (BZgA) und das Deutsche Jugendinstitut (DJI) sind. Das NZFH unterstützt inzwischen in allen Bundesländern regionale Helfersysteme dabei, wirksame Vernetzungsstrukturen zu entwickeln und bedarfsgerechte Unterstützungsangebote für überlastete Familien möglichst frühzeitig (Schwerpunkt Schwangerschaft, Familien mit 0–3-Jährigen) bereitzustellen. Durch eine effektive Koordination von Ressourcen des Gesundheitswesens und der Kinder- und Jugendhilfe soll eine frühe Erkennung von Risiken (besonders in hoch belasteten Familien) und eine Stärkung der Familiengesundheit und der Familiennetzwerke möglich werden. Mit diesen Maßnahmen soll auch die Bedarfsgerechtigkeit und Qualität der medizinischen Versorgung, insbesondere die multiprofessionelle Zusammenarbeit ermöglicht und verbessert werden. Das NZFH soll auch eine wissenschaftliche Implementation und Evaluation der Modellvorhaben koordinieren und eine Standardisierung unterstützen.[64] Letztendlich soll eine Einbindung der erfolgreichen Modelle in die Regelversorgung gefördert werden.

Aus der Flut der Modellprojekte, die überwiegend eine begrenzte Laufzeit haben und zumeist im Bereich der Jugendhilfe verankert sind, soll stellvertretend das Multicenterprojekt KinderZUKUNFT NRW[65] vorgestellt werden, das

---

[62] Vgl. Collatz, Rohde 1986; Collatz 2007.
[63] Vgl. Stascheck 2006, Schneider 2004.
[64] Vgl. Helming et al. 2007.
[65] Vgl. Kratzsch et al. 2012.

seinen Startpunkt im Gesundheitswesen hat. Der komplexe Aufbau des Projektes macht deutlich, dass nur sehr sorgfältig implementierte und evaluierte Projekte Erfolg haben können. Im Prinzip arbeiten fast alle Modelle seit dem Bremer Familien-Hebammen-Modell[66] mit ähnlichen Prinzipien und Elementen. Abbildung 6 zeigt die Struktur des Multicenterprojekts „KinderZUKUNFT NRW".[67] Das Projekt war von Beginn so angelegt, die regional vorhandene Regelversorgung zu nutzen und auf die langjährigen Erfahrungen zurückzugreifen. Da international keine validierten Verfahren zur Einschätzung von Risikopotentialen oder Unterstützungsbedarf in Familien und zur Kindeswohlgefährdung[68] vorliegen, wurde erheblicher Aufwand betrieben, standardisierte spezifische Risikoinventare (Risikoscreeningbogen) für die verschiedenen Aktionsbereiche zu entwickeln und die Vernetzungsfunktionen und die Qualität der Zusammenarbeit durch standardisierte Instrumente (Überleitungs-/Nachverfolgungsbögen) zu sichern. Um die Qualität der Umsetzungen zu sichern wurden nicht nur Schulungen für die unterschiedlichen Akteure durchgeführt, sondern auch in den Geburtskliniken aller beteiligten Standorte (sieben Städte und weitere ländliche Regionen) eine Hebamme oder Kinderkrankenschwester in das Routinekonzept der Kliniken als Koordinatorin neu eingestellt. Durch Veränderung des klinischen Organisationsablaufs (Clinical Pathway) wird nun jede Schwangere oder Mutter in den beteiligten Kliniken in der Anmeldung erfasst, die aus der ambulanten Phase 1 bekannten anamnestischen Daten aufgenommen und ein Risiko-Screening durchgeführt. Je nach Risikolage werden weitere Maßnahmen (zunächst ein differenziertes Assessment) eingeleitet. Die Koordinatorin vernetzt die Zusammenarbeit in den Frauen- und Kinderkliniken (Phase 2) und nachfolgender weiterer ambulanter Maßnahmen (mit den Institutionen der Phase 3). Mit der erfolgreich getesteten Pathway-Methode und der dabei erprobten Mikrosystemtechnik wird eine transparente Darstellung der Abläufe aller Maßnahmen und des Gesamtprozesses der Hilfen und die Vermittlung notwendiger Informationen an alle beteiligten Helfer möglich.

Wie in Abbildung 6 dargestellt, werden die Daten in einem TrustCenter (unter Datenschutzsicherung) gespeichert und für Vernetzungsmaßnahmen und für die Qualitätssicherung aufbereitet. Vom TrustCenter wird auch die Supervision und bei Bedarf abrufbare Beratung der Koordinatorinnen durchgeführt. Dar-

---

[66] Vgl. Collatz, Rohde 1986.
[67] Vgl. Kratzsch et al. 2012.
[68] Vgl. Kindler 2009; Metzner, Pawils 2011.

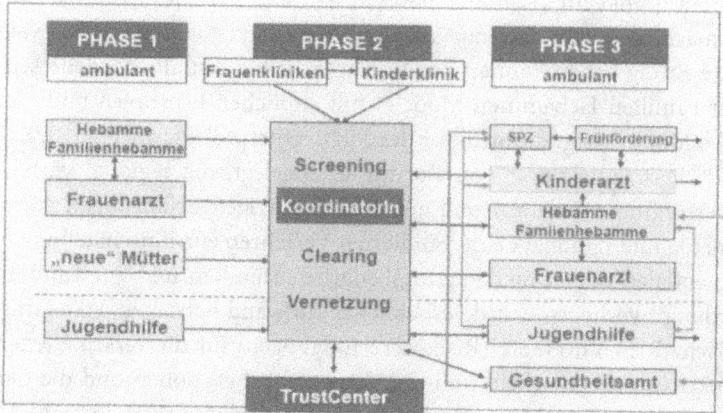

Abb. 6: Modell des Multicenterprojektes KinderZUKUNFT NRW (Kratzsch et al. 2012)

über hinaus sind die regelmäßigen Treffen der Akteure aus den verschiedenen Bereichen mit den Falldiskussionen für die Vernetzungsqualitäten wesentlich.

Nach Abschluss der zwölfmonatigen Vorlaufphase, bei der in sechs Standorten 2.000 Fälle erfasst wurden, berichten Kratzsch et al. (2012), dass sich die Abläufe und entwickelten Instrumente als praktikabel erwiesen.[69] Die Akteure (hauptsächlich Mitarbeiterinnen der Geburts- und Kinderkliniken, Familienhebammen, Mitarbeiterinnen der Gesundheits- und Jugendämter) hielten weitgehend ihre verbindlichen Kooperationszusagen ein. Je nach Standort nahmen 70–93 % der 2.000 Mütter am Projekt teil. Ca. 25 % der Familien wiesen 5 und mehr Risiken auf, wobei nicht die Anzahl, sondern die Schwere ihrer Auswirkungen (auch auf die Familie) entscheidend für Interventionen war. Aufsuchende Dienste, wie Hebammen der Regelversorgung und Familienhebammen der Gesundheitsämter, letztere besonders bei Risikofällen, nahmen bei den Interventionen eine Schlüsselrolle ein. Insbesondere die Zusammenarbeit mit den Jugendämtern (bei ca. 50 % der Risikofälle) hat sich gut entwickelt und bewährt. Auch die Kooperation mit niedergelassenen Kinderärzten, den Kinderkliniken und den sozialpädiatrischen Zentren (SPZ) wurde in diesem Projekt als interaktiv und adäquat beschrieben. Hingegen konnten niedergelassene Frauenärzte im Gegensatz zu Schwangerenberatungsstellen wenig angesprochen werden.[70]

---

[69] Vgl. Kratzsch et al. 2012.

[70] Vgl. Kratzsch et al. 2012.

Insgesamt, so Kratzsch et al. (2012), zeigen die Trendergebnisse, dass mit dem Projektansatz und den eingesetzten standardisierten Instrumenten und Evaluationstechniken die angestrebten Ziele der Erreichung von Risikogruppen und deren intensivere Versorgung durch bessere Vernetzung und nachgehende Versorgung erreicht werden können.[71]

Diese Ergebnisse entsprechen weitgehend den Evaluationsberichten des Nationalen Zentrums für Frühe Hilfen[72] über die Modellprojekte in den Bundesländern. Eine weiterführende Standardisierung und letztendlich Überleitung in die Regelversorgung wird angestrebt. Diese Ergebnisse werfen die Frage nach der Positionierung der Fachärzte für Allgemeinmedizin bei der Umsetzung von Familienmedizin auf.

Resümee für den Hausarzt – Zusammenfassung und Ausblick

Die enormen sozialen und soziodemographischen Veränderungen haben zu veränderten Lebensbedingungen und einer „neuen Morbidität" geführt, die die primärärztlich versorgenden Ärzte mit neuen Ansprüchen konfrontieren. Insbesondere die dramatisch gestiegenen und schon früh auftretenden chronischen Erkrankungen und durch Überlastungen und Gratifikationskrisen hervorgerufenen psychischen und psychosomatischen Gesundheitsstörungen können zumeist nur mit Hilfe des familiären Umfeldes und durch aktive Vernetzung der Familien erfolgreich behandelt werden. Neben den Pflegesituationen multimorbider älterer Patienten stellen in Deutschland besonders alleinerziehende Mütter, Familien mit vielen Kindern oder behinderten/chronisch kranken Kindern und Familien mit Migrationshintergrund, die überproportional häufig von Armut bedroht sind, die betreuenden Ärzte vor komplexe Probleme. Die Erkrankungshintergründe sind oft nur mit ausreichenden Kenntnissen der Lebenswelten (z. B. Familienkonzeptionen, Armut, Arbeitslosigkeit, Life Events, Stressverarbeitung etc.) zu verstehen. Komplexen Anamnesen, Familiendiagnostik, Hausbesuchen und Kommunikation mit Risikogruppen und Netzwerken kommt daher besondere Bedeutung im ärztlichen Handeln zu. In Regionen, in denen sich prekäre Lebenssituationen ballen, können verbindlich kooperierende Netzwerke die Ärzte außerordentlich entlasten und erfolgreiche Versorgung gewährleisten. Diese Netzwerke müssen gut organisiert sein und immer wieder evaluiert werden, wenn sie entlastend wirken sollen.

---

[71] Vgl. Kratzsch et al. 2012.
[72] Vgl. NZFH 2010.

Internationale Modellvorhaben zeigen, dass eine familienorientierte präventive und früh ansetzende rehabilitative Versorgung, die regional entsprechend vernetzt arbeitet und die in prekären Verhältnissen lebenden Patienten integriert, die anstehenden Probleme human und effizient lösen kann. Die bisherige auf akute Erkrankungen ausgerichtete kurative Versorgung ist hierfür wenig geeignet. In den Expertengutachten wird daher der Umbau zu einer generationenspezifischen, regional organisierten Gesundheitsversorgung gefordert, die sich auf eine familienorientierte häusliche Primärversorgung stützt.

In allen Bundesländern Deutschlands sind inzwischen vielfältige Aktivitäten, Gemeindevorhaben, regional verankerte Projekte, bundesweit koordinierte Modellvorhaben entstanden, die bei einer familienorientierten umfassenden Versorgung den Ärzten hilfreich sein können. Beispiele solcher Modelle wurden vorab dargestellt. Die Evaluation dieser Modelle zeigt, dass familienorientierte Versorgung einen systematischen und umfassenden Zugang zu den bedürftigen Patienten (Zielgruppe) eröffnen muss, und die Interventionen bedarfsgerecht und die Familien aktivierend verlaufen müssen. Die Vernetzungsansätze müssen verbindliche Kooperationen schaffen und auf ihre Qualität, Effektivität und Effizienz immer wieder evaluiert werden.

Neben den Publikationen der BZgA[73], des NZFH (Nationales Zentrum Frühe Hilfen) werden (sehr umfassend) Präventionsprojekte für Familien, Kinder und Jugendliche in den Schwerpunktheften *Public Health Forum 2010* und dem *Journal of Public Health 2011* vorgestellt (z. B. zu den Problembereichen Bewegung, Ernährung, Stressverminderung etc.).[74]

Die Tagung „Familienmedizin in der hausärztlichen Versorgung der Zukunft" in der Universität Witten/Herdecke 2011 hat auf viele Aktivitäten von Allgemeinärzten zur Lösung der anstehenden Probleme hingewiesen, was zu Optimismus Anlass gibt.

Literaturverzeichnis

BAHRS, O. und MATTHIESSEN, P. F. (2007). *Gesundheitsfördernde Praxen. Die Chancen einer salutogenetischen Orientierung in der hausärztlichen Praxis*. Bern.
BARNETT, R. C.; DAVIDSON, H. und MARSHALL, N. L. (1991). „Physical symptoms and interplay of work and family roles", *Health Psychology* (1991) 10, 94–101.

---

[73] Vgl. Bundeszentrale für gesundheitliche Aufklärung 2012.
[74] Vgl. Public Health Forum 2010, Journal of Public Health 2011.

BELLE, D. (Hrsg.) (1982). *Live in stress. Women and depression.* Beverly Hills.

BERGMANN, K. E. et al. (1998). „Prävalenz von Krankheiten im Kindesalter", (Abstr.) *Medizinische Zeitschrift Kinderheilkunde* (1998) 146, 120 u. 251.

BESKE, F. (2010). „Häufigkeit ausgewählter überwiegend chronischer Krankheiten als Beispiel für Probleme der Gesundheitsversorgung von morgen", *Public Health Forum* (2010) 18; 66, 21–23.

BERTRAM, H. (2010). „Familiensituation und Familienpolitik in Deutschland", in: COLLATZ J. (Hrsg.). *Familienmedizin in Deutschland – Notwendigkeit, Dilemma, Perspektiven.* Lengerich u. a., 17–37.

BUNDESMINISTERIUM FÜR FAMILIE, SENIOREN, FRAUEN UND JUGEND (BMSFJ) (2007). *VII. Familienbericht. Familie zwischen Flexibilität und Verlässlichkeit – Perspektiven für eine lebenslaufbezogene Familienpolitik.* Bericht der Sachverständigenkommission. Berlin.

BRUNS, S. und COLLATZ, J. (2006). „Differentielle Effekte von mütterspezifischen Vorsorge- und Rehabilitationsmaßnahmen auf Belastung, Bewältigung und Befinden", *Praxis Klinische Verhaltensmedizin und Rehabilitation* (2006) 72, 139–147.

BUNDESZENTRALE FÜR GESUNDHEITLICHE AUFKLÄRUNG BZGA (Hrsg.) (2012). *Gesund aufwachsen in Kita, Schule, Familie und Quartier.* Forschung und Praxis der Gesundheitsförderung Bd. 41, Köln.

CIERPKA, M. (2011). „Familienunterstützende Prävention", *Ärztliche Psychotherapie* (2011) 6, 95–100.

CIERPKA, M. (Hrsg.) (1996). *Handbuch der Familiendiagnostik.* Berlin.

COLLATZ, J. (2012). „Familienmedizinische Ansätze – Beispiel Mutter-Kind-Maßnahmen", in: WEIDNER, K.; RAUCHFUSS, M. und NEISES, M. (Hrsg.). *Leitfaden Psychosomatische Frauenheilkunde.* Köln, 125–136.

COLLATZ, J. (2011). „Mutterschaftskonstellationen und Familiengesundheit in Deutschland", *Ärztliche Psychotherapie* (2011) 6, 126–132.

COLLATZ, J. (2010). „Zuspitzungen der Problemlagen und Notwendigkeit einer familienmedizinischen Orientierung des Gesundheitssystems in Deutschland", in: COLLATZ, J. (Hrsg.). *Familienmedizin in Deutschland – Notwendigkeit, Dilemma, Perspektiven.* Lengerich u. a., 38–96.

COLLATZ, J. (2007). „Das Bremer Ursprungsmodell ‚Familienhebammen'", *Deutsche Hebammenzeitschrift* (2007) 12, 17–18.

COLLATZ, J. (2002). „Forschungsergebnisse zur Qualität und Effektivität von Mütter- und Mutter-Kind-Maßnahmen – Thesen für Politik und Gesundheitsverwaltung", in: COLLATZ, J.; SPERLICH, S. und ARNHOLD-KERRI, S. (Hrsg.). *Brauchen Mütter rehabilitative Maßnahmen?* Berlin.

COLLATZ, J. et al. (1994). *Effektivität, Bedarf und Inanspruchnahme von medizinischen und psychosozialen Versorgungseinrichtungen für Frauen mit Kindern.* Schriftenreihe des Bundesministeriums für Frauen und Jugend, Stuttgart.

COLLATZ, J.; FISCHER, G. und THIES-ZAJONC, S. (1998). *Mütterspezifische Belastungen – Gesundheitsstörungen – Krankheit. Gesundheitsforum für Mütter und Kinder,* Band 1. Berlin.

COLLATZ, J. und ROHDE, J. J. (1986). *Ergebnisse der Aktion Familienhebamme: Evaluation eines Modellversuches zur Verbesserung der medizinischen Versorgung und gesundheitlichen Lebensweisen in der Schwangerschaft und im Säuglingsalter.* Gesellschaft für Strahlen- und Umweltforschung mbH (BPT-Bericht 12/86), München.

COLLATZ, J. und SPERLICH, S. (Hrsg.) (2006). „Der Effektivität familienmedizinischer Rehabilitation auf der Spur", Sonderheft. *Praxis Verhaltenstherapie und Rehabilitation* (2006) 72, 111–172.

DÖPFNER, M.; SCHMECK, K. und BERNER, K. (1997). *Handbuch: Elternfragebogen über das Verhalten von Kindern und Jugendlichen. Forschungsergebnisse zur deutschen Fassung der Child Behaviour Checklist (CBCL).* Göttingen.

ERIKSON, E. H. (1973). *Identität und Lebenszyklus.* Frankfurt a. M.

EVERLY, G. S. (1989). *A clinical guide to the treatment of the human stress response.* New York.

FISCHER, G. C. (2010). „Notwendigkeit der Familienmedizin aus Sicht der Allgemeinmedizin", in: COLLATZ, J. (Hrsg.). *Familienmedizin in Deutschland – Notwendigkeit, Dilemma, Perspektiven.* Lengerich u. a., 201–217.

FRANZ, M. und WEST-LEUER, B. (2008). *Bindung, Trauma, Prävention. Entwicklungschancen von Kindern und Jugendlichen als Folge ihrer Beziehungserfahrungen.* Gießen.

FRANZ, M. und ULRICH, W. (2010). „Die gesundheitliche Situation von Kindern in Einelternfamilien", in: COLLATZ, J. (Hrsg.). *Familienmedizin in Deutschland – Notwendigkeit, Dilemma, Perspektiven.* Lengerich u. a., 288–321.

FRITZSCHE, K. et al. (2000). „Psychotherapeutische und psychosoziale Behandlungsmaßnahmen in der Hausarztpraxis", *Psychotherapie, Psychosomatik, medizinische Psychologie* (2000) 50, 239–245.

GIDDENS, A. (2001). *Entfesselte Welt. Wie die Globalisierung unser Leben verändert.* Frankfurt a. M.

GLAESKE, G. (2011). „50 Prozent weniger Antibiotika sind möglich", in: Hansetische Krankenkasse (hkk) (Hrsg.). *Aspekte der Versorgungsforschung Gesundheitsforschung 2011*. Bremen 2011, 25–26.

GLAESKE, G.; SCHICKTANZ, C. und JANHSEN, K. (2008). *GEK-Arzneimittelreport 2008*. St Augustin.

HAGEN, C.; LANGE, C. und LAMPERT, T. (2010). „Gesundheitliche Situation von Kindern allein erziehender Mütter in Deutschland", in: COLLATZ J. (Hrsg.). *Familienmedizin in Deutschland – Notwendigkeit, Dilemma, Perspektiven.* Lengerich u. a., 177–200.

HELMING, E. et al. (2007). *Kurzevaluation von Programmen zu Frühen Hilfen für Eltern und Kinder und sozialen Frühwarnsystemen in den Bundesländern.* Abschlussbericht. München.

HERWIG, J. (2005). „Häufigkeit, Schweregrad und Störungswert der Belastungen von Frauen in Mutter-Kind-Maßnahmen", in: COLLATZ, J.; BARRE, F. und ARNHOLD-KERRI, S. (Hrsg.). *Prävention und Rehabilitation für Mutter und Kind.* Berlin, 31–141.

HRDY, S. B. (1999). *Mother nature. A history of mother, infants, and natural selection.* New York.

HÖLLING, H. et al. (2007). „Verhaltensauffälligkeiten bei Kindern und Jugendlichen. Erste Ergebnisse aus dem Kinder- und Jugendgesundheitssurvey (KIGGS)", *Bundesgesundheitsblatt* (2007) 50, 784–793.

HÖLLING, H.; SCHLACK, B. und KURTH, M. (2010). „Kinder-Familien-Gesundheit: Fakten und Zahlen aus dem bundesweit repräsentativen Kinder- und Jugendgesundheitssurvey (KIGGS)", in: COLLATZ, J. (Hrsg.). *Familienmedizin in Deutschland – Notwendigkeit, Dilemma, Perspektiven.* Lengerich u. a., 97–131.

IHLE, W. und ESSER, G. (2007). „Darstellung der aktuellen gesundheitlichen Belastung bei Kindern und Jugendlichen in ausgesuchten Themenbereichen. Psychische Störungen im Kindes- und Jugendalter: Gesundheitliche Lage, gesundheitliche Versorgung und Empfehlungen", in: BERUFSVERBAND DEUTSCHER PSYCHOLOGINNEN UND PSYCHOLOGEN (Hrsg.). *Bericht zur Kinder- und Jugendgesundheit in Deutschland.* Berlin, 11–14.

INSTITUT FÜR EMPIRISCHE SOZIOLOGIE (2008). *Bedarfs- und Bestandsanalyse von Vorsorge- und Rehabilitationsmaßnahmen für Mütter und Väter in Einrichtungen des Deutschen Müttergenesungswerkes.* Abschlussbericht, Institut für empirische Soziologie an der Universität Nürnberg, Nürnberg.

JOURNAL OF PUBLIC HEALTH (2011). *Prevention Programmes for children and adolescents.* Schwerpunktheft 19 (4).

KRATZSCH, W. et al. (2012). „Multicenterprojekt KinderZuKUNFT NRW", *Fachzeitschrift Kindesmisshandlung und -vernachlässigung.* Jg.15, 1, 30–44.

KINDLER, H. (2009). „Wie könnte ein Risikoinventar für Frühe Hilfen aussehen?", in: MEYSEN, T. et al. *Frühe Hilfen im Kinderschutz. Rechtliche Rahmenbedingungen und Risikodiagnostik in der Kooperation von Gesundheits- und Jugendhilfe.* Weinheim, München, 173–261.

LARGO, R. H. (2011). „Bewusstsein für Kinder: Was Kinder wirklich brauchen", *Kinderärztliche Praxis* (2011) 82, 1, 49–52.

LAUCHT, M. (2011a). *Die langfristige Entwicklung Frühgeborener aus kinder- und jugendpsychiatrischer Sicht. Ergebnisse der Mannheimer Längsschnittstudie.* Vortrag vor der Berliner Gesellschaft für Kinder – und Jugendmedizin in Berlin. 14.9.2011.

LAUCHT, M. (2011b). *Qualität der frühen Eltern-Kind-Interaktion und langfristige Entwicklung des Kindes. Ergebnisse der Mannheimer Längsschnittstudie.* Vortrag auf der Fachtagung „Babys besser verstehen lernen – Wege und Nutzen der Prävention und Interaktion im frühen Kindesalter", im Institut für Familienforschung und -beratung in Fribourg (Schweiz), 7.10.2011.

LAUCHT, M. (2005). „Die langfristigen Folgen früher Entwicklungsrisiken: Ergebnisse der Mannheimer Längsschnittstudie zu Risiko- und Schutzfaktoren", in: ARNOLD, P. und TRAUB B. (Hrsg.). *Sprachentwicklungsstörungen früh erkennen und behandeln.* Karlsruhe.

LAUCHT, M.; ESSER, G. und SCHMIDT, M. H. (2000). „Längsschnittforschung zur Entwicklungsepidemiologie psychischer Störungen: Zielsetzung, Konzeption und zentrale Befunde der Mannheimer Risikokinderstudie", *Zeitschrift für Klinische Psychologie und Psychotherapie* (2000) 29 (4), 246–262.

LAUTERBACH, K. (2009). *Gesund im kranken System.* Berlin.

LAYZER, J. I. et al. (2001). *National evaluation of family support programs. Volum A. The meta-analysis.* Cambridge.

MEIXNER, K. (2004). *Externe Qualitätssicherung in Mutter-Kind- und Mütter-Einrichtungen.* Dissertation. Albert-Ludwigs-Universität Freiburg i. Br., Freiburg.

METZNER, F. und PAWILS, S. (2011). „Zum Einsatz von Risikoinventaren bei Kindeswohlgefährdung", in: KÖRNER, W. und DEEGENER, G. (Hrsg.). *Erfassung von Kindeswohlgefährdung in Theorie und Praxis.* Lengerich, 251–277.

Meysen, T.; Schönecker, L. und Kindler, H. (2009). *Frühe Hilfen im Kinderschutz. Rechtliche Rahmenbedingungen und Risikodiagnostik in der Kooperation von Gesundheits- und Jugendhilfe.* Weinheim, München.

Nationales Zentrum für Frühe Hilfen (NZFH) (Hrsg.) (2010). *Frühe Hilfen. Modellprojekte in den Ländern.* Zusammenfassende Ergebnisdarstellung. Köln.

Niejahr, E. (2012). „Sinnloses Sammelsurium. Die Familienpolitik verteilt Geld – aber niemand blickt mehr durch, wen sie eigentlich fördern soll", *Die Zeit* (2012) 8, 8.

Olds, D. L. (2006). „The Nurse-family partnership. An evidence-based preventive intervention", *Infant Mental Health Journal* (2006) 27, 5–25.

Olds, D. L. und Kitzman, H. J. (1993). „Review of research on home visiting for pregnant women and parents of young children", *The Future of Children* (1993) 39, 53–92.

Public Health Forum (2010). *Prävention bei Kindern und Jugendlichen.* Schwerpunktheft (2010) 18 (69).

Peter, C. (2010). „Adipositas bei Kindern und Jugendlichen und der Einfluss der Familie", *Public Health Forum* 18 (2010) 66, 19–21.

Pott, E. (2012). „Mit generalisierbarem Präventionswissen zu evidenzgestützter Versorgungssteuerung", in: Bundeszentrale für Gesundheitliche Aufklärung (BZgA) (Hrsg.). *Gesund aufwachsen in Kita, Schule, Familie und Quartier. Forschung und Praxis der Gesundheitsförderung.* Bd. 41, Köln, 8–13.

Renner, I. (2010). „Schutz von Kindern durch Frühe Hilfen und wirksame Vernetzungen verbessern", in: Maier, B. et al. (Hrsg.). *Ver-Bindung. Bindung, Trennung und Verlust in der Frauenheilkunde und Geburtshilfe.* Frankfurt a. M., 245–254.

Richter, M. und Hurrelmann, K. (Hrsg.) (2009). *Gesundheitliche Ungleichheit, Grundlagen, Probleme, Perspektiven.* Wiesbaden.

Ringback-Weitoft, G. R.; Haglund, B. und Rosen, M. (2000). „Mortality among lone mothers in Sweden. A population study", *Lancet* (2000) 355, 1215–1219.

Robert Koch-Institut (2006). *Gesundheitsberichterstattung des Bundes. Gesundheit in Deutschland.* Robert Koch-Institut in Zusammenarbeit mit dem Statistischen Bundesamt. Berlin. http://www.rki.de/DE/Content/ Gesundheitsmonitoring/Gesundheitsberichterstattung/GesInDtld/ gesundheitsbericht.pdf?__blob=publicationFile (29.04.2013).

ROBERT KOCH-INSTITUT (2004). *Gesundheit von Kindern und Jugendlichen. Schwerpunktbericht der Gesundheitsberichterstattung des Bundes*. Berlin.

SACHVERSTÄNDIGENRAT ZUR BEGUTACHTUNG DER ENTWICKLUNG IM GESUNDHEITSWESEN (2009). *Koordination und Integration – Gesundheitsversorgung in einer Gesellschaft des längeren Lebens*. Sondergutachten, www.svr-gesundheit.de/fileadmin/user-upload/Gutachten/2009/Kurzfassung-2009.pdf (20.05.2013).

SACHVERSTÄNDIGENRAT ZUR BEGUTACHTUNG DER ENTWICKLUNG IM GESUNDHEITSWESEN (2007). *Kooperation und Verantwortung Voraussetzungen einer zielorientierten Gesundheitsversorgung*. Gutachten, http://dipt.bundestag.de/dip21/btd/16/063/1606339.pdf (20.05.2013).

SANDHOLZER, H. (1999). *Qualitätssicherung in der Psychosomatik*. Schriftenreihe des Bundesministeriums für Gesundheit (Hrsg.), Band 118, Baden-Baden.

SCHLAUD, M.; ATZPODIEN, K. und THIERFELDER, W. (2007). „Allergische Erkrankungen. Ergebnisse aus dem Kinder- und Jugendgesundheitssurvey (KIGGS)", *Bundesgesundheitsblatt* (2007) 50, 701–710.

SCHNEIDER, E. (2004). *Familienhebammen. Die Betreuung von Familien mit Risikofaktoren*. Frankfurt a. M.

SIEVERDING, M. (1995). „Die Gesundheit von Müttern – Ein Forschungsüberblick", *Zeitschrift für Medizinische Psychologie* (1995) 4, 6–16.

SLOANE, P. D. et al. (Hrsg.) (1998). *Essentials of family medicine*. Baltimore u. a.

STASCHEK, B. (2006). *Expertise Familienhebammen*. Bad Gandersheim .

SENNETT, R. (2000). *Der flexible Mensch*. Berlin.

SPERLICH, S.; ARNHOLD-KERRI, S. und GEYER, S. (2011). „Soziale Lebenssituation und Gesundheit von Müttern in Deutschland", *Bundesgesundheitsblatt* (2011) 54, 735–744.

SPERLICH, S. und COLLATZ, J. (2006). „Ein-Elternschaft – eine gesundheitsriskante Lebensform? Reanalyse der Daten aus Vorsorge- und Rehabilitationseinrichtungen für Mütter und ihre Kinder", *Praxis Verhaltenstherapie und Rehabilitation* (2006) 72, 127–137.

STERN, D. N. (1998). *Die Mutterschaftskonstellation: eine vergleichende Darstellung verschiedener Formen der Mutter-Kind-Psychotherapie*. Stuttgart.

TRESS, W. et al. (1997). „Psychogene Erkrankungen in hausärztlichen Praxen", *Zeitschrift für psychosomatische Medizin* (1997) 43, 211–232.

WAGNER, F. und SCHNEPP, W. (Hrsg.)(2011). *Familiengesundheitspflege in Deutschland*. Bern.

WERNER, E. E. und SMITH, R. S. (1992). *Overcoming the odds. High risk children from birth to adulthood.* New York.

WIRSCHING, M. (1990). „Familiendynamik und Familientherapie", in: ADLER, R. et al. (Hrsg.). *Psychosomatische Medizin.* München u. a., 322–330.

WITTCHEN, H. U. et.al . (2001). „GAD-P-Studie. Bundesweite Studie ‚Generalisierte Angst und Depression im primärärztlichen Bereich", *MMW Fortschritte der Medizin* 119 (Sonderheft 1), 1–49.

Hinweise zum Autor

Dr. rer. biol. hum. Jürgen Collatz ist akademischer Oberrat a. D. der Abteilung medizinische Soziologie der Medizinischen Hochschule Hannover und ehemaliger Leiter des Forschungsverbundes Prävention und Rehabilitation für Mütter und Kinder, Carl-Neuberg-Str.1 30625 Hannover. Gründer und Ehrenvorstand des Ethnomedizinischen Zentrums Hannover e. V.

Patient, pflegende Angehörige und Hausarzt: Was gibt es beim Hausbesuch zu beachten?

Elisabeth Gummersbach

Die „Triadische" Beziehung

Für den Hausarzt sind pflegende Angehörige beim Hausbesuch wichtige Kommunikationspartner und eine unersetzliche Informationsquelle.[1] Durch ihre ständige oder sehr häufige Präsenz vor Ort kennen sie den Alltag des Patienten, seine Probleme und Wünsche und können über besondere Ereignisse und Vorkommnisse der vergangenen Tage und Wochen Auskunft geben. Diese Informationen helfen dem Arzt, Diagnosen zu stellen und über weitere Maßnahmen zu entscheiden, deren Umsetzung die Angehörigen letztlich erst ermöglichen.[2]

Häusliche Pflege wird notwendig, wenn Patienten nicht mehr in der Lage sind, allein für sich zu sorgen, was oft ein schleichender Prozess ist (z. B. bei fortschreitender Demenz), aber auch nach einem akuten Ereignis wie einem Apoplex geschehen kann, wenn der Patient nach stationärer Behandlung nach Hause entlassen wird. Danach werden oft Hausbesuche nötig, da pflegebedürftige Patienten meist nicht mehr zu ihrem Hausarzt in die Praxis kommen können, und dort trifft der Hausarzt dann neben dem Patienten oft die Person an, die sich um ihn kümmert.

Es gibt einige, meist qualitative Studien zu der Situation pflegender Angehöriger. In der Regel wird die Pflege von nahen, meist weiblichen Angehörigen (Ehepartner, Tochter oder Schwiegertochter) übernommen. Durch ihren Einsatz ist es möglich, dass die Patienten bei zunehmender Pflegebedürftigkeit in ihrem vertrauten Umfeld bleiben können.[3] Doch es gibt auch Schwierigkeiten und Fallstricke, mit denen sich der Arzt beim Hausbesuch konfrontiert sieht.

Fallbeispiel

Als betreuende Hausärztin wurde ich zu einem Hausbesuch bei einem Patienten gerufen, der bei Z. n. Apoplex zu Hause von der Ehefrau versorgt wurde. Am Telefon hatte sie berichtet, es gehe ihm nicht gut, er sei schläfrig und äße nicht.

---

[1] Vgl. Teel 2004.

[2] Vgl. Adams et al. 2005.

[3] Vgl. Brodaty, Donkin 2009.

Ich fand den Patienten im Bett liegend vor. Die Ehefrau berichtete mir über seine Beschwerden und was bislang unternommen wurde, äußerte auch ihre Vermutung über die Ursache der Veränderung und über die vermutlich indizierten Maßnahmen. Ich hörte mir alles an, bat sie dann, mir bei der Untersuchung behilflich zu sein, was sie routiniert erledigte. Danach besprach ich das weitere Vorgehen mit ihr. Letztlich fiel es mir dann doch ein, mich dem Patienten zuzuwenden und ihn anzusprechen. Da fiel mir auf, dass er die ganze Zeit aufmerksam und ängstlich dem Gespräch gefolgt war, und dass ich es versäumt hatte, ihn einzubeziehen. Ich fragte mich, warum es mir nicht möglich gewesen war, meine Aufmerksamkeit auf den erkrankten Pflegebedürftigen zu legen. In diesem Falle hatte die Ehefrau meine Aufmerksamkeit ganz auf sich gezogen und anstelle des Patienten geantwortet. Mir wurde bewusst, dass statt der üblichen Arzt-Patienten-Beziehung eine Dreiecksbeziehung bestand, in der die Kommunikation in erster Linie zwischen mir und der pflegenden Angehörigen erfolgt war.

Die Anwesenheit einer dritten Person verändert das Setting: Aus der „dyadischen" Beziehung zwischen Arzt und Patient wird eine „triadische" Beziehung, in der die Kommunikation nicht nur zwischen Arzt und Patient, sondern auch zwischen dem Arzt und der pflegenden Angehörigen erfolgt.[4] Dies hat Konsequenzen für das Gespräch: Nach *Adelmann* entstehen durch die Triade bei der Konsultation komplexe Interaktionen, weil drei Personen statt nur zwei involviert sind.[5] Ideal wäre es, wenn allen Beteiligten eine gleichwertige Rolle im Gespräch zukommen würde, allerdings liegen die Dinge oft anders: In der Triade bilden sich häufig Allianzen, in der sich zwei (oft stärkere) gegen einen (oft schwächeren) Teilnehmer verbünden. Adelmann schildert das so: Angehörige und Patient können sich gegen den Arzt verbünden, um ihre Anliegen durchzusetzen, besonders wenn der Arzt ihre Sorgen und Beschwerden nicht ausreichend wahrnimmt. Alternativ kann es zu einer Allianz zwischen dem Arzt und dem Patienten gegen die Angehörige kommen, z. B. wenn der Arzt versucht, dem Patienten im Ungleichgewicht gegenüber der Angehörigen beizustehen. Verbünden sich Arzt und Angehörige gegenüber dem Patienten, wird der Patient weitgehend ignoriert, und Entscheidungen werden ihm bestenfalls mitgeteilt.

Die Belange des Patienten sind das übergeordnete Thema beim Hausbesuch, und sie werden vom Arzt nicht nur mit ihm selber besprochen, sondern in ganz erheblichem Maße mit der pflegenden Angehörigen. Sobald diese involviert ist, kann es für den Arzt schwierig sein, den Patienten in die Entscheidungen mit einzubeziehen.[6] In Interviews betonen Hausärzte, welche Hilfe pflegende An-

---

[4] Vgl. Adams et al. 2005.
[5] Vgl. Adelmann et al. 1987.
[6] Vgl. Pentzek et al. 2005.

gehörige für sie bei der Betreuung pflegebedürftiger Patienten sind, schildern aber auch, welches Hindernis sie darstellen können, da sie ihre eigene Sicht der Dinge auf den Patienten übertragen und den Blick auf den Patienten verstellen können.[7] Wenn der Arzt jedoch mit dem Patienten nicht mehr kommuniziert, sondern über den Kopf des Patienten hinweg nur noch mit der Angehörigen spricht, kann er die eigentlichen Meinungen und Wünsche des Patienten nicht wahrnehmen. Eine gemeinsame Entscheidungsfindung ist dann mit ihm nicht möglich, und seine Autonomie ist gefährdet.[8]

Die pflegende Angehörige als „Mitpatientin"

Die pflegende Angehörige gehört also unweigerlich dazu und ist mit ihren eigenen subjektiven Sichtweisen und Problemen nicht selten wie eine Mitpatientin zu behandeln, die der Hausarzt automatisch mit zu dem eigentlichen Patienten hinzubekommt.

Im Gegensatz zur Pflege im Heim gibt es bei der Pflege zu Hause durch Angehörige eine Eins-zu-Eins-Pflegekonstellation. In dieser – so sollte man meinen – idealen Pflegesituation ist jedoch eine Abgrenzung der Beteiligten voneinander schwierig. Durch die enge familiäre Bindung besteht eine hohe emotionale Beteiligung auf der Basis einer gewachsenen, oft lebenslangen Beziehung, die einerseits vom Gefühl der Verantwortung für diesen einen Menschen geprägt sein kann, andererseits aber auch von Abgrenzungsproblematik und Schuldgefühlen.[9] Pflegende Angehörige sind häufig durch die Pflege bis an ihre Grenzen belastet,[10] oft kommt es zu Überforderung und sozialer Isolation, was nicht selten zu Depressionen führt.[11] Ihre eigene Belastung wollen sie aber oft nicht wahrhaben und haben Probleme, sich helfen zu lassen.[12] Hilfsangebote wie Pflegedienste oder andere Hilfsorganisationen werden oft nicht wahrgenommen.[13]

Bei Angehörigen, die das Gefühl haben, sie könnten sich nicht so viel kümmern wie sie es gern wollten, beispielsweise weil sie nicht vor Ort wohnen oder berufstätig sind, bestehen häufig Schuldgefühle. Sie sind dann dem Hausarzt

---

[7] Vgl. Hasselkus 1994.
[8] Vgl. Hasselkus 1994.
[9] Vgl. Brodaty, Donkin 2009.
[10] Vgl. Bruce et al. 2002.
[11] Vgl. Brodaty, Donkin 2009; Bruce et al. 2002.
[12] Vgl. Teel 2004.
[13] Vgl. Bulsara, Finn 2006.

gegenüber oft besonders fordernd und anspruchsvoll[14] oder haben manchmal illusorische Vorstellungen davon, was medizinisch machbar und sinnvoll ist, erwarten z. B. Symptomkontrolle ohne Nebenwirkungen[15] oder fordern telefonisch Hausbesuche außer der Reihe an.

Fallbeispiel

Die 78-jährige, sehr selbstbestimmte Dame lag mehrere Wochen wegen einer exazerbierten COPD stationär. Nach ihrer Entlassung wurde ich um einen Hausbesuch gebeten. Ich fand sie in recht munterem Zustand vor: Einen Teil der Medikamente hatte sie (wie auch früher schon) gleich abgesetzt, und den verordneten Sauerstoff benutzte sie auch nicht. Vom Pflegedienst fand ich eine Anforderung erforderlicher Hilfsmittel vor: Badewannenlifter, Toilettensitzerhöhung, Rollator, zudem Kranken- und Atemgymnastik. Die Patientin hielt das meiste davon für überflüssig.

Einige Tage danach erhielt ich Besuch in der Praxis von der Tochter der Patientin, die mir bis dahin unbekannt war.

Im Besucherstuhl sitzend, beugte sie sich mir entgegen. Sie wohne in Jena und sei extra gekommen, um nach dem Rechten zu sehen, da es „der Mutti" ja so schlecht gehe. Die wolle sich aber gar nicht helfen lassen. Ob ich denn die Befunde aus dem Krankenhaus habe? Wie denn der Röntgenbefund sei? Dann habe sie immer noch Rückenschmerzen, und ob sie nicht in die Röhre könne, damit man mal sehe was da los sei. Außerdem brauche sie auch noch Ergotherapie.

Auf meinen Hinweis, dass ich alles doch schon mit der Mutter besprochen habe, äußerte sie, sie müsse das alles regeln, solange sie da sei.

Es gibt auch die Situation, dass die Angehörige sich beim Hausbesuch zurückzieht und ganz im Hintergrund hält – in der Annahme, der Arzt werde schon von selbst auf die anliegenden Probleme kommen, und sie wolle sich nicht in den Vordergrund drängen. Dann steht der Arzt eher hilflos da: Er ist auf die Aussagen der Angehörigen angewiesen, denn sie kann Angaben machen, die für den Arzt zur Einschätzung der Situation nötig sind, die der Patient jedoch vielleicht selbst nicht mitteilen kann oder will.[16]

Fallbeispiel

Die Tochter einer älteren Dame bat telefonisch um einen Hausbesuch für ihre Mutter. Es gehe ihr nicht gut, sie habe Kreislaufprobleme und Übelkeit, heute Morgen sei sie „gar nicht hochgekommen". Bei meiner Ankunft öffnete mir die Tochter die Haustür, zog sich dann aber ins Hintere der Wohnung zurück. Die Mutter fand ich im Wohnzimmer im Sessel sitzend vor. Befragt, sagte sie, es sei alles gar nicht so schlimm, nur heute Morgen sei ihr „ein bisschen komisch gewesen".

---

[14] Vgl. Adams et al. 2005.

[15] Vgl. Teel 2004.

[16] Vgl. Adams et al. 2005.

Die Patientin kam mir blass vor, Blutdruck und Blutzucker waren normal, auch gehen konnte sie. Ich war etwas ratlos und suchte nach der Tochter, die dann auch erschien und die Symptome der Mutter am Morgen wiederholte: Kreislaufprobleme, Übelkeit, Unfähigkeit aufzustehen. Sie äußerte noch, ihre Mutter sei störrisch und habe gar nicht gewollt, dass sie mich rufe. Danach verschwand sie wieder aus dem Zimmer. Die Mutter gab daraufhin zu, dass sie sich ziemlich schwach fühle, aber ihre Tochter übertreibe immer alles.

Mir wurde klar, dass ich da in einen Konflikt zwischen den Beiden geraten war, und neigte dazu, anzunehmen, dass auch hierin die Ursache für das Unwohlsein der Mutter liegen könnte. Trotzdem veranlasste ich eine Laboruntersuchung am nächsten Morgen. Es stellte sich heraus, dass die alte Dame ein Hb von 8 hatte; sie wurde mit V. a. gastrointestinale Blutung ins Krankenhaus eingewiesen.

Wie der Hausarzt die Rollen der Beteiligten erkennen und auf die unterschiedlichen Bedürfnisse eingehen kann

Wie oben beschrieben, kann sich der Hausarzt der Dynamik dieser „Dreiecksbeziehung" nicht entziehen. Es ist also nicht die Frage, ob er sich damit auseinandersetzen will oder muss, sondern wie er das am besten tun kann. Wichtig ist es zunächst, sich über die verschiedenen Rollen des Patienten und der Angehörigen und auch der eigenen Rolle klar zu werden.

Die Rolle der pflegenden Angehörigen

In der Regel bemühen sich pflegende Angehörige, im Sinne des Pflegebedürftigen zu entscheiden. Sie können sich jedoch niemals ganz von ihren eigenen Sichtweisen und ihren Gefühlen frei machen, und diese werden immer in das Gespräch mit dem Hausarzt einfließen, besonders wenn sie durch Überforderung, emotionale Belastungen und Schuldgefühle belastet sind. Innerfamiliäre Verhaltensmuster und Hierarchien können hier aufbrechen: So kann es für die Angehörigen ebenso schwierig sein, einem sehr dominierenden Vater Grenzen aufzuzeigen, wie einem Vater, unter dessen Verletzungen man jahrelang gelitten hat, nun liebevoll und verständnisvoll zu begegnen.

Fallbeispiel

Eine Weile machte ich regelmäßige Hausbesuche bei einem älteren Ehepaar: Die Frau litt an zunehmender Demenz, der Ehemann (ein unleidlicher Despot, der niemanden zu Wort kommen ließ) hatte die Versorgung seiner Frau übernommen. Als der Mann wegen einer Operation ins Krankenhaus musste, kümmerte sich die Tochter sehr um ihre Mutter. Nach seiner Entlassung war sie bei meinen Besuchen auch öfter da, saß dann aber stumm im Hintergrund. Eines Tages kam sie zu einem Gespräch in die Praxis. Sie fragte, ob es nicht möglich sei, den Vater zu entmündigen, damit beide in ein Pflegeheim kämen. Sie sah es auf

sich zukommen, dass sie nicht nur die Mutter, sondern auch den Vater pflegen müsse, und sie hasse ihn wegen allem, was er ihr und ihrer Mutter angetan habe.
Es stellte sich heraus, dass sie als junges Mädchen mehrfach von ihrem Vater miss-braucht worden war. Als ich sagte, eine Entmündigung käme sicher nicht in Frage, stand sie auf mit den Worten: „Dann muss ich mich weiter um meine Eltern kümmern. Für meine Mutter tue ich es gern, aber für meinen Vater nur aus Pflichtgefühl. Aber ich kann meinen Vater ja schließlich nicht im Stich lassen."

Pflegende Angehörige sprechen zwar nicht offen ihre Probleme und Belas-tungen an,[17] diese können aber bestimmend für den Verlauf und Inhalt des Ge-sprächs sein. Lieber werden äußere Umstände oder die angeblichen Wünsche des Patienten als Grund angegeben, warum Hilfsangebote nicht angenommen werden können: Falsch verstandenes Pflichtgefühl dem Patienten gegenüber verbietet es, sich helfen zu lassen. Oft wird dann argumentiert, der Patient wür-de es nicht tolerieren, wenn Personen, die ihm fremd sind, einen Teil der Pflege übernehmen.

Die Rolle des Patienten

Die Angehörige mag der Ansicht sein, dass sie genau weiß, was der Patient braucht und was gut für ihn ist. Der Patient ist jedoch eine eigenständige Per-son und kann durchaus eine eigene Meinung haben, die sich unter Umständen ganz von der seiner Angehörigen und auch der des Arztes unterscheidet, und er kann auch noch in der Lage sein, eigene Entscheidungen zu treffen.[18] Es ist die primäre Aufgabe des Hausarztes, diese aufzuspüren, zu würdigen und sie in die Überlegungen einzubeziehen. Autonomie und Selbstwirksamkeit hat auch bei älteren Patienten mit Behinderungen einen hohen Stellenwert, sie geht nicht parallel mit zunehmender körperlicher Hilfsbedürftigkeit verloren.[19]

Fallbeispiel

Ein weit über 80-jähriger, zunehmend pflegebedürftiger Patient, der zu Hause von seiner Tochter versorgt wurde, war in der Regel gut gelaunt, und die Beziehung zu seiner Tochter gut. Bei einem Hausbesuch, als die Tochter das Zimmer verlassen hatte, um etwas zu holen, fragte ich ihn ganz direkt, wie er sich denn in seiner Situation so fühle. Er sagte, er würde ja verwöhnt und habe es gut, aber manchmal sei seine Tochter „doch ein bisschen streng". Als ich fragte, was er damit meinte, sagte er, er hätte doch gern mal abends sein Bierchen ge-trunken, aber das dürfe er wohl wegen seiner Tabletten nicht. Ich sprach die Tochter darauf

---

[17] Vgl. Bruce et al. 2002; Bulsara, Finn 2006.
[18] Vgl. Adams et al. 2005.
[19] Vgl. Cohen 1988.

an, und es stellte sich heraus, dass sie Alkohol für ihren Vater für schädlich hielt, vor allem in Kombination mit Medikamenten. Ich konnte darauf hinwirken, dass sie ihm abends seine Flasche Bier gönnte.

Es ist durchaus möglich, dass der pflegebedürftige Patient seine Hilflosigkeit spürt, und dass seine Abhängigkeit ihm bewusst ist. Das führt zu ambivalenten Gefühlen: Dankbarkeit, dass für ihn gesorgt wird, andererseits aber Unwilligkeit über den Verlust seiner Autonomie. Seine Abhängigkeit bedeutet, dass er auch in kleinen Bedürfnissen und Wünschen des Alltags auf seine Angehörige angewiesen ist. Dies kann sich in unwirschem und auch aggressivem Verhalten der Pflegenden gegenüber äußern, was bei ihr wiederum zu Verletzung führen kann – schließlich tut sie alles für ihn, empfängt in diesen Fällen aber keine Dankbarkeit. Der Arzt sollte in der Lage sein, diese Konflikte aufzuspüren und zu thematisieren: Dauerhaft konflikthafte Beziehungen, gepaart mit Überforderung der Pflegenden, dann ggf. noch verstärkt durch eine beengte Wohnsituation und andere soziale Probleme sind Prädiktoren für Gewalt in der Pflege.[20] Dieses Tabuthema fordert neben erhöhter Aufmerksamkeit auch den Mut, so eine Situation aufzudecken und damit umzugehen – für den Arzt eine große Herausforderung.

Die Rolle des Arztes

Für den Arzt kann es einfacher sein, den Fokus des Gesprächs auf die Angehörige zu richten anstatt auf den Patienten, mit dem das Gespräch oft mühsam und zeitraubend ist. Rückt das Gespräch mit der Angehörigen jedoch ganz in den Vordergrund, ist es kaum noch möglich, die eigentliche Meinung des Patienten festzustellen und in seinem Sinne zu entscheiden. Es muss sich hierbei gar nicht immer um Themen handeln wie Symptomkontrolle oder den Wunsch, nicht ins Krankenhaus zu kommen. Ein Thema größter Sorge der Angehörigen ist oft die Ernährung, wenn etwa der Pflegebedürftige nicht mehr essen oder – noch schlimmer – nicht mehr trinken möchte, was für die Angehörigen oft schwer zu ertragen ist. Es gibt auch Wünsche, die die Angehörige als zu gefährlich oder aufwändig erachtet, z. B. der Wunsch des Patienten, noch einmal einen bestimmten Ort aufzusuchen. Warum sollte es nicht möglich sein, einen alten Menschen noch einmal in sein Ferienhaus in der Eifel zu fahren, auch wenn dort kein Arzt in der Nähe ist? Solche Themen zu besprechen, kann auch für

---

[20] Vgl. Hörl, Schimany 2004.

die Angehörige sehr entlastend sein. Der Arzt kann sie aus ihrer Verpflichtung entbinden, alles „richtig" machen zu müssen, und sie darin bestärken, Konflikte mit dem Patienten zu vermeiden und ihm seinen Wunsch zu erfüllen – soweit es ihr möglich ist.

Besondere und ungeteilte Aufmerksamkeit des Arztes erfordern „Lebensende-Entscheidungen": Der Wunsch, nicht mehr leben zu wollen, kann ein Tabu sein, das vielleicht dem Arzt gegenüber nur in Abwesenheit der Angehörigen geäußert werden kann. Auch für die Angehörigen ist das oft ein sehr schwieriges Thema, bei dem sie Unterstützung benötigen. Gespräche darüber sollten besser auch unter vier Augen erfolgen. Oft kann man dabei feststellen, dass die Ansicht der Angehörigen darüber, wie es weitergehen soll, mit der des Patienten durchaus übereinstimmt, dass sie aber nicht in der Lage sind, sich das voreinander einzugestehen.

Schlussfolgerungen

Der eigentliche Behandlungsauftrag für den Arzt besteht gegenüber seinem pflegebedürftigen Patienten. Um ihn umzusetzen, ist er jedoch auf die Hilfe der pflegenden Angehörigen angewiesen: Sie ergänzt das, was der Patient nicht selbst mitteilen kann, und auch das, was der Arzt nicht selbst wahrnehmen kann. In Fällen, wo sie sich ganz zurückzieht, um die Autonomie des Patienten nicht zu gefährden, und den Arzt mit dem Patienten allein lässt, wird der Arzt wichtige Informationen nicht erhalten. Für eine Einschätzung der Situation sind beide Aspekte zu beachten: Sowohl die Sichtweisen und Bedürfnisse des Patienten als auch die der pflegenden Angehörigen. Der Arzt sollte Kommunikationsstrategien entwickeln, die beide Partner einschließen. Dies wird umso leichter gelingen, wenn dem Arzt die triadische Beziehung bewusst ist. Nicht selten muss er der pflegenden Angehörigen wie einer „Mitpatientin" genauso viel Aufmerksamkeit schenken wie dem eigentlichen Patienten. Dennoch bleibt der eigentliche Patient im Fokus der Bemühungen. Die Herstellung einer günstigen Dreieckskonstellation erfordert vom Arzt eine gute und vorausschauende Kommunikation.

Der Arzt sollte auf Interaktionen zwischen dem Patienten und der pflegenden Angehörigen achten: Wie gehen sie miteinander um? Wie ist die Stimmung?

Dann sollte er bewusst einen Teil der Konsultation nur dem Patienten widmen, sich ganz auf ihn konzentrieren, und auf verbale und nonverbale Signale achten, um seine Meinung herauszufinden. Wenn die pflegende Angehörige sich nicht zurückgesetzt fühlen soll, muss der Arzt sein wichtiges Anliegen, sich selbst ein Bild vom Patienten machen zu können und ihm die Gelegenheit zum Sprechen zu geben, mit der Angehörigen kommunizieren. Auch bei dementen Patienten und bei solchen, deren Kommunikation gestört ist, lohnt sich diese Vorgehensweise, die in etwa folgendermaßen kommuniziert werden könnte: „Ich möchte mir gerne selbst einen Eindruck von dem Patienten machen. Bitte lassen Sie erst mal Ihren Vater/Ihre Mutter erzählen. Danach werde ich Sie fragen, wie Sie die Situation sehen und stehe für Ihre Fragen zur Verfügung".

Den Äußerungen der pflegenden Angehörigen sollte der Arzt dann die gleiche Aufmerksamkeit schenken. Dabei sollte er sich bewusst sein, dass Informationen und Einschätzungen von ihrer Sichtweise gefärbt sein können. Um diese herauszubekommen, können Einzelgespräche mit der pflegenden Angehörigen hilfreich sein: Sie ermöglichen es dem Arzt, die Angehörige als eigenständige Person kennenzulernen und nicht nur in ihrer Rolle als Pflegende. Dann kann er den Grad ihrer Belastung besser einschätzen und Zeichen der Überforderung erkennen. Im Einzelgespräch kann der Arzt die Pflegende auch ermutigen, ihre Ressourcen zu schützen, z. B. indem sie sich Freiräume schafft. Er kann sie darin unterstützen, sich auf die Wünsche des Patienten einzulassen, und sie entlasten, indem er ihr das Gefühl nimmt, alles „richtig" machen zu müssen. Einzelgespräche bieten auch die Gelegenheit, miteinander zu klären, was medizinisch sinnvoll und notwendig ist und was nicht. Hier kann man auch problematische innerfamiliäre Themen ansprechen, die zu Konflikten bei der Pflege führen, und unter Umständen vermittelnd und ressourcenfördernd einwirken.

Über Angebote zur Unterstützung in der Umgebung sollte der Arzt informiert sein, damit er immer wieder darauf hinweisen und sie anbieten kann.[21]

Literaturverzeichnis

ADAMS, W. et al. (2005). „Physicians' perspectives on caring for cognitively impaired elders", *The Gerontologist* (2005) 45, 231–239.

ADELMAN, R.; GREENE, M. und CHARON, R. (1987). „The physician – elderly patient – companion triad in the medical encounter: The development of a conceptual framework and research agenda", *The Gerontologist* (1987) 27, 729–734.

BRODATY, H. und DONKIN, M. (2009). „Family caregivers of people with dementia", *Dialogues in Clinical Neuroscience* (2009) 11, 217–228.

---

[21] Vgl. Brodaty et al. 2009, Bulsara et al. 1988.

BRUCE, D. et al. (2002). „Communication problems between dementia carers and general practitioners: effect on access to community support services", *Medical Journal of Australia* (2002) 177, 186–188.

BULSARA, C. und FINN, N. (2006). „An exploratory study of GP awareness of carer emotional needs in Western Australia", *BMC Family Practice* (2006) 7, 33–36.

COHEN, E. (1988). „Elderly Mystique: Constraints on the autonomy of the elderly with disabilities", *The Gerontologist* (1988) 28, 24–31.

HASSELKUS, B. (1994). „Three-Track-Care: Older patient, family member, and physician in the medical visit", *Journal of Aging Studies* (1994) 8, 291–307.

HÖRL, J. und SCHIMANY, P. (2004). „Gewalt gegen pflegebedürftige alte Menschen in der Familie. Ein Zukunftsthema für die Generationenbeziehung?", *Zeitschrift für Familienmedizin* (2004) 15, 194–215.

PENTZEK, M.; FUCHS, A. und ABHOLZ, H. H. (2005). „Die Einstellungen der Hausärzte zu Demenzen", *Nervenheilkunde* (2005) 24, 499–506.

TEEL, C. (2004). „Rural practitioners' experiences in dementia and treatment", *Aging & Mental Health* (2004) 8, 422–429.

Hinweise zur Autorin

Dr. Elisabeth Gummersbach ist Fachärztin für Allgemeinmedizin und Arbeitsmedizin. Niedergelassene Hausärztin in Duisburg seit 1990. Wissenschaftliche Mitarbeiterin und Lehrärztin am Institut für Allgemeinmedizin am Universitätsklinikum der Heinrich-Heine-Universität Düsseldorf (ifam).

„Pflegende Angehörige" – Aktueller Stand und geplante Weiterentwicklung der hausärztlichen S3-Leitlinine Nr. 6 der Deutschen Gesellschaft für Allgemeinmedizin und Familienmedizin – DEGAM

Thomas Lichte, Bianca Lehmann, Martin Beyer und Peter Mand

Bei 2 Millionen Pflegebedürftigen 2010 in Deutschland gibt es ca. 1,4 Millionen pflegende Angehörige, also ca. fünf bis zwanzig Pflegefamilien pro Hausarztpraxis. 2050 werden es etwa 4,5 Millionen Pflegebedürftige sein; der Zuwachs kommt fast nur bei den über 80-Jährigen zum Tragen.[1]

Eine Leitlinie von und für Allgemeinärzte zur besseren Betreuung „pflegender Angehöriger"

Nach Veröffentlichung der 1. Version der DEGAM-Leitlinie „Pflegende Angehörige" Anfang 2005 entfachten sich wegen der Aktualität des Themas auch zunehmend Diskussionen, in denen diese DEGAM-S3-Leitlinie Nr. 6 als Ideengeber bzw. gewisser Standard betrachtet wurde und damit die Allgemeinmedizin in Bezug auf familienmedizinische Aufgaben sichtbarer in den Focus rückte.

Ziele dieser Leitlinie sind Patienten, die in Folge ihrer Funktion als „pflegende Angehörige" gesundheitsgefährdet oder erkrankt sind, in der Hausarztpraxis als solche zu erkennen, und eine sinnvolle Diagnostik, notwendige und präventive Maßnahmen sowie eine wirksame, angemessene und kostengünstige Versorgung/Betreuung in der hausärztlichen Praxis sicherzustellen.

Wegen der häufigen Fokussierung auf die Pflegebedürftigen werden die pflegenden Angehörigen unter Umständen (auch von ihren Hausärzten) nicht als behandlungsbedürftig wahrgenommen oder sogar ausgeklammert. Die Rolle des Hausarztes und seine Unterstützungsmöglichkeiten gegenüber den Pflegenden sollen daher durch die Leitlinie genauer spezifiziert werden. Besondere Schwierigkeiten für das hausärztliche Handeln können sich ergeben, wenn Pflegebedürftige und pflegende Angehörige nicht durch denselben Arzt hausärztlich versorgt werden.

---

[1] Vgl. Böhm et al. 2009.

Ein Einblick in die Leitlinie „Pflegende Angehörige 2005"

Definition und Epidemiologie des Gesundheitsproblems

Der weit überwiegende Teil der Angehörigen von Pflegebedürftigen – vom behinderten Säugling bis zum dementen Hochbetagten – führt häusliche Pflege und Betreuung durch. Angesichts der Pflegebelastung, eigener gesundheitlicher Probleme und der emotionalen Belastungen in der Beziehung zum Gepflegten können sich pflegebedingt körperliche, geistige, soziale und/oder seelische Beeinträchtigungen beim pflegenden Angehörigen einstellen.

Menschen, die pflegende Angehörige sind, suchen zu 42 % regelmäßig wegen eigener Beschwerden einen Arzt auf. Ihre kontinuierliche und komplexe Betreuung ist eine wichtige Aufgabe für die hausärztliche Praxis. Meistens sind es Frauen zwischen dem 50. und 75. Lebensjahr, die als pflegende Angehörige für ihre Partner oder Eltern aktiv sind.

Pflegende Angehörige sind nicht immer (potentielle) Patienten. Man sollte sie stets als Kooperationspartner eines Versorgungskonzeptes betrachten, da sie in der Betreuung zentrale Versorgungsaufgaben wahrnehmen.

Beeinträchtigungen pflegender Angehöriger

Bei pflegenden Angehörigen werden im Verlauf der Pflege und Betreuung von Pflegebedürftigen unterschiedliche physische, psychische und soziale Beeinträchtigungen diagnostiziert. Der Hausarzt kann ihnen und den pflegenden Angehörigen sinnvoll helfen bzw. rechtzeitig Hilfestellung geben, wenn Verständnis und Kompetenz für die Situation und Belastungen der pflegenden Angehörigen bestehen. Bei einer guten Kooperation zwischen Arzt und pflegenden Angehörigen sind Überlastungsanzeichen früher sichtbar und Gesundheitseinbußen können vermieden werden.

Infolge der Pflegebelastung werden ca. 1/3 der pflegenden Angehörigen krank. Starke emotionale und körperliche Belastungen können für pflegende Ehepartner das Mortalitätsrisiko um bis zu 2/3 erhöhen. Aber nicht nur für die Hauptpflegeperson, sondern für die gesamte Familie der Pflegebedürftigen entstehen durch die Pflegeleistung erhöhte Erkrankungsrisiken. Nicht nur punktuelle Stressoren, sondern auch länger anhaltende Belastungen zeigen Auswirkungen auf die Verfassung der pflegenden Angehörigen.

Ein zentraler, nicht zu beeinflussender Prädiktor für eine stärkere Belastung durch die Pflege ist – neben höherem Alter, weiblichem Geschlecht und Motiv

(s. u.) der Pflegenden – die Art der Erkrankung (Demenz!) der Pflegebedürftigen. Veränderbare Faktoren sind Pflegesituation (Nachtschlaf, pflegegerechte Wohnung), der seelische Zustand des Pflegebedürftigen sowie die Gefühlssituation und Intensität der Nähe zu ihm.

Angehörige neigen dazu, ihre Adaptationsfähigkeit zu überschätzen und zu lange zu zögern, bis sie Fremdhilfe (insbesondere ambulante Pflege) hinzuziehen. Hier können Hausärzte präventiv tätig sein, indem sie Belastungsgrenzen erkennen und Fremdhilfe veranlassen.

Zwar ist durch die Einführung der Pflegeversicherung in Deutschland die materielle Grundlage der Pflegebeziehung verbessert worden, jedoch ist die Pflegebelastung weiterhin stark abhängig vom Grad der subjektiv erlebten Entscheidungsfreiheit bei der Pflegeübernahme:

- Freiwillig oder gern übernommene Pflege (ca. 37 %),
- Pflegeübernahme selbstverständlich – sozial erwünscht (normativ) (ca. 58 %),
- Finanzieller/familiärer Druck bei individueller Ablehnung der Pflege (ca. 5 %).

Besonders emotionale, familiäre und zeitliche Belastungen werden bei freiwillig übernommener Pflege signifikant geringer als bei anderen Entscheidungsgründen wahrgenommen.

Viele pflegende Angehörige fühlen sich schlecht informiert und allein gelassen. Eigene Ressourcen werden oft falsch eingeschätzt. Schlechter Gesundheitszustand hat neben den eigenen, oft von der Pflege abhängigen Leistungseinbußen, auch negative Auswirkungen auf die Qualität der Pflege und Beziehungsstörungen als vermeidbare Folgen; dies kann als Hinweis auf die Überlastung der Pflegenden gesehen werden. Subjektiv stärker belastete Angehörige neigen zu aggressiverem Pflegestil.

Pflegende Angehörige haben zu über 50 % mehr körperliche Beschwerden als der Durchschnitt der Bevölkerung. Nach dem Gießener Beschwerdebogen finden sich im Vergleich zur Normalbevölkerung überdurchschnittlich häufig

- ausgeprägte körperliche Erschöpfung (in 74 % der Fälle),
- Gliederschmerzen (75 %),
- Herzbeschwerden (64 %) und
- Magenbeschwerden (60 %).

Bei längerer Belastung durch Pflege treten häufiger Gelenkbeschwerden und Sturzfolgeerkrankungen auf. Chronischer Stress, möglicherweise durch die häusliche Pflege ausgelöst, kann negativen Einfluss auf das kardiovaskuläre, endokrine und immunologische System haben.

Pflegende Angehörige haben deutlich mehr Depressionen mit Traurigkeit, Pessimismus, Reizbarkeit und Entschlussunfähigkeit als in der entsprechenden Normalbevölkerung zu erwarten wäre. Emotionale Belastungen durch die Pflege werden von ca. 1/3 angegeben. Das Burnout-Syndrom wird in verschiedenen Ausprägungen bei pflegenden Angehörigen bei über 2/3 gefunden. Da andererseits bei ca. 30 % der pflegenden Angehörigen kein oder kaum ein Burnout-Syndrom besteht, kann in der Betreuung und Pflege von Angehörigen unter bestimmten Rahmenbedingungen auch von einer sinnstiftenden, positiven Tätigkeit ausgegangen werden.

Soziale Beeinträchtigungen, vor allem die Einschränkung der Freizeitaktivitäten und soziale Isolation, sind häufige Folgen der Pflegeverpflichtungen für pflegende Angehörige. Die permanente Verantwortung für eine Dauerbetreuung stellt einen Hauptbelastungsfaktor dar und lässt häufig keinen Freiraum mehr für die Definition und Befriedigung der eigenen Bedürfnisse. Mangelnde Anerkennung der geleisteten Pflege und Hilfe ist ein weiterer „Stressor". Auch die berufliche Situation kann bei pflegenden Angehörigen negativ beeinflusst werden. Die finanzielle Situation verschlechtert sich bei 1/3 der Familien nach Pflegebeginn. Im Endstadium einer Pflegesituation sind die pflegenden Angehörigen fast „rund um die Uhr" in die Pflege eingebunden mit entsprechenden sozialen und psychischen Belastungen.

Häufige, abwendbar gefährliche Verläufe und Maßnahmen zu deren Verminderung

Hausärzte können durch ihre Erfahrung und erlernte Kompetenz sog. abwendbar gefährliche Verläufe bei pflegenden Angehörigen oft frühzeitig erkennen und gegensteuernd agieren. Häufige abwendbar gefährliche Verläufe stellen sich z. B. wie folgt dar:

- Akute Dekompensation des pflegenden Angehörigen infolge der Verschlechterung des eigenen Gesundheitszustandes oder dem des Pflegebedürftigen, sowie Zunahme der Pflegebelastung aus anderen Gründen,

- Vernachlässigung des Pflegebedürftigen bzw. gewalttätige Übergriffe von pflegenden Angehörigen auf die Pflegebedürftigen (und gelegentlich auch umgekehrt) als Ausdruck von Verzweiflung, Überlastung und angestauter Aggression,
- Suchtgefahr, besonders Medikamenten- und Alkoholmissbrauch,
- Erschöpfungsdepression, Burnout, Vernachlässigung des Partners/der Partnerin, der Kinder, möglicherweise Suizidgefahr?
- Verletzungen/Überbelastung durch verbesserungsfähige Wohn-/Pflegebedingungen.

Nach Erkennen eines abwendbar gefährlichen Verlaufs können die im Folgenden beispielhaft dargestellten Maßnahmen oft umgesetzt werden:

- Die sehr wichtige Entlastung durch verstärkte Einbindung weiterer Angehöriger/professioneller Pflegedienstleister und Nutzung der Angehörigenberatung,
- Gespräch(e) mit Pflegenden (analysierend, empathisch, therapeutisch) und evtl. mit den Pflegebedürftigen (alleine/gemeinsam),
- Unterbrechung bzw. Abbruch der häuslichen Pflege durch stationäre Maßnahmen (Pflegeeinrichtung, evtl. vorübergehend Krankenhaus),
- Evtl. auch medikamentöse bzw. fachärztliche/stationäre Behandlungen.

Frühzeitiges Erkennen von abwendbar gefährlichen Verläufen z. B. durch regelmäßige Hausbesuche und das Angebot kurzfristig möglicher (entlastender) Gespräche hat hier eine wichtige Funktion im Sinne der (Sekundär-)Prävention. Im Bedarfsfall ist auch aktives Einschreiten von Ärzten und Betreuern unterstützend bzw. zur Entlastung erforderlich; abwartendes Verhalten ist bei abwendbar gefährlichen Verläufen gegenüber der Autonomie der Pflegefamilie abzuwägen.

Anlass für Beratung bzw. Behandlung bei pflegenden Angehörigen

Unterschiedliche Anlässe stellen den Kontakt zwischen Hausärzten und Pflegenden her; einige Beispiele sollen dies illustrieren:

- Angehörige sollen die Aufgabe der Pflege neu übernehmen,
- Pflegende Angehörige kommen in die Hausarztpraxis mit Beschwerden, die durch die Pflegefunktion erklärt werden können,
- Beim Hausbesuch der pflegebedürftigen Person erscheinen pflegende Angehörige selbst auffällig hinsichtlich des eigenen Gesundheitszustandes,

- Wissen des Arztes um die gesteigerte Pflegebelastung, z. B. durch veränderten Pflegeaufwand oder Zustand der pflegebedürftigen Person,
- Hinweise auf Vernachlässigung (z. B. schlecht erklärliche Veränderungen der Pflegehygiene, Kachexie, Dekubitalgeschwüre),
- Veränderung der Beziehung zwischen Pflegebedürftigen und Pflegenden.

Im folgenden Überblick können im Sinne einer Checkliste evtl. voraussehbare Probleme bei der Pflege von Angehörigen aufgedeckt werden:

- Ausreichende körperliche Belastbarkeit (besonders LWS- und Knie-Bereich)?
- Seelische Stabilität (keine funktionellen Störungen) und feste soziale Integration?
- Beziehungsprobleme zum Pflegebedürftigen?
- Motivation zur Pflege?

Anamnese und Untersuchung bei pflegenden Angehörigen

Eine wichtige Hilfe bei der Betreuung pflegender Angehöriger stellt die spezifische, auf deren Probleme ausgerichtete Anamnese und Untersuchung dar:

- Dauer und Stärke der Beschwerden, die subjektiv direkt auf die Pflegebelastung zurückgeführt werden,
- Pflegeumstände, z. B. Zustand des Pflegebedürftigen und seine Krankheiten, Pflegeaufwand und -dauer, Störung des Nachtschlafs, Hilfsmittel, Pflegestufe; besondere Probleme in der Pflege,
- Eigene Einstellung zu Pflege und Pflegebedürftigem, z. B. Sinn, Verantwortungsgefühl, Leistungsgerechtigkeit, Leistungsanspruch, Aggression, Schuldgefühle,
- Soziale Beeinträchtigung durch Pflege, z. B. Einschränkung von außerhäuslichen Tätigkeiten, Einbindung der Familie.

Untersuchung: Bei bekannter Pflegetätigkeit sind die belasteten Bereiche Rücken, Knie, Herz- Kreislauf-System und Magen-Darm-Trakt besonders zu berücksichtigen.

Prävention, Therapie und Rehabilitation – Entlastung in der Pflege

Aus den hausärztlichen Erfahrungen lassen sich gut präventive und entlastende Empfehlungen für Pflegende ableiten:

- Vermeidungsstrategien von starken körperlichen Fehlbelastungen bzw. Hilfsangebote (z. B. durch ergonomische Pflege und Seminare zur besseren Bewältigung der Pflegebelastung),
- Entlastung durch Kurzzeitpflege, Teilzeit-/Nachtpflege, vermehrte Familienhilfe, Urlaub von der Pflege, Einsatz von Haushaltshilfen, Mahlzeiten-, Einkaufs- und Wäscherei-Fahrdienste,
- Entlastung durch Pflegehilfsmittel (Pflegebett, Nachtstuhl, Drehplatte, Inkontinenzartikel),
- Eigenmaßnahmen wie Gymnastik, Yoga, Autogenes Training, Entspannungsübungen,
- Unterstützende professionelle, aktivierende Maßnahmen wie Krankengymnastik, evtl. auch stationäre Rehabilitationsmaßnahmen.

Psychische Betreuung des Pflegenden

Aufklärende, empathische Gespräche über häufige Zusammenhänge von Pflegebelastung und psychischen Veränderungen haben günstige Effekte für die Pflegenden. Positive Lebensziele, die Sinnhaftigkeit der Pflege des Angehörigen und emotionale Autonomie sollten unterstützt werden.

Im fürsorglichen Umgang mit den Pflegebedürftigen der Elterngeneration muss die Rollenumkehr im Sinne der „filialen Reife" erlernt werden. Ähnliche soziale Lernprozesse werden auch von (Ehe-)Partnern gefordert, vor allem wenn die Beziehung zuvor von einer Dominanz des jetzt Pflegebedürftigen geprägt war. Angehörigenarbeit weist in diesem Sinne im erheblichen Umfang psychotherapeutische Anteile auf.

Das Gefühl für echtes Verständnis seiner Situation muss der Pflegende erleben können. Die Betreuung umfasst auch Information über psychische Veränderungen bzw. Verschiebungen der Werte/Maßstäbe beim Pflegebedürftigen und über eventuelle todbringende Umstände sowie die Sterbebegleitung. Angehörige brauchen eine langfristige Planung und Wissen über den wahrscheinlich zu erwartenden Krankheitsverlauf.

Der Hausarzt sollte Gesprächsangebote für die Zeit nach dem Tod des Pflegebedürftigen machen, um die Trauerarbeit, je nach Wunsch des Angehörigen, unterstützen zu können.

Soziale Betreuung des Pflegenden

Die Gefahr der sozialen Isolation, besonders wegen der Verminderung von Außer-Haus-Aktivitäten, sollte z. B. durch Entlastung in der Pflege verringert werden. Selbsthilfegruppen und andere beratende Einrichtungen können weitere Empfehlungen geben. Zur Vermeidung von Rückzug sollten die Pflegenden dabei unterstützt werden, Freiraum in der Pflegebeziehung kontinuierlich einzufordern und in den Tagesablauf einzubauen; begünstigt wird dies durch eine konkrete Tagesplanung.

Der Kontakt zu Selbsthilfe-Organisationen und vernetzte kontinuierliche Betreuung wirken prophylaktisch gegen Überforderung der Pflegenden. *„Sich selbst in die Pflege nehmen"* und *„Schutz stützender Beziehungen"* sollten Leitprinzipien sein. In Krisen können „Familienkonferenzen" die Situation der Pflegenden und Pflegebedürftigen verbessern.

Hilfe bei der Umsetzung sozialer Rechte, insbesondere im Rahmen der Pflegeversicherung, stellt ein großes Arbeitsfeld der Hausarztpraxis dar.

Informationen für Pflegende

Anleitungen für Pflegende und Betreuende – von der Pflege selbst bis zum eigenen „Management" – gibt es bezogen auf unterschiedliche Krankheiten und Probleme der Pflegebedürftigen. Checklistenartig oder in Form eines Glossars werden häufige Fragen beantwortet. Meistens gibt es von entsprechenden Selbsthilfegruppen auch ausführlichere Broschüren bzw. Bücher.

Informationen über regionale Angebote (Hilfsdienste, Beratungsstellen, Notfall-Adressen, Gesprächskreise etc.) sollten spezifisch für den Praxisbereich vom Hausarzt-Team selbst aufgearbeitet und zur Verfügung gestellt werden.[2] Diese regionalspezifischen Angaben können einem in ganz Deutschland zu nutzenden Informationsblatt (DEGAM-Faltblatt im Leitlinienpaket) beigelegt werden. In diesem Informationsblatt finden sich alle wichtigen, überregional geltenden Adressen, Tipps und Tricks für Pflege und pflegende Angehörige. Außerdem sind Informationsmaterialien zu Leistungen der Pflegeversicherung sinnvoll.

---

[2] Vgl. Eccles 1998, Lichte 1999.

Kommunikation und „Pflegeeinheit"

Kommunikation mit Angehörigen findet zu Pflegeproblemen zwar in einem Drittel aller Fälle mit Ärzten statt, muss aber als sehr komplexe Leistung – gerade mit Fokus auf den pflegenden Angehörigen – weiter verbessert und intensiviert werden. Neben hausärztlichen Beratungen zu Problemen in der Pflege bzw. des Pflegebedürftigen sollte für den pflegenden Angehörigen das Ansprechen eigener Anliegen möglich sein. Die Betreuer einer „Pflegeeinheit" (Pflegebedürftiger, pflegender Angehöriger, Restfamilie, sonstige Helfer) dürfen den Fokus nicht zu eng nur auf den Pflegebedürftigen richten, um den pflegenden Angehörigen nicht aus den Augen zu verlieren.

Probleme ergeben sich häufig aus der Vielzahl der im Pflegeprozess beteiligten Personen und Einrichtungen und aus einem unvollständigen Informationsfluss zwischen diesen. Eine verbesserte Kommunikation und Koordination der Hausärzte mit Pflegeeinrichtungen wäre dringend wünschenswert. Die Vielzahl der an der Pflege beteiligten Personen und Einrichtungen erfordert eine optimale Koordination untereinander. Der Hausarzt ist hier in seiner Koordinationsfunktion besonders gefordert. Der Hausbesuch bietet die besten Möglichkeiten für Gespräche mit pflegenden Angehörigen, gegebenenfalls zusammen mit den Pflegebedürftigen und Mitarbeitern von Hilfsdiensten. Für spezifische Anliegen des pflegenden Angehörigen, auch unter Beziehungsaspekten, sollte auch die Möglichkeit für ein Vier-Augen-Gespräch gegeben sein, da sonst aus Rücksicht auf den Pflegebedürftigen „einiges verschwiegen wird". Bei fortgeschrittener Demenz nützen Hausbesuche oft vor allem den Angehörigen, mit Zuhören, unterstützenden Gesprächen und Motivation in der häuslichen Umgebung der Pflegefamilie. Oft muss der pflegende Angehörige zu Aktivitäten und Maßnahmen speziell motiviert werden, da die Eigeninitiative häufig gering ist und Angebote von Pflegeeinrichtungen, Krankenversicherungen etc. spontan selten angenommen werden.

Hausärztliche Koordination – zusammenfassende Betrachtung

Bei Eintritt eines „Pflegefalles" im Rahmen eines Krankenhausaufenthaltes sind frühzeitig Vorbereitungen zur häuslichen Pflege zu treffen. Neben der Feststellung der Pflegebereitschaft der Angehörigen sollte die sinnvolle Umrüstung des zukünftigen Lebensbereichs des Pflegebedürftigen initiiert werden.

Die engmaschige kontinuierliche hausärztliche Betreuung – meist mit regelmäßigen Hausbesuchen und integrativer Problembegleitung, u. a. durch enge Zusammenarbeit mit den professionellen Helfern – ist Voraussetzung für eine zukunftsorientierte Betreuung von Pflegebedürftigen und pflegenden Angehörigen ohne Bevorzugung eines der beiden Partner.

Die Entlastung muss neben professioneller Pflege und Beratungseinheiten auch durch die Einbeziehung der übrigen Familie, differenziert nach Beziehung (Partner/Kinder), Wünschen und Machbarkeit versucht werden.

Der Wechsel aus der häuslichen Pflege in stationäre Einrichtungen (vorübergehend/ständig) ist unter Einbeziehung aller Beteiligten nach Maßgabe der weiteren Bereitschaft und des Leistungsvermögens der pflegenden Angehörigen sowie der Unterstützung durch das soziale Umfeld zu entscheiden.

Die Beendigung der häuslichen Pflege durch Aufnahme des Pflegebedürftigen in eine stationäre Einrichtung oder durch seinen Tod bedeutet für den Pflegenden immer einen Einschnitt mit Trauer, Verlust, evtl. auch Versagensgedanken. Hausärzte können hier vorausschauend Pflegende vorbereiten und Angebote zur „Trauerarbeit" etc. unterbreiten.

Das Fazit: *„Pflege kann nur gut gehen, wenn es den Pflegenden selbst gut geht."*[3]

Evidenzen zu Interventionen und Hilfen für pflegende Angehörige

Zur Frage der Bedeutung von Interventionen bzw. Problemen in der Pflege für die pflegenden Angehörigen konnten bisher nur wenige Beispiele mit einem hohen Evidenzlevel gefunden werden:

- Training vermindert psychische Erkrankungen,
- Tagespflege vermindert körperliche Erschöpfung,
- Verhaltensprobleme Pflegebedürftiger und hoher Pflegeaufwand verstärken Depressionen.

Evidenzen fehlen in Bezug auf den Einfluss von Support-Gruppen bzw. Informationen über die Pflege. Bei der Aktualisierung der DEGAM-Leitlinie Nr. 6 sind auch diese Aspekte als wichtige Prioritäten zu beachten.[4]

---

[3] Jansen 1995.
[4] Vgl. Eccles 1998 – Evidenzlevel Guideline for the primary care.

Aktualisierung der DEGAM-Leitlinie Nr. 6 nach Jahren der schnellen Veränderungen in der alternden Gesellschaft

Evaluation der Leitlinie „Pflegende Angehörige 2005"

In einer Evaluation zur bestehenden Leitlinie „Pflegende Angehörige" wurde in einer Befragung von zwölf Hausarztpraxen die Praxistauglichkeit, Situation und Wünsche der pflegenden Angehörigen sowie der Einfluss durch das hausärztliche Handeln und die Gesundheit Pflegender untersucht. Die befragten Ärzte sehen durch die mittels Leitlinie erworbenen Kenntnisse zusätzlichen Nutzen für pflegende Angehörige in der Stabilisierung der Psyche (N=11) sowie Verbesserungen in der Motivation zur Pflege und Zufriedenheit der Betroffenen (N=9). Außerdem wurde ein subjektiver Kompetenzzuwachs im befragten Problembereich von 5,9 auf 8,0 auf einer Zehnerskala erlebt.[5]

Die Aktualisierung der Leitlinie orientiert sich an den geführten Diskussionen und gesellschaftlichen Veränderungen der letzten Jahre; hier werden die zu berücksichtigenden Schwerpunkte sichtbar:

- Einbindung der Enkelgeneration wegen erforderlicher Verjüngung Pflegender,
- Berücksichtigung der Übergänge von ambulanter zu stationärer Pflege und umgekehrt,
- Ausweitung des Blickwinkels auf die allgemeine Versorgung über die eigentliche Pflege hinaus, vor allem bei Demenzkranken besonders mit Demenz,
- die Betreuung von Schwerstkranken und Sterbenden (Palliativmedizin).

Die Revision der Leitlinie bildet die wichtige gesellschaftliche Funktion der Hausärzte mit ihrem Praxisteam ab und diese aktuelle Version soll weiterhin als Lehrmodul für die Aus-, Weiter- und Fortbildung dienen.

Methodik und Vorgehen bei der Aktualisierung der DEGAM-Leitlinie 6 Pflegende Angehörige

Ausgehend vom Stand der Literaturrecherche bis 2005 für die erste Version der DEGAM-Leitlinie 6 Pflegende Angehörige wurde in den gängigen Datenbanken u. a. mit den Stichworten „pflegende Angehörige" und „Hausarzt" bzw.

---

[5] Vgl. Mand et al. 2005.

„Allgemeinmedizin" sowie ergänzend per Hand nach neuen Veröffentlichungen gesucht und ca. 80 relevante deutschsprachige Publikationen ab 2005 gefunden. Es zeigt sich, dass die neueren Veröffentlichungen den Fokus stärker auf die oben genannten Problematiken bei der Pflege und die allgemeine Versorgung z. B. Demenzkranker, Schwerstkranker und Sterbender legen. Das Schnittstellen-Management (*transitional care*) und Lösungsansätze zur Entlastung der pflegenden Angehörigen treten deutlich hervor, auch unter dem Aspekt eines weiter bezahlbaren Gesundheitswesens. Diese Entwicklung spiegelt dabei auch die Förderung von Projekten mit dieser Zielrichtung wider.

In den Projekten zur Entlastung pflegender Angehöriger sind schwerpunktmäßig Sozial- und Pflegewissenschaften engagiert, während die Allgemeinmedizin diesen Bereich kaum beforscht. In der Regel sind Hausärzte primär als Interviewpartner und „Datenlieferanten" in Projekte eingebunden, aber mit ihnen werden durch die „Aktiven" kaum Projekte gemeinsam entwickelt. Nach Erfahrung jedes hausärztlichen Praktikers steckt viel Arbeit in der Versorgung von „Pflegefamilien"; diese sollte auch durch die Allgemeinmedizin selbst verstärkt durch eigene Forschungsaktivitäten auf diesem Gebiet dargestellt werden.

Ausblick auf die neue DEGAM-Leitlinie „Versorgende Angehörige"

Die Verdopplung der Pflegebedürftigen bis 2050 wird auch das notwendige Engagement der Hausärzte in der Versorgung von Pflegefamilien deutlich erhöhen. Die bis 2012 revidierte hier in „2014" umbenannte DEGAM-S3-Leitlinie „*Versorgende* Angehörige" wird noch stärker als Hilfe für die betroffenen Versorgenden und deren Hausärzte fungieren sowie den Aufgabenbereich und die Wichtigkeit der Allgemeinmedizin für den erweiterten Umfang nach außen darstellen. Schwerpunkte der Leitlinien-Veränderung zur Thematik der „Versorgenden Angehörigen" liegen in folgenden Aspekten:

- Änderungen zu mehr spezifischen Problemlösungen für den Praxisalltag,
- Politisierung mit besserer Darstellung der allgemeinärztlichen Leistungen/ Funktionen,
- Hausärzte als Koordinatoren unter familienmedizinischen Aspekten,
- Kontrastierung der hausärztlichen Arbeit zu Aufgaben in der Pflege bzw. Sozialarbeit.[6]

---

[6] Vgl. Lichte et al. 2005–2011.

Der hausärztliche Aufgabenbereich „Betreuung versorgender Angehöriger" und die durch eine umfassende allgemeinmedizinische Tätigkeit entsprechende Lösungskompetenz hinsichtlich der zunehmenden Probleme bei der Pflege und mehr noch der allgemeinen Versorgung bedürftiger Kranker mit Hilfe der gesamten Familie werden deutlich sichtbar.

Literaturverzeichnis

Böhm, K.; Tesch-Römer, C. und Ziese T. (Hrsg.) (2009). *Beiträge zur Gesundheitsberichterstattung des Bundes. Gesundheit und Krankheit im Alter.* Robert Koch-Institut. Berlin.

Eccles, M. et al. (1998). „North of England evidence based guidelines development project: guideline for the primary care management of dementia", *British Medical Journal* (1998), 317, 802–808.

Jansen, B. und Kardorff, E. von (1995). „Plädoyer für ein vernetztes Angebot", *Forum Sozialstation* (1995) 2, 14–20.

Lichte, T. und Beyer, M. (2005). „A new guideline for German practice: ‚Family caregivers'". *Präsentation bei WONCA-Kongress* (World Organisation of National Colleges, Academies and Academic Associations of General Practitioners/Family Physicians. Europe) (3. –7.9.2005) OP 928, Kos Island.

Lichte, T.; Beyer, M. und Mand, P. (2005). *Die 6. DEGAM-Leitlinie.* Düsseldorf.

Lichte, T. et al. (2005). „Die neue DEGAM-Leitlinie Nr. 6 Pflegende Angehörige", *Zeitschrift für Allgemeinmedizin* (2005) 81, 79–84.

Lichte, T. et al. (2011). „Die DEGAM-Leitlinie Nr. 6 Pflegende Angehörige' – Aktueller Stand", *Präsentation in Witten* (11.11.2011).

Mand, P.; Lichte, T. und Lukowitz, O. (2005). „Auswirkung der DEGAM Leitlinie ‚Pflegende Angehörige' auf die hausärztliche Tätigkeit", *Präsentation auf dem 39. DEGAM –Kongress in Hannover* 30.9.2005.

Hinweise zum Autorenteam

Prof. Dr. med. Thomas Lichte, niedergelassener Allgemeinarzt, Psychotherapeut und Palliativmediziner auf dem Land in Niedersachsen, erstellte als Erstautor ab 2000 im Rahmen seiner Tätigkeit als Lehrarzt an der Medizinischen Hochschule Hannover (Lehrstuhl Prof. Dr. G. C. Fischer) die 6. DEGAM-Leitlinie „Pflegende Angehörige" zusammen mit dem Medizinsoziologen Martin Beyer (heute

Goethe-Universität Frankfurt) und dem Arzt Dr. med. Peter Mand. Seit 2010 verfolgt Thomas Lichte die Revision der Leitlinie weiter auf dem neu eingerichteten Lehrstuhl für Allgemeinmedizin an der Universität Magdeburg. Frau Dr. phil. Bianca Lehmann ist beteiligt an der Überarbeitung und Aktualisierung der Leitlinie – zuerst als wissenschaftliche Mitarbeiterin des Instituts für Allgemeinmedizin Magdeburg, jetzt als freiberufliche Soziologin/Pädagogin.

DEGAM Leitlinie

Pflegende Angehörige
6

Kurzversion

Ursachen von Belastung bzw. Überlastung

Intensive Pflege und Betreuung (Pflegedauer, gestörter Nachtschlaf durch Pflege), Beziehungsprobleme, hoher Demenzgrad der Pflegebedürftigen, schlechter Zustand der Pflegeperson bereits vor der Pflege, eingeschränkte Erholungsmöglichkeiten.

Abwendbar gefährliche Verläufe

❗ Dekompensation des Pflegenden durch Verschlechterung im eigenen Zustand bzw. Zunahme der Pflegebelastung

❗ Gewalttätige Übergriffe auf den Gepflegten (auch umgekehrt) oder Vernachlässigung

❗ Bei Partnern: Erschöpfungsdepression, Suizid- und Suchtgefahr?

❗ Bei Kindern: Burn out, Vernachlässigung übriger Bereiche (Ehepartner, Kinder, Beruf)

❗ Verletzungen / Überbelastung durch verbesserungsfähige Wohn- / Pflegebedingungen

Anamnese

Beratungsanlaß	Komplizierte Faktoren	ungünstige Faktoren
• Pflegebeginn	• Vorerkrankungen des Pflegenden (z.B. Diabetes mellitus, Osteoporose, Herzkrankheit)	• schwierige Persönlichkeitsstruktur von Pflegendem oder Pflegebedürftigem oder schwierige Beziehung
• Pflegebedarf verändert?		
• Veränderung der Beziehung zum Pflegebedürftigen?	• Starke körperliche Belastung durch Pflege (Gewicht, Immobilität des Pflegebedürftigen)	• Großstadt, Isolation, fehlende Familie
• Klagen über körperliche u. seelische Beschwerden?	• Demenzgrad des Pflegebedürftigen	• Abhängigkeit Pflegender / Pflegebedürftiger
• Auffälligkeit Pflegender (von Angehörigen, Arzt bemerkt)	• Pflegebedingt wenig Erholung / Schlaf (< 6 Std.)	• Mangelnde Entlastung
• Pflegender wünscht (z.B.) Beruhigung des Pflegebedürftigen durch Medikamente, etc.		

Gezielte Fragen nach:

• Schmerzen, Funktionsstörungen - besonders in Abhängigkeit von der Pflege

• Stimmung, Schlaf, Erschöpfung, Arzneimittelgebrauch, Suchtmittel

• Beziehung zum Pflegebedürftigen (Dominanz / Zuneigung), Veränderungen,

• Soziale Kontakte, Freizeit, Ausgleich / Entlastung, Wünsche

• Leistungsanspruch, Erwartung, Enttäuschung, Sinnfindung

• Belastung durch Pflege erfragen (Fragebogen "Häusliche Pflege-Skala"), inkl. Ermittlung des Risikos für pflegebedingte psychosomatische Beschwerden

Zeit für Gespräche, u.a. beim Hausbesuch des Pflegehaushaltes, einplanen!

Autorisiert 2005, Revision geplant: 2009, ©omikron publishing/DEGAM, www.degam-leitlinien.de
DEGAM Leitlinien
Hilfen für eine gute Medizin

op

Untersuchungen

Symptombezogen (evtl. bei Check up): Besonders achten auf Rücken, Knie, Herz und Magen-Darm!

Behandlungsoptionen

- Situation aus der Sicht des Pflegenden, des Arztes und evtl. der Helfer?
- Weitere häusliche Pflege überhaupt (dauernd) möglich?
- Wo ist Handlungsbedarf? Hauptproblem und Ursachenanteile?
- Besteht ein Auftrag? Werden Änderungen gewünscht / akzeptiert?

Gespräch und Beratung auf verschiedenen Betreuungsebenen

Sind die folgenden wichtigen Belange des pflegenden Angehörigen berücksichtigt?

Körperlich	Emotional	Sozial
Verminderung der Pflegebelastung	**Stützung des Selbstwertgefühls**	**Finanzielle Absicherung der Pflegebeziehung**
· Entlastende Einrichtungen (stationär, Tagespflege, professionelle Pflege) **A** · Entlastungstechniken (Seminare, Anleitung) **A** · Hilfsmittelberatung und -beschaffung · Pflegebereitschaft auch in Familie abklären · Pflegeplanung vor Krankenhausentlassung · Kooperation aller Therapeuten und Versorgenden aktiv fördern (prof. Pflege, Physiotherapeuten, Ärzte, Apotheker, etc.) **C**	· Anerkennung, Lob **B** · Stützende Gespräche · Finanzielle Entschädigung als Belohnung	· Pflegegeld · Rentenanspruch · Wohnungsumbau · Schwerbehindertenausweis
	Unterstützung des Gleichgewichts	**Stabilisierung im sozialen Umfeld**
	· Akzeptanz der Pflegebelastung · Motivation Gesprächs-, Selbsthilfegruppen **C** · Freiräume für eigene Bedürfnisse schaffen **C** · Entlastung und Erholung einplanen	· Stabilisierung durch organisierte Entlastung **B** · Nutzung des sozialen Netzes zur eigenen Entlastung **B**
Förderung der eigenen Gesundheit	**Konfliktbewältigung**	**Informationen**
· Reha-Maßnahme, Kur **C** · Entspannung, Yoga **C** · Beratungen, Gespräche · Symptomatische Therapie: siehe entsprechende Leitlinie · Cave! bei Beruhigungs- und Schlafmitteln, Alkohol	· Gespräche über Sterbebetreuung, Trauerarbeit etc. anbieten **C** · Stabilisierung durch psychotherapeutische Gesprächsführung **C** · Beziehungsanalyse der Beteiligten · Überforderung erkennen und abbauen	· Gespräche Hausarzt, Sozialstation **C** · Gedrucktes · Beratungsstellen **C** · Gesprächskreise **C** · Ortsbezogenes Informationsmaterial

Stärke der Empfehlungen:
A basiert auf wissenschaftlichen Studien hoher Qualität,
B basiert auf sonstigen Studien,
C basiert auf Konsensusaussagen oder Expertenurteilen

Autoren: Th. Lichte, M. Beyer

Autorisiert 2005, Revision geplant: 2009, ©omikron publishing/DEGAM, www.degam-Leitlinien.de
DEGAM Leitlinien
Hilfen für eine gute Medizin

Polnische Pflegekräfte in deutschen Privathaushalten – Motive, Kompetenzen, Aufgabenspektrum

Helene Ignatzi

Problemabriss/Stand der Forschung

Der im Zuge des demographischen Wandels stetig wachsende Anteil der älteren und pflegebedürftigen Menschen, insbesondere Demenzkranken und Hochaltrigen, stellt die Gesellschaft und die Sozialpolitik, vor allem aber die Dienste und Träger sozialer Leistungen, vor neue Aufgaben und Herausforderungen.

Nach Angaben des Statistischen Bundesamtes waren im Jahr 2009 etwa 2,34 Millionen Menschen in der Bundesrepublik Deutschland pflegebedürftig im Sinne des Pflegeversicherungsgesetzes (SGB XI). Der Großteil von ihnen, ca. 69 % bzw. 1,62 Millionen, wurde zu Hause von ihren Angehörigen mit und ohne Unterstützung ambulanter Pflegedienste und/oder anderer haushaltsnahen Leistungsanbieter versorgt.[1] Die Zahl der Demenzkranken beträgt derzeit 1,2 Millionen und wird bis zum Jahr 2050 voraussichtlich auf 2,6 Millionen ansteigen, sollte kein Durchbruch in Prävention und Therapie gelingen.[2] Dieser Entwicklung steht eine sinkende Pflegebereitschaft der Angehörigen gegenüber, die sich insbesondere in der voranschreitenden Individualisierung und im Umbruch der traditionellen Familienstrukturen begründen lässt.[3] Die häusliche Pflege ist abhängig vom Pflegebedarf der Pflegebedürftigen und erfordert erfahrungsgemäß ein überdurchschnittliches Engagement der Pflegenden sowie deren kontinuierliche Präsenz und/oder 24-Stunden-Bereitschaft. Oft beginnt sie als Partner/Partnerinpflege und wird mit zunehmendem Alter auf die Kinder übertragen – vorwiegend auf Töchter und Schwiegertöchter.[4] Diese stehen aber zunehmend seltener, aufgrund anderer Verpflichtungen, wie z. B. der eigenen Erwerbstätigkeit und Familie oder der geographischen Entfernung vom

---

[1] Vgl. Statistisches Bundesamt 2011, S. 6.
[2] Vgl. Deutsche Alzheimer Gesellschaft e. V. 2012, S. 1.
[3] Vgl. Zentrum für Qualität in der Pflege 2011, S. 1.
[4] Vgl. BMFSFJ 2002, S. 21.

Haushalt des pflegebedürftigen Elternteils, zur Verfügung. Bei Demenzkranken erhöht sich der betreuerische und pflegerische Aufwand und führt mehrfach zu Überforderung der Pflegenden. Diese stoßen vielfach an die Grenzen ihrer physischen und psychischen Belastbarkeit, was in der Konsequenz die Entscheidung für eine stationäre Aufnahme der pflegebedürftigen Person nach sich zieht. Eine derartige Entscheidung belastet häufig die Beziehung zu der pflegebedürftigen Person, da sie dem Wunsch der meisten Pflegebedürftigen – solange wie möglich in der eigenen Häuslichkeit verbleiben zu können – nicht gerecht wird.

Die oft fehlenden adäquaten finanzierbaren Versorgungsangebote der verfügbaren Dienstleister im Umfeld der Pflegebedürftigen motivieren Pflegende für die Suche nach individuellen, meist informellen Lösungen und Strategien für die Bewältigung ihrer prekären Pflegesituation. Sie entscheiden sich zunehmend für die Beschäftigung von osteuropäischen „Haushaltshilfen/Betreuerinnen", die eine 24-Stunden-Betreuung der Pflegebedürftigen übernehmen. Die Entscheidung der Familien für diese Option ist in der Attraktivität dieses Dienstes zu begründen, die sich in der Flexibilität, dauernder Verfügbarkeit der Arbeitskräfte und in der Finanzierbarkeit dieser Leistung widerspiegelt.[5] Die osteuropäischen Pflegekräfte wohnen in der Regel im Haushalt der Pflegebedürftigen und übernehmen neben der hauswirtschaftlichen auch die pflegerische und betreuerische Versorgung gemäß Pflegeversicherungsgesetz (SGB XI). Die Pendlerinnen aus den osteuropäischen Ländern, in der Regel aus Polen, werden meist illegal beschäftigt. Eine illegale, bzw. undeklarierte Beschäftigung ist, nach der für den europäischen Kontext geeigneten Definition, eine bezahlte Tätigkeit, die den Behörden nicht gemeldet ist, aber von ihrer Natur her gesetzeskonform ist. Im engeren Sinne bedeutet es die Nichteinhaltung steuerlicher und sozialversicherungsrechtlicher Vorschriften.[6] Die Literaturangaben zur Anzahl der derzeit in deutschen Privathaushalten beschäftigten osteuropäischen Arbeitskräfte beziehen sich ausschließlich auf Schätzungen und Annahmen, da für den Bereich noch keine repräsentativen Ergebnisse vorliegen. Die im Jahr 2007 durchgeführte EU-weite Euro-Barometer Umfrage zur illegalen Beschäftigung belegt zwar, dass bereits fünf bis sechs Prozent der im Rahmen der Umfrage interviewten Deutschen, Gebrauch von undeklarierten Arbeitsverhältnissen machen, diese Angaben beziehen sich jedoch nicht ausschließlich auf pflegeri-

---

[5] Vgl. Kondratowitz von 2005, S. 422.
[6] Vgl. Vanderseypen 2009, S. 20.

216

sche Leistungen.[7] Die Bundeszentrale für politische Bildung schätzt die Zahl der mittel- und osteuropäischen Arbeitskräfte, die derzeit betreuerisch und pflegerisch in deutschen Haushalten tätig sind auf etwa 100.000, von denen lediglich 2.000 sozialversicherungsrechtlich angestellt sind.[8]

Die Entwicklung neuer häuslicher Fürsorgearrangements, die aufgrund des wachsenden Pflegebedarfs seitens der Politik stillschweigend geduldet werden, sorgt seit einigen Jahren für öffentliche Debatten und für verstärkte Konkurrenz zwischen dem existierenden Netz an ambulanten und stationären Einrichtungen sowie der irregulären Pflegearbeit. Für viele Pflegebedürftige und ihre Familien bleibt die Inanspruchnahme der Dienste von Migrantinnen und Migranten eine der attraktivsten und adäquatesten individuellen Lösungen. Gleiches gilt für die Pendlerinnen, die durch diese Tätigkeit, abgesehen von den vielen Verlusten, die sie hinnehmen müssen, häufig ihre eigene Existenz und die ihrer Familien sichern können. Aufgrund der aktuellen und zukünftigen Entwicklung der Alterung der deutschen Gesellschaft ist anzunehmen, dass die irregulären häuslichen Pflegearrangements weiterhin ausgebaut werden, wenn keine sozialpolitischen Maßnahmen in Bezug auf die Entwicklung bezahlbarer Alternativangebote existierender Leistungsanbieter stattfinden.

Betrachtet man den Stand der Forschung der letzten Jahre in Deutschland, insbesondere bezogen auf die reale Lebenssituation der osteuropäischen Pflegekräfte, so lässt sich feststellen, dass dieser Bereich noch unzureichend erforscht ist. Es mangelt sowohl an quantitativen Erhebungen als auch an repräsentativen Ergebnissen. Erfreulich ist aber die Tatsache, dass besonders in den letzten drei Jahren einige Publikationen über qualitative Studien erschienen sind. Hierzu gehören z. B. Publikationen, die mit ihrem Fokus auf die Situation der osteuropäischen Pendlerinnen in den deutschen Privathaushalten dem Leser einen Überblick über die prekären Lebensumstände der Pendlerinnen verschaffen,[9] wie auch Publikationen, die zur Transparenz über die rechtlichen Rahmenbedingungen und die gesellschaftliche Praxis[10] sowie die Situation von irregulärer Beschäftigung in anderen EU-Ländern beitragen.[11]

---

[7] Vgl. Vanderseypen 2009, S. 21.

[8] Vgl. Bundeszentrale für politische Bildung 2009.

[9] Vgl. Karakayali 2010, Metz-Göckel 2010, Lutz, Palenga-Möllenbeck 2010.

[10] Vgl. Scheiwe, Krawietz 2010.

[11] Vgl. Larsen et al. 2009.

Gegenstand der Untersuchung

Der vorliegende Beitrag präsentiert die ersten ausgewählten Ergebnisse einer explorativen Studie, die derzeit im Rahmen einer Promotion an der Technischen Universität Dortmund, Fakultät für Erziehungswissenschaften und Soziologie, durchgeführt wird. Gegenstand dieses qualitativ ausgerichteten Forschungsprojektes ist die Analyse der Lebenssituation von illegal und legal tätigen polnischen Migrantinnen in der häuslichen Pflege in Deutschland und die daraus resultierenden sozialpolitisch relevanten Risiken und Folgen. Die Grundlage für diese Untersuchung bieten qualitative Interviews mit 20 polnischen Pendlerinnen, die in deren Muttersprache (Polnisch) im Zeitraum vom Oktober 2010 bis April 2011 in Deutschland und Polen durchgeführt wurden.[12] Die Analyse der Lebenssituation der regulär und irregulär tätigen Migrantinnen orientiert sich am Lebenslagenansatz, unter Berücksichtigung ausgewählter Lebenslagendimensionen.[13]

Die ersten ausgewählten Ergebnisse der Untersuchung beziehen sich auf 16 der insgesamt 20 durchgeführten Interviews und geben Auskunft über:

- die soziodemographischen Merkmale der polnischen Migrantinnen,
- ihre Motivlagen bei der Aufnahme der Tätigkeit,
- ihre Sprach- und Fachkompetenzen,
- die Rahmenbedingungen ihrer Tätigkeit und das Leistungsspektrum.

Die nachfolgend aufgeführten Themenbereiche sind unter anderem Bestandteil der Untersuchung. Sie werden im Rahmen dieses Beitrags jedoch nicht berücksichtigt, da sie noch nicht vollständig ausgewertet und diskutiert worden sind:

- die Vermittlungspraxis und die von den polnischen Arbeitskräften praktizierten Beschäftigungsmodelle,
- die Zusammenarbeit der polnischen Pflegekräfte mit den örtlichen Dienstleistern aus dem Pflegesektor,

---

[12] Die durchgeführten Interviews hatten einen zeitlichen Umfang von 1,5 bis zu 3 Stunden pro Interview. Ihnen lag ein Interviewleitfaden zugrunde. Vierzehn von ihnen wurden in der Häuslichkeit der pflegebedürftigen Personen in Deutschland und sechs in einer Vermittlungsagentur in Polen durchgeführt.

[13] Zu den ausgewählten Lebenslagendimensionen gehören folgende Bereiche: Beschäftigung, Bildung, Beziehungen, Wohnsituation, Einkommenssituation, Freizeitverhalten, Gesundheit.

218

- die Qualität der pflegerischen Leistung aus der Perspektive der polnischen Pflegekräfte,
- ihre sozialen Kontakte, insbesondere ihre Beziehung zur eigenen Familie und zu Freunden sowie zu den Pflegebedürftigen und deren Angehörigen,
- ihre Wohnsituation und ihr Freizeitverhalten in Deutschland und in ihren jeweiligen Heimatländern,
- ihre persönliche Weiterentwicklung und Lebensperspektiven.

Die ersten Ergebnisse der Betrachtung der Ebene mikropolitischer Bedingungen und Konstellationen, bei der die Lebenssituation der polnischen Arbeitskräfte analysiert wird, ebenso wie ihre realen Arbeitsbedingungen und Beziehungen, ist als ein kleiner Baustein in dem noch unzureichend erforschten Themenkomplex der sogenannten „Schattenwirtschaft" zu verstehen.

Soziodemographische Merkmale der polnischen Arbeitskräfte

Die interviewten polnischen Arbeitskräfte sind in ihren soziodemographischen Merkmalen eine heterogene Gruppe. Hinsichtlich der Altersstruktur ist die Mehrheit älter als 56 Jahre. Die Anzahl der verheirateten und geschiedenen Interviewpartnerinnen ist gleichgroß und bildet somit den größten Anteil der Gruppe.

Alle befragten Frauen sind Mütter. Eine Vielzahl von ihnen hat bis zu zwei Kinder. Die Kinder sind, bis auf einen Minderjährigen, alle bereits erwachsen und zum größten Teil verheiratet. Die Interviewpartnerinnen weisen ein mittleres bis hohes Bildungsniveau auf. Sie verfügen alle, bis auf einen Einzelfall, über eine abgeschlossene Berufsausbildung oder ein Hochschulstudium. Ihr Berufsspektrum und ihre Erwerbsbiographien variieren sehr stark. Die Spannbreite der Berufe reicht von Einzelhandelskauffrau, über Chemisch-Technische Assistentin bis hin zu Architektin.

Bei allen Frauen lässt sich aber eine bestimmte Homogenität hinsichtlich ihrer Verluste und Abbrüche der Beschäftigungsverhältnisse identifizieren. Diese können auf den politischen und wirtschaftlichen Umbruch Polens und den anderen osteuropäischen Ländern in den 1980er/1990er Jahren zurückgeführt werden.

Zum Zeitpunkt der Interviews ist die Mehrheit der Frauen bereits im Vor- oder Ruhestand. Die jüngeren von ihnen, bis auf einen Einzelfall, sind alle arbeitssuchend. Der Pendelzeitraum der Pendlerinnen erstreckt sich von einem

Monat bis zu 16 Jahren. Die meisten Frauen pendeln seit mindestens drei Jahren zwischen ihren Einsatzorten in deutschen Privathaushalten und ihrem festen Wohnsitz im Heimatland. Drei der Frauen können mit ihren 9, 14 und 16 Jahren Pendelerfahrung als „Langzeitpendlerinnen" charakterisiert werden. Die Anzahl der während des Pendelzeitraums betreuten deutschen Pflegebedürftigen variiert zwischen 1 und 12 Personen.

Motive für die Pendelmigration der polnischen Arbeitskräfte

Die Bereitschaft der Interviewpartnerinnen zur Migration in die häusliche Altenpflege nach Deutschland lässt sich auf eine Reihe von Beweggründen zurückführen. Eine erste Analyse belegt, dass die einzelnen Intentionen eine gewisse Heterogenität in Abhängigkeit davon aufweisen, ob es sich um die erste oder um wiederkehrende Migration handelt.

Die *Motivation* für die *erste Migration* hat bei den meisten Interviewpartnerinnen einen *finanziellen* Hintergrund. Die eigentliche persönliche Entscheidung wird dabei sehr stark durch die akute wirtschaftliche Notsituation bzw. Notlage, in der sich die Interviewpartnerinnen und/oder ihre Familie befinden, beeinflusst. Diese Notlage lässt sich einerseits auf die ungünstigen sozialpolitischen Rahmenbedingungen zurückführen. Darunter werden unter anderem die Konsequenzen des sozialpolitischen Umbruchs der 1980er/1990er Jahre sowie die schwierige Arbeitsmarktsituation der letzten Jahre in Polen zusammengefasst. Andererseits entstand die Notsituation durch prekäre Lebensumstände der Interviewpartnerinnen, wie beispielsweise durch Krankheits-, Pflege- und Todesfälle in ihrem nahen Umfeld.

Aufgrund fehlender Alternativmöglichkeiten wird in der Migration die einzige Chance gesehen, die materiell schwierige Lage zu verändern und positiv zu beeinflussen. Der Schritt zur ersten Pflegetätigkeit im Ausland ist einer der schwerwiegendsten für die Interviewpartnerinnen, da dieser grundsätzlich mit einer räumlichen Trennung von den Familienangehörigen verbunden ist. Folgende Berichte der polnischen Pflegekräfte sollen ihre Motivgründe verdeutlichen:[14]

> *Das war faktisch Vegetieren [...] den Kindern musste man etwas zu essen geben,*
> *das war Horror, das lässt sich nicht beschreiben und noch dazu ist im gleichen Jahr,*

---

[14] Zum Schutz der Anonymität der Interviewpartnerinnen wird bei allen Zitaten die Abkürzung (pP) für „polnische Pflegekraft" verwendet. Die Nummerierung entspricht der Reihenfolge der Auflistung in diesem Aufsatz.

in dem wir Konkurs angemeldet haben, mein Mann tödlich verunglückt. Es war ein Albtraum. Dies lässt sich nicht beschreiben. (pP1)[15]

Ich verlor meinen Job, war lange arbeitssuchend, etwa 1½ Jahre [...] musste also zum Sozialamt gehen, was für mich jedes Mal eine Horrorvorstellung war, weil ich immer aufs Neue meinen ganzen Lebenslauf erzählen musste, um für Medikamente, Lebensmittel, im Winter für Heizung, im Sommer für Bekleidung, etwas zu bekommen. Dies war demütigend für mich. Irgendwann war es so weit, dass ich mich auf die Suche begab. Dort hinter meinem Haus war früher ein Militärgelände – heute existiert nur noch der Name, da es längst abgeschafft ist. Trotz dem ist es allen noch bekannt, sodass dort Leute kommen, die dort sitzen und saufen. Es kam soweit, dass ich anfing, dort die leeren Bierdosen und Eisenreste aufzusammeln, um sie zu verkaufen und davon leben zu können [weint]. Das waren schwere Zeiten, dazu noch zwei Kinder. Eines Tages sah meine Nachbarin, wie ich mit meinem Rucksack wieder unterwegs war, [...] sie fragte mich, ob ich nach Deutschland in die Pflege fahren möchte. Ich schaute sie fragwürdig an – wirklich? Ja wirklich! [Erwiderte die Nachbarin, H. I.]. (pP2)[16]

Neben der Motivation, sich aus der finanziellen Notlage befreien zu wollen, lassen sich noch *weitere Aspekte* für die *erste Migration* identifizieren. Hierzu gehören unter anderem der *Wunsch nach Sicherung/Verbesserung des gegenwärtigen Lebensstandards* oder der *Wille zur materiellen Unterstützung der eigenen Familienangehörigen*. Diese Beweggründe sind zwar ebenso monetärer Natur, zeichnen sich aber im Vergleich zu den Faktoren aus materieller *Notlage* durch einen geringeren Grad an Dringlichkeit zur Befriedigung dieser Aspekte aus. Weitere sekundäre *Gründe* sind das persönliche *Interesse andere Länder und fremde Kulturen kennenzulernen* sowie der *Wunsch nach Wiederaufnahme einer Beschäftigung* bedingt durch eine lange Phase der Arbeitslosigkeit.

Beim Übergang in die Dauermigration sind die finanziellen Gründe *ebenfalls bedeutend*, aber *nicht mehr so akut*, wie bei der ersten Entscheidung. Die materielle Notsituation der Interviewpartnerinnen entspannt sich im Zeitverlauf. Das Einkommen wird durch die Ausübung der Pflegetätigkeit stabilisiert, sodass zwar noch vorübergehend finanzielle Schwierigkeiten überwunden werden müssen, hauptsächlich aber eine langfristige Absicherung angestrebt wird. Da-

---

[15] Die „polnische Pflegekraft 1" (pP1) ist zum Zeitpunkt des Interviews 56 Jahre alt und seit einem Jahr in der häuslichen Pflege in Deutschland tätig.

[16] Die „polnische Pflegekraft 2" (pP2) ist zum Zeitpunkt des Interviews 58 Jahre alt und seit sieben Jahren in der häuslichen Pflege in Deutschland tätig.

bei geht es insbesondere um die *Altersvorsorge* durch Ersparnisse oder *Erfüllung* und *Verwirklichung* lang ersehnter *Wünsche* und *Träume*. Häufig wird dabei die Verbesserung der eigenen Wohnsituation im Heimatland angestrebt. Dies wird entweder durch den Erwerb einer Immobilie oder durch Renovierungen/Modernisierungen realisiert.

Hast Du eine Wohnung oder ein Haus? (I)[17]

Eine Doppelhaushälfte. Das ist eben der Grund, weshalb ich hier bin und arbeite [...] Es ist ein altes Haus, noch aus der Vorkriegszeit und wir renovieren es. Wir haben im vergangenen Jahr angefangen es zu renovieren [...]. (pP3)[18]

In einigen wenigen Fällen bietet die *Dauermigration* die Möglichkeit der *Sicherung* oder des *Aufbaus* der eigenen *Existenz*. Auch der *Wunsch* nach *Veränderung* und *Abwechslung im Leben* der Interviewpartnerinnen ist ebenso entscheidend beim Übergang zur Dauermigration, wie der *Wunsch hilfsbedürftige und pflegebedürftige* ältere Menschen *zu unterstützen*. Hierbei lassen sich die Interviewpartnerinnen von ihren inneren Werten leiten, die auf ihrer religiösen Überzeugung und Haltung basieren.

Ich freue mich, dass ich reisen und gleichzeitig arbeiten und Geld verdienen kann. Dies motiviert mich. (pP4)[19]

Aufgrund der beschriebenen Intentionen entwickelt sich die Dauermigration in den meisten Fällen zu einer „Falle" für die Interviewpartnerinnen, denn sie lockt mit der Gelegenheit zum Zuverdienst und erzeugt dadurch Abhängigkeit. Damit die eigenen, zunehmend größer werdenden Wünsche und die Wünsche der Familienangehörigen befriedigt werden können, wird die beabsichtigte Beendigung der Pendelmigration immer wieder auf einen weiteren unbestimmten Zeitraum verschoben.

Sprach- und Fachkompetenzen der polnischen Arbeitskräfte

Die Untersuchung bezieht sich auf das Vorhandensein der Sprach- und Fachkompetenz der polnischen Pflegekräfte vor Aufnahme der ersten Tätigkeit in

---

[17] Die Abkürzung (I) wird für die „Interviewerin" verwendet.
[18] Die „polnische Pflegekraft 3" (pP3) ist zum Zeitpunkt des Interviews 43 Jahre alt und seit sechs Jahren in der häuslichen Pflege in Deutschland tätig.
[19] Die „polnische Pflegekraft 4" (pP4) ist zum Zeitpunkt des Interviews 65 Jahre alt und seit sieben Jahren in der häuslichen Pflege in Deutschland tätig.

Deutschland und deren Entwicklung über den gesamten Zeitraum der Pendel-migration.

Die Ergebnisse zeigen einen dynamischen Prozessverlauf, mit dem kontinuierliche Kompetenzerweiterungen von Beginn der ersten Tätigkeit bis zum Zeitpunkt des Interviewgesprächs festzustellen sind.

Sie belegen, dass *die Mehrheit* der Interviewpartnerinnen vor ihrer ersten Tätigkeit in der häuslichen Pflege über *keine oder nur unzureichende Deutsch-kenntnisse* verfügt. Dies schränkt erheblich ihre Einsatzmöglichkeiten ein. Mangelnde oder unzureichende Sprachkenntnisse erzeugen außerdem Ängste sowie zusätzlichen Stress und Unsicherheit, die sich in der Regel bei der ersten Begegnung mit den Pflegebedürftigen und ihren Familien, sofern die Verständigung misslingt und keine Annäherung möglich ist, verstärken. Dies hat zufolge, dass Spannungen im alltäglichen Miteinander entstehen können, und die Beziehung dadurch belastet wird.

> *Erst an Ort und Stelle gingen mir die Augen auf (habe ich begriffen), als die Deut-schen zu mir sprachen und ich nichts. Aber ich traf auf eine nette und sympathische Familie [...] Ich habe nachts gelernt, ich weinte dabei, ich weinte und lernte. Ich sagte mir, wenn ich die Sprache erlerne, dann werde ich wissen, dass ich lebe, wenn ich sie aber nicht erlerne, werde ich weiterhin arm bleiben* (klepać biedę). *(pP5)*[20]

Ausschließlich *5 der 16* Interviewpartnerinnen bezeichnen ihre *Deutsch-kenntnisse als ausreichend bis gut.*[21] Sie haben die Kenntnisse der deutschen Sprache in ihrem Elternhaus und/oder in der Schulzeit erworben. Obwohl diese Kenntnisse noch zum Teil große Defizite aufweisen, genügen sie in der Regel für eine einfache Verständigung im Pflegeprozess, setzen jedoch Geduld und Verständnis der Pflegebedürftigen und ihrer Angehörigen voraus.

Die Mehrheit der Interviewpartnerinnen erachtet gute Deutschkenntnisse für die Ausübung pflegerisch-betreuerischer Tätigkeiten als enorm wichtig, weil diese sich häufig förderlich auf die Ausgestaltung der Rahmenbedingungen der häusli-chen Pflege auswirken. Interviewpartnerinnen, die über ausreichende bis gute Deutschkenntnisse verfügen, sind selbstbewusster und sicherer in ihrem Auftreten gegenüber den Pflegebedürftigen und ihren Angehörigen. Sie sind in der

---

[20] Die „polnische Pflegekraft 5" (pP5) verfügte vor Aufnahme der pflegerischen Tätigkeit über keine Deutschkenntnisse.

[21] Zwei der fünf Interviewpartnerinnen sind deutscher Abstammung und im Besitz einer doppelten Staatsangehörigkeit. Sie haben die deutsche Sprache bereits in ihrem Elternhaus erlernt.

Lage, selbst über ihre Arbeitsbedingungen zu verhandeln und ihre Interessen zu vertreten. Diese Kompetenz sichert ihre Rechte und schützt sie vor Ausbeutung durch die Familie.

Polnische Pendlerinnen mit guten Deutschkenntnissen erhalten für ihre Tätigkeit in der Regel eine höhere Vergütung, insbesondere dann, wenn sie über eine Agentur vermittelt werden. Auch die Pflegebedürftigen profitieren von guten Deutschkenntnissen ihrer Betreuerinnen. Alleinstehende, einsame Ältere sind auf die Sprachkompetenz der Betreuerinnen ebenso angewiesen wie die Pflegebedürftigen.

Keine der Interviewpartnerin *verfügt über eine pflegerisch-medizinische Qualifikation,* auch nicht in Form von Fort- und Weiterbildung. Vor Aufnahme der ersten Beschäftigung verfügen dennoch alle Interviewpartnerinnen über praktische Erfahrung in der Pflege ihrer beispielsweise demenz- oder krebskranken, bettlägerigen Angehörigen, in die sie in ihrem Heimatland oder auch im Ausland eingebunden waren. Die autodidaktisch erworbenen pflegerischen Fähigkeiten werden von den meisten Gesprächspartnerinnen positiv hervorgehoben, ebenso wie ihre persönlichen Eigenschaften, wie Empathie und Menschenkenntnis, sowie ihre wertschätzende Haltung älteren, pflegebedürftigen Menschen gegenüber. Der nachfolgende Bericht einer der Interviewpartnerin verdeutlicht deren Überzeugung.

> *Ich habe meine Mutter gepflegt, die über längere Zeit krank gewesen ist. Sie hatte Asthma. Ich musste ihr intravenöse und intramuskuläre Injektionen verabreichen, sodass ich mich als Autodidakt bezeichnen würde. Ich bin geduldig und konnte mich auch hier irgendwie bewähren, obwohl ich keine Pflegeschule besucht habe. Das kam irgendwie von alleine. Ich bin der Meinung, dass ein Mensch alles erlernen kann, wenn er gezwungen ist. (pP6)[22]*

Trotzt der hohen Selbsteinschätzung sind die Pendlerinnen häufig, speziell in der Anfangsphase ihrer Tätigkeit, mit den an sie gestellten Anforderungen, überfordert. Vor allem dann, wenn die fehlende Fachkompetenz mit ihren mangelnden Deutschkenntnissen kumuliert und/oder die erforderliche Unterstützung der Familienangehörigen fehlt.

Des Weiteren *fehlen* dem Großteil der Gesprächspartnerinnen *Informationen* über das deutsche Gesundheits- und Pflegesystem, insbesondere über die

---

[22] Außer der Erfahrung in der Pflege ihrer Mutter („Laienpflege") verfügte die „polnische Pflegekraft 6" (pP6) vor Aufnahme der Tätigkeit über keine pflegerischen Vorkenntnisse.

Pflegeversicherung (SGB XI) und die im Einsatzgebiet verfügbaren ambulanten Versorgungsstrukturen sowie über methodische Kenntnisse, vor allem im Umgang mit Demenzkranken. Die meisten von ihnen ordnen Kenntnisse dieser Art in den Zuständigkeitsbereich der Angehörigen der Pflegebedürftigen zu und sehen kein Erfordernis, diese für die Ausübung ihrer Tätigkeit zu erwerben.

Im Verlauf der Pendelmigration ist eine *kontinuierliche Weiterentwicklung der pflegerischen und methodischen Kompetenz der Pendlerinnen festzustellen.* Die zum Teil langjährige Pflegeerfahrung sowie die Anzahl der Betreuungen führen unabwendbar zur Entwicklung pflegerischer Routinen und zur Erweiterung von Wissen um altersspezifische Erkrankungen und die daraus resultierenden Einschränkungen und Behinderungen. Anzumerken ist jedoch, dass es sich dabei um Laienkompetenz handelt, die selbst oder zum Teil mit Unterstützung der Angehörigen der pflegebedürftigen Personen und/oder weiteren in das Pflegearrangement einbezogenen Personen, erworben wurde.

Pflegerische Vorerfahrung, sowie eine wertschätzende Haltung pflegebedürftigen Menschen gegenüber ist nach Ansicht der Interviewpartnerinnen *eine wichtige Voraussetzung für die Übernahme häuslicher Pflege.* Pendlerinnen ohne diese Erfahrung und Kompetenz haben es ihrem Erachten nach oft viel schwerer im Vergleich zu praxiserfahrenen Pendlerinnen.

Fehlendes gerontologisches und geriatrisches Fachwissen erzeugt Unsicherheiten im Umgang mit dieser Klientel. Pendlerinnen ohne diese Kenntnisse bevorzugen in der Regel häusliche Unterstützung mit einem hohen Anteil an betreuerischer Leistung.

Kenntnisse über die Pflegeversicherung und Versorgungsmöglichkeiten werden von Interviewpartnerinnen, die bereits in die Situation gekommen sind, die Pflege vor Ort eigenständig organisieren zu müssen, als unverzichtbar erachtet. Dabei sind ihrer Einschätzung nach insbesondere Informationen über die Existenz von Anlauf- und Beratungsstellen, therapeutisch-/betreuerischer Einrichtungen und ambulanter Pflegedienste erforderlich.

Die Untersuchung der *Bereitschaft zur Fort- und Weiterbildung* beweist, dass ein Großteil der Interviewpartnerinnen an der Erweiterung ihrer persönlichen und fachlichen Kompetenz sehr interessiert ist. Dabei finden sie die Teilnahme an Sprachkursen zum Erwerb von Deutschkenntnissen gleichermaßen wichtig und sinnvoll, wie die Teilnahme an Erste-Hilfe-Kursen, um Kenntnisse für den Umgang mit Notfällen zu erlangen. Darüber hinaus sind sie am Erwerb von Kenntnissen über altersspezifische Krankheitsbilder und pflegerische Abläufe bei bettlägerigen Personen interessiert sowie an Methoden im Umgang mit Demenzkranken.

Aus Perspektive der Pendlerinnen würde sich ihre Fortbildungsbereitschaft deutlich erhöhen, wenn Fortbildungsangebote in polnischer Sprache angeboten werden würden. Die Interviewpartnerinnen *kritisieren* allerdings *die fehlende Organisation* entsprechender Fortbildungsmaßnahmen, sowohl in Deutschland als auch in Polen.

Interviewpartnerinnen, die *keine Bereitschaft an der Fort- und Weiterbildung* zeigen, begründen ihre Entscheidung folgendermaßen:

- Die 24-Stunden-Betreuung bietet keine Gelegenheit zur Teilnahme an Fort- und Weiterbildung vor Ort.
- Es fehlt die Unterstützungsbereitschaft der Angehörigen zur Vermittlung der Interviewpartnerinnen an Fort- und Weiterbildungsangebote.
- Es fehlt die Bereitschaft der Angehörigen zur Organisation einer Vertretungsperson, für die Dauer der Fortbildungsangebote, da ihre Erwartungen primär auf die eigene Entlastung gerichtet sind.
- Die Teilnahme an Fort- und Weiterbildungsangeboten der Vermittlungsagenturen ist vor dem Hintergrund des logistischen Aufwands nicht umsetzbar.
- Die Teilnahme an Fort- und Weiterbildungsangeboten ist nicht notwendig, da die Interviewpartnerinnen ihre pflegerisch-betreuerische Kompetenz als ausreichend bewerten.
- Die Teilnahme an Fort- und Weiterbildungsangeboten ist aufgrund des fortgeschrittenen Alters nicht mehr sinnvoll.

Die Teilnahme an Fort- und Weiterbildungsangeboten ist aus ihrer Sicht lediglich vor Aufnahme oder in der Anfangsphase der Tätigkeit sinnvoll. Darüber hinaus begründen die Interviewpartnerinnen ihre mangelnde Bereitschaft zur Fort- und Weiterbildung durch das Fehlen eindeutiger, verbindlicher gesetzlicher Vorgaben in Deutschland, hinsichtlich der erwarteten Qualifikation bei der Erbringung pflegerisch-betreuerischer Leistungen im häuslichen Kontext.

Die Rahmenbedingungen und die Art der ausgeübten Tätigkeit

Die Untersuchung der Rahmenbedingungen bezieht sich einerseits auf die Arbeitszeitregelung (inklusive Nachtarbeit, Erholungspausen, Vertretungsregelung) und andererseits auf die Pflegeübergabe.

Bei der 24-Stunden-Betreuung ist zu unterscheiden zwischen der Tagesbetreuung, von 8.00 Uhr morgens bis 20.00 Uhr bzw. 22.00 Uhr, und der Nachtbetreuung bzw. Nachtbereitschaft, von 22.00 Uhr bis 8.00 Uhr. Die Arbeitszeiten werden entweder schriftlich im Arbeitsvertrag festgehalten oder zwischen den Betreuerinnen und den Familien mündlich vereinbart. Die Arbeitszeitfestsetzung von acht bis zehn Stunden täglich sowie die Vereinbarung der Nachtruhezeiten sind nach Aussagen der Interviewpartnerinnen in der Praxis nicht umsetzbar, da die Betreuerinnen in den meisten Fällen die einzigen anwesenden Personen im Haushalt der Pflegebedürftigen sind und im Bedarfsfall Unterstützung leisten müssen.

Insgesamt *14 der 16 interviewten Betreuerinnen* waren während ihrer Tätigkeit intensiv in *Nachteinsätze involviert* und erlebten diese als anstrengend und kräftezehrend. Einige von ihnen kamen demzufolge an ihre körperliche und psychische Belastungsgrenze und überlegten sogar die Betreuung abzubrechen.

In den meisten Fällen war *die Nachtarbeit nicht vertraglich vereinbart.* Dies begründen die Interviewpartnerinnen einerseits damit, dass bei der Tätigkeitsaufnahme entweder der nächtliche Pflege- und Betreuungsbedarf noch nicht erforderlich, oder aber den pflegenden Angehörigen nicht bekannt war. In einigen Fällen hatten allerdings die Angehörigen Kenntnis über die nächtlichen Pflegebedarfe ihrer Pflegebedürftigen, haben diese aber den Betreuerinnen vorenthalten.

Die Erfahrung der Betreuerinnen zeigt, dass die nächtlichen Pflegeeinsätze in den pflege- und betreuungsspezifischen Bedürfnissen der Pflegebedürftigen begründbar sind. Sie finden in der Regel vermehrt im Anschluss an Krankenhausaufenthalte statt oder beim zunehmenden alters- und krankheitsbedingten körperlichen und geistigen Abbau der Pflegebedürftigen. Entsprechend den Berichten der Betreuerinnen wurden diese von den Pflegebedürftigen zu Nachteinsätzen eingefordert, die in Abständen von zehn bis 15 Minuten, stundenweise oder von bis zu drei bis vier Mal in einer Nacht stattgefunden haben. Folgende Arten von Nachteinsätzen werden von den Interviewpartnerinnen exemplarisch genannt und durch anschließende Berichte verdeutlicht:

- Die Unterstützung bei Toilettengängen oder das Umsetzen vom Bett in den Toilettenstuhl,
- Das Beruhigen der pflegebedürftigen Person, die Angst hat, alleine zu sein, und deshalb ununterbrochen an die Wand klopft,

- Das Beaufsichtigen der demenzkranken Person bei ihrem nächtlichen Bewegungsdrang,
- Das Trösten und Beruhigen der demenzkranken Person, die nachts Gespräche führt und Geschichten erzählt.

Am Anfang war das sehr schwer, weil sie mich jede Stunde geweckt hat [...] Jede Stunde hat sie nach unten angerufen, da sie am Bett das Telefon hatte. Sie wollte keine Windel tragen, hatte Angst ins Bett zu machen, also wollte sie rechtzeitig auf den Toilettenstuhl, nicht? Jede Stunde hat sie mich geweckt. Das erträgt doch kein Mensch. (pP7)[23]

Letztes Mal, da war ich auch bei [...] bei einer Dame, und da hab ich mich von der Familie wirklich ausgenutzt gefühlt. Ich musste im selben Zimmer neben der Dame schlafen und das war eine Dame auch mit Demenz, mit fortgeschrittener Demenz. Sie war nicht schwierig, aber sie hat die ganze Nacht geplaudert. Sie hat Gespräche geführt. (pP8)[24]

Zurzeit ruft sie mich nicht, aber am Anfang bis zu zwei Mal in der Nacht und ich musste vom zweiten Stock runter laufen. Das war anstrengend, sehr anstrengend. Ich sage Ihnen ganz ehrlich, ich wollte schon aufgeben, weil es nicht zu schaffen war. Die Familie nimmt dich nicht in Schutz, sie sagen ‚leg dich tagsüber hin‘, dies ist nicht normal. (pP9)[25]

Teilweise machen die Interviewpartnerinnen die Angehörigen für ihre Situation verantwortlich, da diese Einsätze dieser Art voraussetzen.[26]

Trotz der nächtlichen Störungen, die die Interviewpartnerinnen auf sich nehmen, brechen die meisten von ihnen ihre Arbeit nicht ab, sondern verrichten sie weiter. Ihre Entscheidung begründen sie mit der zum Teil intensiven Beziehung zu den Pflegebedürftigen, die sie im Zeitverlauf aufgebaut haben und die sie zur Fortsetzung ihrer Tätigkeit weiter motiviert.

---

[23] Die „polnische Pflegekraft 7" (pP7) ist irregulär tätig. Die Vermittlung erfolgte bisher über private Netzwerke.

[24] Die „polnische Pflegekraft 8" (pP8) wurde über eine Agentur in die häusliche Pflege vermittelt.

[25] Die „polnische Pflegekraft 9" (pP9) hat sowohl Erfahrung mit der Vermittlung über private Netzwerke, als auch über Vermittlungsagenturen.

[26] Als Ausgleich für die Nachteinsätze empfehlen die Angehörigen den Betreuerinnen, sich tagsüber auszuruhen. Diese Maßnahme ist aus der Sicht der Betreuerinnen durch die festgelegte Tagestruktur nicht umsetzbar und wäre gegebenenfalls nur während der Mittagspause möglich.

Beschäftigungsdauer	Dauer der Ruhephase
4 Wochen	4 Wochen
6 Wochen	6 Wochen
2 Monate	2 Monate
10 Wochen	10 Wochen
3 Monate	3 Monate
mindestens 3,5 Monate	keine Angaben

Tab. 1: Vertretungsmodell Nr. 1, mit kürzeren Beschäftigungs- und Ruhephasen

Den meisten Betreuerinnen wird *täglich* eine *Pause* von circa *zwei Stunden* eingeräumt. Diese orientiert sich an den Ruhezeiten der pflegebedürftigen Personen und findet meistens zwischen 13.00 Uhr und 15.00 Uhr statt. Darüber hinaus genießen die meisten Interviewpartnerinnen für ihre Erholung die tägliche Abendruhe. Diese beginnt in der Regel zwischen 20.00 Uhr und 22.00 Uhr, vorausgesetzt es handelt sich um Pflegebedürftige ohne Bedarf an Nachtpflege. Bei Pflegebedürftigen dagegen, die eine permanente Beaufsichtigung benötigen, verzichten die Interviewpartnerinnen vielfach auf die ihnen zustehende Pause gegen eine zusätzliche finanzielle Entschädigung. Dies kommt insbesondere dann vor, wenn Angehörige keine andere personelle Entlastung beschaffen können oder wollen.

Bei *Vertretungsregelung* lassen sich verschiedene Formen hinsichtlich der Dauer der Beschäftigung und der Erholung, als auch der Anzahl der Betreuungspersonen in einem Pflegesetting identifizieren. Das vom Großteil der Interviewpartnerinnen am häufigsten praktizierte Modell besteht aus einer, im Vergleich zu anderen Modellen, relativ kurzen Beschäftigungsphase von vier Wochen bis zu dreieinhalb Monaten und einer darauf anschließenden Ruhephase von etwa der gleichen Dauer (siehe Tab. 1).

Weitere praktizierte Modelle sind Beschäftigungen von einer längeren Dauer, die in der Regel durch kürzere Ruhephasen unterbrochen werden (siehe Tab. 2).

Welches der aufgeführten Modelle ausgeübt wird, richtet sich sowohl nach den Bedürfnissen und Wünschen der Pflegebedürftigen als auch der Betreuerinnen und wird vor Aufnahme der Pflegetätigkeit entweder mit den Familien

Beschäftigungsdauer	Dauer der Ruhephase
8 Monate	kurze Unterbrechung*
2 Jahre durchgehend	2 Wochen Unterbrechung
Dauereinsatz	2-3 Monate im Jahr

* nicht näher definiert

Tab. 2: Vertretungsmodell Nr. 2, mit längeren Beschäftigungsphasen und kürzeren Ruhephasen

ausgehandelt oder mit der Vermittlungsagentur vereinbart. Für die deutschen Familien ist vor allem die Kontinuität der Betreuungsperson in der Betreuung ausschlaggebend – meistens wird der Einsatz von einer bis zu zwei Bezugspersonen bevorzugt. Dabei spielt auch der finanzielle Faktor eine beachtliche Rolle. Bei der Reduktion des Personalwechsels können die Transferkosten konstant niedrig gehalten werden.

Die Interviewpartnerinnen orientieren sich bei der Wahl des Vertretungsmodells, insofern dies möglich ist, zum einen an ihren Motiven zur Pendelmigration und zum anderen an ihren Beziehungskonstellationen und der daraus resultierenden Verantwortung für z. B. minderjährige Kinder oder unterstützungsbedürftige Eltern im Heimatort. Betreuerinnen mit schulpflichtigen Kindern entscheiden sich in der Regel für das Vertretungsmodell mit einer kürzeren Beschäftigungsdauer und ebenso langer darauf anschließender Erholungsphase. Die Interviewpartnerinnen, die stark emotional in der Betreuung der pflegebedürftigen Person eingebunden sind und die pflegerische Tätigkeit als körperlich und psychisch belastend empfinden, entscheiden sich ebenso für diese Vertretungsform. Dies kommt insbesondere bei Pflegebedürftigen mit einer Demenzerkrankung vor.

Ein Großteil der interviewten Betreuerinnen nutzt die längeren Ruhephasen für die Aufnahme einer pflegerischen Tätigkeit in einer weiteren Familie. Die Vermittlung an diese Familie geschieht in der Regel durch andere polnische Betreuerinnen, zu denen Kontakte während der Fahrten zwischen Polen und Deutschland oder vor Ort in der Betreuung in Deutschland entstanden sind.

Befinden sich die Betreuerinnen in einer finanziellen Notsituation oder setzen sie ein an finanzielle Mittel gebundenes Projekt um, ziehen sie in der Regel das zweite Modell mit der längeren Beschäftigungsdauer und einer kürzeren Unterbrechungspause vor. Dieses ist für sie finanziell attraktiver und führt schneller zur Verwirklichung ihrer persönlichen Wünsche und Ziele.[27]

Die Einführung in die Pflege bei der Übernahme der ersten Tätigkeit bewerten die meisten Interviewpartnerinnen als ausreichend informativ. Die Aussagen einiger weniger Interviewpartnerinnen belegen jedoch, dass sie sich nicht immer problemlos gestaltet. Insbesondere, wenn die Pflegebedürftigen zum ersten Mal eine polnische Betreuerin in ihren Haushalt aufnehmen sollen, kommt es häufig zu Widerständen. Diese entstehen größtenteils bei Menschen mit Demenz und bei Pflegebedürftigen, die Hilfe dritter Personen nicht akzeptieren wollen oder von ihren Angehörigen nicht ausreichend über die bevorstehende Betreuung informiert und aufgeklärt worden sind.

Bei *regelmäßigen Pflegeübergaben*, die im Zuge einer Vertretungsregelung stattfinden, können verschiedene Faktoren zur optimalen Übergabe führen. Hierzu zählen beispielsweise die zur Verfügung stehende Übergabezeit, die pflegerische Erfahrung der Betreuerinnen sowie ihre Bereitschaft und Fähigkeit zur Wissens- und Erfahrungsweitergabe. Im Durchschnitt wird für die Pflegeübergabe ein Tag eingeplant. In Ausnahmefällen, z. B. bei der Einführung einer neuen Betreuerin und einem hohen Pflegeaufwand der pflegebedürftigen Person können bis zu drei Tage eingeplant werden.

Mit dem Einzug der Interviewpartnerinnen in den Haushalt der pflegebedürftigen Person und der Aufnahme ihres Dienstes ersetzen sie die Angehörigen bei der Haushaltsführung und der pflegerischen wie betreuerischen Versorgung. Das Aufgabenspektrum und dessen Umfang hängen von mehreren Faktoren ab und können stark variieren in Abhängigkeit davon, ob die pflegebedürftigen Personen Unterstützung der Angehörigen und/oder externer Dienste erhalten. Primär orientieren sich die polnischen Betreuerinnen bei der Verrichtung ihrer Aufgaben am Pflege- und Betreuungsbedarf der Pflegebedürftigen. Sekundär hängt das Ausmaß der Tätigkeiten von der Größe und Lage des Hauses bzw. der Wohnung als auch von der Anzahl der im Haushalt lebenden Angehörigen, wie z. B. der Ehepartner/in, Kinder oder sonstigen Verwandten, ab. Die Unterstützung der pflegebedürftigen Person umfasst in der Regel die hauswirtschaftliche Versorgung, die Grundpflege, Behandlungspflege sowie vielfältige betreuerische Aufgaben. Auch die Begleitung der Pflegebedürftigen in ihrer letzten Lebensphase bis zum Tod wird im Bedarfsfall geleistet. Darüber hinaus werden die pol-

---

[27] Die Ruhephasen in der Pflegetätigkeit werden in der Regel nicht oder nur zum Basistarif vergütet.

Tätigkeitsbezeichnung
Kochen und Wäsche waschen für die Angehörigen (Sohn, Enkelin, sonstige Personen).
Kellereinigung (Grundreinigung an mehreren Tagen hintereinander)
Unkraut zupfen in der Einfahrt (vor dem Haus, der Garage und dem Garten)
Rasen schneiden, Blumen pflegen und pflanzen, Bäume beschneiden, abgebrochene Zweige einsammeln, Laub fegen, Schnee schippen, Zugangswege zum Haus pflegen (Streudienst)
Fallobst einsammeln (einkochen oder zur Marmelade verarbeiten)
Grabpflege
Übernahme von pflegerischen und betreuerischen Tätigkeiten für eine weitere Person, die mit im Haushalt der/des Pflegebedürftigen lebt. (Ehepartner/in)
Haare schneiden, Maniküre, Pediküre

Abb. 1: Übersicht exemplarischer Beispiele für sonstige erbrachte Aufgaben

nischen Betreuerinnen mit *zusätzlichen Aufgaben* betraut, die in der Regel *kein Bestandteil der vertraglichen Vereinbarung sind*. Aufträge dieser Art werden vom Großteil der Interviewpartnerinnen als Ausbeutung erlebt. Ausschließlich ein kleiner Teil der Interviewpartnerinnen akzeptiert und übernimmt diese stillschweigend. Das Leistungsspektrum der *zusätzlichen bzw. sonstigen Aufgaben* umfasst die Tätigkeiten, die in der Abbildung 1 aufgeführt sind.

Die zusätzlichen Aufgaben werden im Laufe der Zeit entweder von den Pflegebedürftigen oder deren Angehörigen mit einer Selbstverständlichkeit an die Betreuerinnen übertragen oder von den Betreuerinnen allmählich freiwillig übernommen.

Beim Vorliegen eines schriftlichen Arbeitsvertrages, in dem unter anderem die Art und der Umfang der zu erledigenden Aufgaben festgelegt sind, fällt es den Pflegekräften leichter, die Übernahme zusätzlicher Leistungen abzulehnen. Beim Fehlen einer derartigen schriftlichen Arbeitsvereinbarung kommt es häufig zur Ausnutzung und Ausbeutung dieser Kräfte, vor allem dann, wenn die Betreuerinnen einer *irregulären Beschäftigung* nachgehen. Der Verhandlungsspielraum der Pendlerinnen mit den Familien ist dadurch sehr begrenzt. Gelingt es ihnen nicht, in der Verhandlung mit den Familien eine positive Regelung für sich zu erzielen, weil z. B. die Einsicht und die Bereitschaft der Pflegebedürftigen oder/und ihrer Angehörigen zur zusätzlichen Gratifikation der zusätzlichen Leistung fehlen, reagieren die Betreuerinnen nicht selten mit einem Ausstieg aus dem Arbeitsverhältnis. Eine *legale Beschäftigung* dagegen schützt die Pflegekräfte vor derartigen Konfrontationen, da sie in der Regel auf einem Arbeitsvertrag basiert, in dem die Rechte und Pflichten der Pflegekraft geregelt sind, auf die sie sich jederzeit berufen kann. Dies kommt besonders dann vor, wenn die Vermittlung über eine Agentur stattgefunden hat. Insgesamt 9 der 16 Interviewpartnerinnen befürworten die Existenz und Praktiken von Vermittlungsagenturen. Für sie ist es eine Organisation, die im Hintergrund über die Einhaltung ihrer Rechte und Pflichten aus dem Arbeitsvertrag bzw. der Arbeitsvereinbarung wacht und deren Umsetzung kontrolliert. Dazu gehören unter anderem die Festlegung der Aufgaben und Zuständigkeiten, die Pausenregelung und die Höhe der Vergütung.

Die Ergebnisse der Interviews belegen, dass während der Dauermigration die meisten der Pflegekräfte sowohl einer legalen als auch illegalen Beschäftigung nachgehen. Die Entscheidung für oder gegen eine legale Beschäftigung ist von vielen Faktoren abhängig und kann in diesem Aufsatz nicht weiter vertieft werden.

Bei der Betrachtung der Kooperation zwischen den Pendlerinnen und in die Pflege involvierten Ärzten, ambulanten Pflegediensten und weiteren sozial-therapeutischen Einrichtungen wird, aufgrund der Berichte der Interviewpartnerinnen, festgestellt, dass diese sich problemlos gestaltet. In der Regel entwickelt sich eine gute Zusammenarbeit unter allen Beteiligten, die von großem Respekt und gegenseitiger Wertschätzung geprägt ist. Häufig sind es die ambulanten Pflegedienste, die an der Gewinnung der polnischen Pflegekräfte für ihre Klienten stark interessiert sind. Deren Einsatz verzögert den Einzug ihrer Klienten in die Pflegeheime und sichert somit die weitere pflegerisch-medizinische Versorgung durch den ambulanten Pflegedienst.

Fazit

Die Einblicke in die Beweggründe der polnischen Pendlerinnen für die Übernahme der pflegerischen Versorgung deutscher Pflegebedürftiger, ihre Kompetenzen sowie die Rahmenbedingungen und die Art ihrer Tätigkeit zeigen ein komplexes Bild. Trotz der großen Heterogenität lässt sich feststellen, dass die Migrantinnen, bedingt durch ihre Lebensumstände, oftmals einen sehr hohen persönlichen Preis für ihre Tätigkeit in Kauf nehmen und die Themenbereiche, wie sozialrechtliche Absicherung der Pflegekräfte sowie ihre Sprach- und Fachkompetenz, sich als Problemfelder identifizieren lassen. Die Entwicklung zeigt jedoch, dass die Pendlerinnen aus der häuslichen Versorgung Pflegebedürftiger in Deutschland nicht mehr wegzudenken sind, denn sie übernehmen zunehmend, im Kontext der medizinisch-pflegerischen Versorgung Pflegebedürftiger, auf allen ihrer Ebenen eine Schlüsselrolle. Auf der Mikroebene führt der Einsatz der Pflegekräfte zur Verzögerung des Heimeinzugs der Pflegebedürftigen und zur Entlastung der pflegenden Angehörigen. Auf der Ebene der Versorgungssysteme (Makroebene) schließen sie eine Lücke im vorhandenen Versorgungssystem, indem sie das Leistungsspektrum des häuslichen Pflegesektors um die 24-Stunden-Betreuung in Form einer bezahlbaren und flexiblen Präsenzkraft ergänzen. Auf der Metaebene kompensieren sie zum Teil den vorhandenen Pflegenotstand, unter Duldung der staatlichen Organe und der größtenteils fehlender gesellschaftlicher Akzeptanz.

Es ist heute bereits absehbar, dass zukünftig neue Handlungskonzepte in der häuslichen Pflege notwendig sein werden, die vorrangig auf die Sicherung und Verbesserung der Qualität der Pflege abzielen und gegebenenfalls eine Integration der osteuropäischen Arbeitskräfte in die vorhandenen Versorgungsstrukturen anstreben. Dieses Vorhaben setzt sozialpolitisches Handeln voraus, welches die Legalisierung des umstrittenen Dienstes voranbringt und damit nicht nur die Rahmenbedingungen der Tätigkeit der Pflegekräfte verbessert, sondern insbesondere ihre sozialrechtlichen Ansprüche sichert.

Literaturverzeichnis

BUNDESMINISTERIUM FÜR FAMILIE, FRAUEN UND JUGEND (BMFSFJ) (2002). *Vierter Bericht zur Lage der älteren Generation.* Berlin.

BUNDESZENTRALE FÜR POLITISCHE BILDUNG. *Migration und Bevölkerung. Newsletter.* Ausgabe 5 (2009). http://www.migration-info.de/mub_artikel. php?Id=090501 (14.03.2012).

DEUTSCHE ALZHEIMER GESELLSCHAFT (2012). *Selbsthilfe Demenz. Das Wichtigste. Die Epidemiologie der Demenz.* http://www.deutschealzheimer. de/fileadmin/alz/pdf/factsheets/FactSheet01_10.pdf (13.03.2012).

KARAKAYALI, J. (2010). *Transnational Haushalten. Biographische Interviews mit care workers aus Osteuropa.* Wiesbaden.

KONDRATOWITZ, VON H.-J. (2005). „Die Beschäftigung von Migranten/innen in der Pflege", *Zeitschrift für Gerontologie und Geriatrie* (2005) 38, 417–423.

LARSEN, C.; JOOST, A. und HEID, S. (Hrsg.) (2009). *Illegale Beschäftigung in Europa. Die Situation in Privathaushalten älterer Personen.* München.

LUTZ, H. und PALENGA-MÖLLENBECK, E. (2010). „Care-Arbeit, Gender und Migration – Überlegungen zu einer Theorie der transnationalen Migration im Haushaltsarbeitssektor in Europa", in: APITZSCH, U. und SCHMIDBAUR, M. (Hrsg.). *Care und Migration. Die Ent-Sorgung menschlicher Reproduktionsarbeit entlang von Geschlechter- und Armutsgrenzen.* Opladen, Farmington Hills, 141–161.

METZ-GÖCKEL, S.; MÜNST, A. S. und KAŁWA, D. (2010). *Migration als Ressource. Zur Pendelmigration polnischer Frauen in Privathaushalte der Bundesrepublik.* Opladen, Farmington Hills.

SCHEIWE, K. und KRAWIETZ, J. (2010). *Transnationale Sorgearbeit. Rechtliche Rahmenbedingungen und gesellschaftliche Praxis.* 1. Auflage, Wiesbaden.

STATISTISCHES BUNDESAMT (2011). *Pflegestatistik 2009. Deutschlandergebnisse.* Wiesbaden.

VANDERSEYPEN, G. (2009). „Illegale Beschäftigung in Privathaushalten," in: LARSEN, C.; JOOST, A. und HEID, S. (Hrsg.). *Illegale Beschäftigung in Europa. Die Situation in Privathaushalten älterer Personen.* München, 20–23.

ZENTRUM FÜR QUALITÄT IN DER PFLEGE (2012). *Kurzbericht zur ZQP-Unternehmensbefragung (Forsa) Vereinbarkeit von Beruf und Pflege.* http://www.zqp.de/upload/content.000/id00046/attachment00.pdf (13.03.2012).

Hinweise zur Autorin

Helene Ignatzi, Diplom Sozialgerontologin und Diplom Sozialarbeiterin, ist seit dem Wintersemester 2008 Lehrkraft für besondere Aufgaben mit dem Schwerpunkt „Soziale Gerontologie" an der Evangelischen Fachhochschule RWL im Fachbereich „Soziale Arbeit, Bildung und Diakonie". In den Jahren 1990 bis 2012 war sie in der Senioren- und Migrationsarbeit beim DRK Kreisverband Bochum e. V. tätig. Seit April 2010 ist Helene Ignatzi Promovendin an der Technischen Universität Dortmund, Fakultät Erziehungswissenschaften und Soziologie. Zu ihren Lehr- und Forschungsschwerpunkten gehören insbesondere:

Demenz, häusliche Versorgungsstrukturen der Zukunft, die gemeinwesenorientierte Seniorenarbeit, *active ageing* sowie Interkulturelle und Internationale Soziale Arbeit. Sie ist in Oberschlesien/Polen geboren und lebt seit 1981 mit ihrer Familie in Bochum.

IV.

Pädiatrische Grundversorgung –
Wer versorgt die Kinder und
Jugendlichen in Deutschland

Pädiatrische Grundversorgung und Familienmedizin

Bernd Hemming

Die Versorgung von Kindern und Jugendlichen in der Medizin ist zwangsläufig immer auch eine Versorgung der gesamten Familie. Anders als beim Erwachsenen ist der Kontakt nahezu immer ein triadischer. So findet zwar die Untersuchung jeweils am Kind, aber die Anamnese und Therapieempfehlung über den versorgenden, immer erreichbaren Elternteil statt. Somit sind Pädiater ihrem Selbstverständnis nach durchaus auch Familienmediziner.

Bei näherem Hinsehen wird jedoch klar, dass der Fokus des Pädiaters immer auf das Kind gerichtet ist. Die Familie wird dabei als Rahmen gesehen, in dem das Kind krank, aber auch wieder gesund werden kann. Dementsprechend ist es in unserem Gesundheitssystem dem Kinderarzt auch nur sehr eingeschränkt möglich, auf die Familie Einfluss zu nehmen. So kann er die Eltern der Kinder auch nur wenige Tage aus dem Berufsleben herausziehen, damit sie sich um ihr krankes Kind kümmern können. Umfangreichere Interventionen sind ihm in der Regel nicht möglich.

In der Jugendzeit lösen sich viele Kinder (jetzt Jugendliche) aus der Versorgung durch den Kinderarzt. Sie suchen jetzt verstärkt „Erwachsenenmediziner" auf. Ihr Ziel ist es, sich aus der triadischen Beziehung zu lösen und in der geschützten Zweierbeziehung zwischen Arzt und Patient das Gefühl der Zuständigkeit für sich selbst zu bekommen. Spätestens jetzt wird deutlich, wie hilfreich es sein kann, wenn der Arzt unabhängig vom jeweiligen Patienten die familialen Beziehungen kennt und gegebenenfalls therapeutisch nutzen kann.

Pädiatrische Grundversorgung in Deutschland

Kinder werden in Deutschland überwiegend vom Pädiater betreut.[1] Allerdings können wir feststellen, dass bereits zu einem frühen Zeitpunkt Allgemeinmediziner zunehmend eine Bedeutung in der Versorgung der Kinder bekommen. So liegt im Alter von Null bis zwei Jahren der Anteil noch bei 12 %, bei den sieben bis zehnjährigen Kindern bei 30 %, um dann bei den 14–17-jährigen Jugendlichen auf über 50 % anzuwachsen. Wie zu erwarten ist dabei der Anteil der

---

[1] Vgl. Kamtsiuris et al. 2007.

Kinder und Jugendlichen, die direkt den Allgemeinmediziner aufsuchen, auf dem Lande am größten. So gehen die Hälfte aller Kinder und Jugendlichen auf dem Land zum Allgemeinmediziner, die andere Hälfte zum Kinderarzt. In der Großstadt sind es nur noch circa 25 %, die direkt den Allgemeinmediziner aufsuchen. Interessanterweise ist der Unterschied zwischen Jungen und Mädchen nicht signifikant, wohl aber zwischen den ehemaligen östlichen und westlichen Bundesländern. So gehen in den westlichen Bundesländern 35 % der Kinder und Jugendlichen zum Allgemeinmediziner, in den östlichen Bundesländern jedoch nur 27 %. Auch bei den Migranten wird für die Kinder und Jugendlichen überwiegend der Kinderarzt aufgesucht (25 % versus 35 %). Auch schichtspezifisch lassen sich Unterschiede finden, so suchen unter der Mittelschicht 34 beziehungsweise 37 % den Allgemeinmediziner auf, die Oberschicht geht aber weiterhin in 29 % zum Kinderarzt. Studien über die Qualität der Versorgung gibt es nicht, insbesondere Outcome-orientierte Studien fehlen völlig.

Pädiatrische Grundversorgung in Europa

Die Grundversorgung der Kinder und Jugendlichen in Europa ist extrem unterschiedlich. So muss in Großbritannien ein Allgemeinmediziner (Kinderärzte gibt es dort im niedergelassenen Grundversorgungsbereich nicht) auch die Kinder von über 50.000 Einwohnern versorgen. In Griechenland (wo es eine rein pädiatrische Versorgung gibt) ist ein Kinderarzt für knapp 3.000 Einwohner zuständig. Eine solche, rein pädiatrische Versorgung gibt es auch nur in circa einem Drittel der Länder in Europa. Ganz überwiegend findet in Europa eine gemischte Versorgung statt.[2]

Auch hier gibt es nur wenige gute Daten zum Outcome. Ein Vergleich ist dabei kaum möglich. Ein herausragendes Beispiel ist aber sicherlich Schweden.[3] In Schweden besteht allerdings ein struktureller Unterschied zur Versorgung in den meisten anderen Ländern. So arbeiten in Schweden in kleinen Zentren Hausärzte mit Kinderärzten und Kinderkrankenschwestern intensiv zusammen. Diese Teams suchen in den ersten fünf Lebensjahren das Kind in der Familie zwischen 35 und 50-mal präventiv auf. Besonders interessant ist an der schwedischen Situation, dass der Fokus auf dem präventiven Aufsuchen der Familie liegt, und nicht in der kurativen Behandlung der Kinder wie in Deutschland.

---

[2] Vgl. Van Esso et al. 2010.
[3] Vgl. Wolfe 2011.

Offensichtlich hat dabei der familienmedizinische Bezug einen höheren Stellenwert als wir es typischerweise aus unserer Situation hier in Deutschland kennen. Auch die vollwertige Miteinbeziehung einer ambulant tätigen Kinderkrankenschwester ist auf unsere Verhältnisse bisher nicht übertragbar. Möglicherweise ist durch die frühe und gute Kenntnis der familiären Situation eine Stärkung der Ressourcen in der Familie möglich, so dass Krankheiten bereits in der Entstehung vermieden werden können.

Familie als medizinisches System

Damit entsteht die Frage, inwieweit Familien als System Gesundheit und Krankheit modulieren können. Bereits in den frühen 1980er Jahren wurde die Familie als der Ort beschrieben, an dem die Krankheit bewertet wird, akute Reaktionen eingeleitet werden und es zu einer Anpassung an die Krankheit kommt oder aber zur Genesung. Anschließend werden in der Familie Gesundheitsförderungsstrategien oder Strategien zur Risikoreduzierung bis zum nächsten Krankheitsausbruch entwickelt.[4] Aus diesen Überlegungen abgeleitet, wurden in den Folgejahren zahlreiche systemische Konzepte entwickelt, indem durch Interaktion einzelner Mitglieder innerhalb dieser Familie Auswirkungen auf das Gesamtsystem beobachtet werden konnten.[5] Unmittelbar einleuchtend ist uns sicher, dass durch eine Intervention bei den Eltern eines Kindes ein nachhaltiger Einfluss auf die Gesundheit beziehungsweise Krankheitsbearbeitung zu erreichen ist. Ebenso deutlich ist allerdings auch für alle Hausärzte die Erfahrung, dass durch die Erkrankung eines Kindes massive, zum Teil destabilisierende Einflüsse im System Familie wirksam werden. Uns muss daher bewusst werden, dass bei einer Krankheit die erste Inanspruchnahme eines medizinischen Systems nicht etwa die Inanspruchnahme des professionellen Gesundheitssystems ist, sondern zunächst das System Familie befragt wird. Hier läuft bereits der komplette Zyklus über die Bewertung der Krankheit, dem Einleiten einer akuten Reaktion, dem abwartenden Offenhalten, ob ein erwarteter Verlauf eintritt, und die anschließende erneute Bewertung mit Ableitung von Maßnahmen zur Gesundheitsförderung oder Risikoreduzierung ab. Wir müssen akzeptieren, dass nur bei einer Insuffizienz dieses Systems, wir als Vertreter des professionellen Gesundheitssystems in Anspruch genommen werden.

---

[4] Vgl. McDaniel et al. 1997.

[5] Vgl. Altmeyer et al. 2003.

Da dies ähnlich in vielen Ländern und Kulturen ablaufen wird, ergibt sich möglicherweise ein Erklärungsversuch für das verbesserte Outcome im schwedischen Konzept. Wenn es uns gelingt, frühzeitig präventiv in der Familie Ressourcen zu entdecken und zu stärken, kann möglicherweise die Insuffizienz des Systems Familie bezogen auf die Krankheitsverarbeitung vermieden werden und ein längerer, besserer Gesundheitserhalt in der Familie ist möglich.

Die Zukunft der Familie

Diese Überlegungen sind allerdings nur möglich, wenn die Familie in ihrer bisherigen Struktur weiterhin ihre zentrale Rolle hat. Hier stimmt uns aber die demographische und soziale Entwicklung der letzten Jahre eher skeptisch. So scheint die klassische Familie als stabiles soziales System über die gesamte Kindheit zur Seltenheit zu werden. Zwar leben aktuell noch über 70 % der Kinder in Normalfamilien, da aber jede zweite Ehe geschieden wird, ist auch diese Struktur nicht von Dauer. 15 % der Kinder werden bereits von allein erziehenden Elternteilen großgezogen, Stieffamilien bis hin zu komplexen Patchworkfamilien werden immer häufiger (5–10 %).[6] Durch die zunehmende Berufstätigkeit beider Elternteile bei gleichzeitig unbefriedigender Struktur der verfügbaren außerfamiliären Kinderbetreuung, wird diese in Deutschland ebenfalls zum Zufallsprodukt. Wenn durch die Berufstätigkeit (immerhin 8 von 10 Frauen gehen einem Beruf nach) zunehmend mehr die immer agileren Großeltern in die Kinderbetreuung mit einbezogen werden,[7] können familiäre Familienstrukturen durchaus gestärkt werden. Oft zerbricht aber durch Scheidungen oder Trennungen gerade auch dieser Anteil in der Kinderbetreuung, so dass neben der Bezugsperson auch die bisherige gesundheitliche Orientierung infrage gestellt wird.

Was folgt sind Ersatzstrukturen. Durch die allgegenwärtige Verfügbarkeit des Internets werden Gesundheitsforen unterschiedlicher Couleur angefragt beziehungsweise in Chatforen der Kontakt gesucht. Durch die damit verbundene Anonymität ist eine gesunde Skepsis nötig, um sich nicht zu sehr an solche Informationen zu binden. Dadurch entsteht jedoch eine große Hilflosigkeit und Orientierungslosigkeit, die Elternteile oft zu früh den Kontakt zum professionellen System aufsuchen lässt. Verbunden ist damit dann häufig eine Übermedi-

---

[6] Vgl. Statistisches Bundesamt 2008.
[7] Vgl. Haberkern et al. 2012.

kalisierung und Pathologisierung von zum Teil banalen gesundheitlichen Problemen, die früher in der Familienstruktur gut gelöst werden konnten.

Die Zukunft der hausärztlichen Versorgung

Auf der hausärztlichen Seite ist eine zunehmende Erodierung bereits im vollen Gange. So bricht auch im bevölkerungsreichen, kleinräumigen Deutschland die kontinuierliche medizinische Versorgung im ländlichen Raum zunehmend weg. Durch den Wechsel im Berufsbild verschwindet die Einzelpraxis und es entwickeln sich größere, teilweise überörtliche Strukturen mit vielen Kolleginnen und Kollegen, die in Teilzeitmodellen zusammenarbeiten. Der klassische Landarzt, der mit der erlebten Anamnese die gesamte biopsychosoziale Geschichte seiner Patientenfamilien über Jahre aufgenommen hat, wird damit zu einer aussterbenden Erscheinung. Alternativ entstehen aber mit der zunehmenden Einbindung von nichtärztlichen Mitarbeitern über VERAH oder EVA, häufig im Rahmen von medizinischen Versorgungszentren, Strukturen, die ihrerseits den Kontakt zu Familien halten und viele Informationen über die Funktion der jeweiligen Familiensysteme aufnehmen.[8] Diese Entwicklung in Deutschland ist aber eingebettet in eine globale Entwicklung, die sich vor dem Hintergrund immer knapper werdender Ressourcen trotz unterschiedlicher Ausgangsniveaus in allen entwickelten Ländern vollzieht.[9]

Schlussfolgerung

Klassische Familienstrukturen verlieren immer mehr an Bedeutung. An ihre Stelle ist ein vielfältiges Geflecht von Patchworkfamilien, Ersatzfamilien und virtuellen sozialen Netzwerken getreten. Damit hat sich auch die Bedeutung der Familie als Ort für die Entstehung und Bewältigung von Krankheit und Gesundheit drastisch verändert. Parallel dazu wird der klassische Landarzt als Familienmediziner aussterben. Auf der ärztlichen Ebene hat sich kompensatorisch ein hoch komplexes, multiprofessionelles System entwickelt, in dem Patienten, eingebettet in ihre diversen Sozialsysteme, versorgt werden.

Hier muss aber noch ein neues Bewusstsein entstehen, um eine neue Form von Familienmedizin zu betreiben. Die unterschiedlichen Akteure müssen ihre

---

[8] Vgl. Mergenthal et al. 2012.
[9] Vgl. Francis 2012.

erlebten Anamnesen in einer sinnvoll durchdachten Dokumentation zusammentragen, um sich so gegenseitig in die Lage zu versetzen, das System „neue Familie" gut versorgen zu können. Auch neue Versorgungsformen, wie das präventive Aufsuchen und Hineingehen in die Familien, müssen zunehmend an Bedeutung gewinnen. Hier kann das Beispiel aus Schweden, in dem ein multiprofessionelles Team aus Hausärzten, Kinderärzten und Kinderkrankenschwestern in den ersten fünf Lebensjahren bis zu 50 mal Familien präventiv aufsucht, von wegweisender Bedeutung sein.

Literaturverzeichnis

ALTMEYER, S. et al. (2003). *Theorie und Praxis der systemischen Familienmedizin.* Göttingen.

FRANCIS, N. (2012). „The role of nurses in the primary care team. A perspective from the UK", Keynote-Lecture; 46. Kongress für Allgemeinmedizin und Familienmedizin, Die Zukunft der hausärztlichen Versorgung im ländlichen Raum, 20.–22.09.2012. DEGAM, Rostock.

HABERKERN, K. et al. (2012). „The role of the elderly as providers and recipients of care", in: OECD. *The future of families to 2030.* Paris, 189–247.

KAMTSIURIS, P. et al. (2007). „Inanspruchnahme medizinischer Leistungen. Ergebnisse des Kinder- und Jugendgesundheitssurveys (KiGGS)", *Bundesgesundheitsblatt Gesundheitsforschung, Gesundheitsschutz* (2007) 50 (5–6), 836–850.

MCDANIEL, S. et al. (1997). *Familientherapie in der Medizin.* Heidelberg.

MERGENTHAL, K. et al. (2012). „Evaluation des VERAH-Einsatzes in der hausarztzentrierten Versorgung", Vortrag beim 46. Kongress für Allgemeinmedizin und Familienmedizin, Die Zukunft der hausärztlichen Versorgung im ländlichen Raum, 20.–22.09.2012. DEGAM, Rostock.

STATISTISCHES BUNDESAMT (2011). *Bevölkerung und Erwerbstätigkeit, Haushalte und Familien. Ergebnisse des Mikrozensus.* Fachserie 1, Reihe 3. Wiesbaden.

STEINBACH, A. (2008). „Stieffamilien in Deutschland", *Zeitschrift für Bevölkerungswissenschaft* (2008) 33, 153–180.

VAN ESSO, D. et al. (2010). „Paediatric primary care in Europe: variation between countries", *Archives of Disease in Childhood* (2010) 95, 791–795.

WOLFE, I. et al. (2011). „Improving child health services in the UK: insights from Europe and their implications for the NHS reforms." *British Medical Journal* (2011) 342, d1277.

Hinweise zum Autor

Dr. Bernd Hemming MPH ist Facharzt für Allgemeinmedizin. Niedergelassener Hausarzt (Familienmedizin) in Duisburg seit 1995. Lehrbeauftragter des Instituts für Allgemeinmedizin (ifam) der Heinrich-Heine-Universität Düsseldorf. Lehrbeauftragter des Instituts für Allgemeinmedizin und Familienmedizin an der Universität Witten/Herdecke.

Die Qualität der Pädiatrischen Grundversorgung im Vergleich Großbritannien, Deutschland, Schweden

Elke Jäger-Roman

Die medizinische Kinder-Grundversorgung ist in den Ländern der Europäischen Union (EU) entsprechend den Rahmenbedingungen der jeweiligen nationalen Gesundheitssysteme sehr unterschiedlich organisiert. Es gibt Länder, in denen Kinder überwiegend von Kinderärzten versorgt werden (Beispiel: Italien, Spanien, Tschechische Republik, Ungarn), Länder, in denen die medizinische Kinder-Grundversorgung durch Allgemein-/Familienärzte erfolgt (Beispiel: Baltische Staaten, Großbritannien, Niederlande, Skandinavische Länder) und Länder, in denen sowohl Kinderärzte als auch Allgemein-/Familienärzte an der Grundversorgung beteiligt sind (Beispiel: Deutschland, Frankreich, Österreich). Die Europäische Kommission – Generaldirektion Gesundheit und Verbraucherschutz – hat im Jahr 2000 in der sogenannten Lissabon-Strategie beschlossen, die europäische Sozialpolitik unter Einsatz von *soft laws* („wiederholtes energisches Nahelegen von erwünschten Veränderungen") zu harmonisieren, allerdings ohne darzulegen, wie eine europäische Gesundheitsversorgung optimalerweise aussehen sollte. Im letzten Jahrzehnt haben etliche Länder hauptsächlich des ehemaligen Ostblocks unter dem Druck von Internationalem Währungsfond und Weltbank ihre Gesundheitssysteme bereits umstrukturiert und die gesamte medizinische Grundversorgung der Bevölkerung den dortigen Allgemein-/Familienärzten übertragen.[1] Für diese Maßnahme wurden an die medizinische Kinder-Grundversorgung keine Kriterien von Qualität und Ökonomie angelegt.

Im April 2011 erschien im British Medical Journal eine vielbeachtete Arbeit von Wolfe et al., in der die medizinische Kinder-Grundversorgung in den drei EU Staaten Großbritannien (GB), Deutschland (D) und Schweden (S) anhand einiger Indikatoren vergleichend untersucht wird. Da Großbritannien in diesem Vergleich deutlich schlechter abschnitt als Deutschland und Schweden, folgerten die Autoren für Großbritannien, dass

> [...] Probleme mit dem Erstzugang im Gesundheitssystem nicht dadurch gelöst werden, dass dieser den Allgemeinmedizinern übertragen wird, [...] sondern

---

dass zur Verbesserung der Kindergesundheit [...] die Gesundheitsversorgung auf der Basis der Belange der Kinder geplant werden sollte [...].[2]

In der OECD-Studie zur Kindergesundheit und Sicherheit von 2009[3] rangiert Schweden auf Platz drei, Deutschland auf Platz neun und Großbritannien auf Platz 20 (von insgesamt 30 Rängen).

Die drei oben genannten Länder unterscheiden sich strukturell deutlich voneinander hinsichtlich der medizinischen Kinder-Grundversorgung:

- Großbritannien: die medizinische Kinder-Grundversorgung obliegt den Allgemein-/Familienärzten. Nur 40 % der Allgemein-/Familienärzte haben während ihrer Weiterbildung vier bis sechs Monate in einer Kinderklinik hospitiert/gearbeitet. Es gibt zwei ärztlich durchgeführte Kinderfrüherkennungsuntersuchungen: eine nach der Geburt und eine weitere nach vier Wochen. Für eine pädiatrische Zweitmeinung müssen Kinder einem Pädiater in einem Kinder-Krankenhaus vorgestellt werden, da es keine ambulant tätigen Allgemein-Kinderärzte gibt. Eins von drei Kindern wird im ersten Lebensjahr stationär aufgenommen. Auf 53.600 Einwohner kommt ein Pädiater.

- Deutschland: die medizinische Kinder-Grundversorgung obliegt Kinderärzten und Allgemein-/Familienärzten, die in der Regel konkurrierend arbeiten. In den meisten Bundesländern ist ein pädiatrischer Weiterbildungsabschnitt für angehende Allgemeinmediziner nur fakultativ vorgesehen. Es gibt zehn gesetzlich anerkannte ärztlich durchzuführende Früherkennungsuntersuchungen. Auf ca. 8.000 Einwohner kommt ein Pädiater.

- Schweden: die medizinische Kinder-Grundversorgung obliegt Allgemein-/Familienärzten gemeinsam mit Gemeinde(Kinder)-Krankenschwestern und ambulant tätigen Pädiatern. Allgemein-/Familienärzte absolvieren eine sechsmonatige obligate pädiatrische Weiterbildung in einem Kinderkrankenhaus. Bis zu 20 Untersuchungen zur primären und sekundären Prävention werden von Gemeindeschwestern in den ersten fünf Lebensjahren zuhause und in Gesundheitszentren durchgeführt. Die Schwestern werden bei Bedarf von den Allgemein-/Familienärzten unterstützt. Für eine pädiatrische Zweitmeinung können sowohl die Schwestern als auch die Allgemein-/Familienärzte Kinder zeitnah einem ambulant tätigen Allgemein-Pädiater vorstellen. Auf ebenfalls ca. 8.000 Einwohner kommt ein Pädiater.

---

[2] Wolfe et al. 2011, S. 903.
[3] Vgl. OECD 2009.

	A	B
Schweden	3,0	13,4
Deutschland	4,3	14,1
Großbritannien	5,7	15,3

A: Sterbefälle pro 1.000 Kinder unter fünf Jahre
B: Sterbefälle pro 100.000 Kinder von 1 bis 14 Jahren

Tab. 1: Kindersterblichkeit in Schweden, Deutschland und Großbritannien

Die Gesamt-Kindersterblichkeit (Tab. 1) als ein Indikator für Kindergesundheit unterscheidet sich in den drei Ländern sowohl bei den Unter-Fünfjährigen als auch bei Kindern und Jugendlichen von 1 bis 14 Jahren. Diese Gesamtsterblichkeit schließt neben der Sterblichkeit an Erkrankungen z. B. auch die Sterblichkeit als Folge von Frühgeburtlichkeit und Unfällen mit ein und ist deshalb kein geeigneter Indikator für die Qualität medizinischer Maßnahmen. Dafür bietet sich eine Betrachtung der spezifischen Sterblichkeit an infektiösen oder chronischen Erkrankungen an, die sehr wahrscheinlich durch gute medizinische Betreuung beeinflussbar sind (Tab. 2). Zwei der Erkrankungen, nämlich Meningococcenerkrankungen und Pneumonien, stehen für das rechtzeitige Erkennen von akuten abwendbaren schweren Krankheitsverläufen, Asthma bronchiale für die leitliniengerechte Langzeit-Betreuung und Schulung von Kindern und Jugendlichen mit chronischen Erkrankungen. Die Unterschiede sind auch bei dieser Betrachtungsweise der Kinderversorgung sehr deutlich, indem Schweden

	Schweden	Deutschland	Großbritannien
Meningococcen-erkrankungen	0,09	0,25	0,47
Pneumonien	0,29	0,42	0,65
Asthma Bronchiale	0,01	0,05	0,25

Tab. 2: Spezifische Kindersterblichkeit an drei ausgewählten Krankheiten

	Schweden	Deutschland	Großbritannien
% geimpft	96	95	86
Masernfälle 2010	25	917	1.445
1 Masernfall/ Einwohneranzahl	376.000	89.095	42.768

Tab. 3: Masern-Durchimpfungsraten (1 Jahr) und gemeldete Masernfälle

gegenüber Großbritannien ein vielfach besseres Ergebnis vorzuweisen hat und Deutschland im Mittelfeld liegt.

Die gleichen Unterschiede zeigen sich auch, wenn als Indikator für gute Gesundheitsversorgung ein Parameter aus der Prävention herangezogen wird, nämlich die fristgerechte Impfung gegen impf-präventable potentiell lebensbedrohliche Erkrankungen wie z. B. Masern (schwere Viruspneumonie, akute und chronische Encephalitis) (Tab. 3).

Wie zuvor bei den Sterberaten an Erkrankungen zeigt sich auch hier, dass die drei EU-Länder unterschiedlich erfolgreich sind bei der Durchimpfungsrate gegen Masern und demzufolge die Masernerkrankungen pro Einwohner und Jahr in Großbritannien am höchsten sind.

Zusammenfassend lässt sich aus dem Vergleich der Kinderversorgung in den drei EU-Ländern Großbritannien, Deutschland und Schweden feststellen, dass es große strukturelle und Ergebnis-qualitative Unterschiede gibt. Schweden erweist sich in allen untersuchten Parametern/Indikatoren als das beste Versorgerland für seine Kinder, Großbritannien ist fast besorgniserregendes Schlusslicht und Deutschland liegt im Mittelfeld, womit es sicher auch verbesserungsbedürftig ist.

In Anbetracht der Harmonisierungsbestrebungen der Europäischen Kommission bezüglich der Gesundheitssysteme sollte der medizinische Versorgungsbedarf von Kindern untersucht und die bestmögliche Versorgung definiert werden.[4] Die oben genannte Untersuchung zur Qualität der medizinischen

---

[4] Siehe auch die Deklaration des „9th Council of Europe, Conference of Health Ministers on Child Friendly Healthcare" (2011).

Kinder-Grundversorgung legt nahe, dass unter anderem folgende Faktoren zu einem guten Gelingen der medizinischen Kinderversorgung beitragen:

- eine gute pädiatrische Weiterbildung der versorgenden Ärzte (Allgemein-/ Familienärzte und Kinderärzte) und wünschenswerte gemeinsame Fortbildungen,
- rechtzeitiges Erkennen von abwendbar schweren Krankheitsverläufen,
- gute Angebote zu präventiven Maßnahmen (Gesundheitserziehung, vorausschauende Beratung, primäre, sekundäre und tertiäre Prävention),
- Anwendung leitliniengerechter Behandlung insbesondere bei chronischen Erkrankungen,
- unterstützende kollegiale Zusammenarbeit (nicht konkurrierende) von Allgemein-/Familienärzten und Kinderärzten,
- ambulante vor stationärer Behandlung mit Bestimmung der Schnittstellen zu den Kinderkrankenhäusern.

In diesem Sinne sollte auch in Deutschland die Qualität der Kindergrundversorgung gesundheitspolitisch mehr Beachtung erlangen und durch Projekte der Versorgungsforschung Unterstützung erfahren.

Literaturverzeichnis

9TH COUNCIL OF EUROPE CONFERENCE OF HEALTH MINISTERS (2011). *Declaration of Child Friendly Healthcare.* Lissabon. http://www.coe.int/t/dg3/health/Final%20Declaration%20Lisbon%2030%209%2011%20E.pdf (29.09.2011).

VAN ESSO, D. et al. (2010). „Paediatric primary care in Europe: Variation between countries," *Archives of Disease in Childhood* (2010) 95, 791–795.

OECD (2009). *Doing better for children: Comparative child well-being across the OECD.* http://www.oecd.org/dataoecd/19/4/43570328.pdf (20.09.2011).

WOLFE, I. et al. (2011). „How can we improve child health services?", *British Medical Journal* (2011) 342, 1277–1280.

Hinweise zur Autorin

Dr. med. Elke Jäger-Roman ist Ärztin für Kinder- und Jugendmedizin. Vorsitzende der neu gegründeten DGAAP (Deutsche Gesellschaft für Ambulante Allgemeine Pädiatrie) und der ECPCP (European Confederation of Primary Care Paediatricians). Von 1983 bis 2010 niedergelassen als Kinder- und Jugendärztin in Gemeinschaftspraxis mit Dr. med. Wolfram Singendonk in Berlin-Schöneberg. Zehn Jahre Weiterbilder der Berliner Ärztekammer in Pädiatrie (theoretisch und praktisch) für angehende Allgemeinmediziner und Familienärzte.

„Es braucht ein ganzes Dorf, ein Kind zu erziehen": Lokale Netzwerke zur Kindergesundheit – eine lohnenswerte Aufgabe für Familienmediziner

Lisa Degener

Netzwerkarbeit im Gesundheits- und Sozialbereich

Nicht erst seit Kevin aus Bremen oder anderen Fällen von Kindesmisshandlung oder -vernachlässigung ist allen beruflich Beteiligten klar, dass es ohne gute Kommunikation zwischen den Berufen, die mit Kindeswohl im weitesten Sinne zu tun haben, nicht geht. Kevin ist nicht durch einen Mangel an Hilfsangeboten verstorben. Im Gegenteil: ein dichtes Helfernetz hat offensichtlich bestanden. Aber die Vernetzung und interprofessionelle Kommunikation hat nicht adäquat funktioniert.[1] „Dysfunktionale Kommunikation in Krisenfällen", so heißt es dazu in einem Bericht zur Fehleranalyse problematischer Kinderschutzverläufe, „beruht auf mangelnder Zusammenarbeit im ‚Friedenszustand'".[2] Die Forderung nach Vernetzung der verschiedenen Professionen ist in aller Munde. Die Jugendämter haben inzwischen den Auftrag, sich am Aufbau solcher Netzwerke zu beteiligen bzw. diese zu initiieren. Dies bezieht sich insbesondere auf die Schaffung von Netzwerken zur Prävention von Kindeswohlgefährdung in den ersten drei Lebensjahren.[3]

Das Deutsche Jugendinstitut hat 2007 im Auftrag des Bundesministeriums für Familie, Senioren, Frauen und Jugend eine Evaluation vorhandener Projekte und Modelle zur Verbesserung von Kinderschutz und Kindergesundheit vorgenommen und festgestellt:

> Reichweite und Erfolg einzelner Maßnahmen hängen deutlich vom Grad ihrer Einbindung in ein lokales Kooperationsnetzwerk ab. Ein identischer, fachlich hoch stehender Arbeitsansatz kann so in der einen Kommune ein essenzieller Baustein im Bereich ‚Früher Hilfen' sein, während er in einer anderen Kommune kaum zum Tragen kommt.[4]

---

[1] Vgl. Ziegenhain et al. 2010.

[2] Vgl. Nationales Zentrum Frühe Hilfen, Bundesministerium für Familie, Senioren, Frauen und Jugend 2008.

[3] Siehe Nationales Zentrum Frühe Hilfen 2008.

[4] Vgl. Deutsches Jugendinstitut 2007, S. 79.

Es gibt hervorragende Ideen, sehr effektive Ansätze, aber: Kein einziges Hilfsangebot ist allein in der Lage, die vorgegebenen Ziele zu erreichen.

Dabei gilt es, auch die spezifischen Kompetenzen unterschiedlicher Professionen, vor allem aus den Bereichen Jugendhilfe und Gesundheitshilfe, systematisch mit einzubeziehen. Nur ein solches Netzwerk kann gleichzeitig Träger eines lokalen/regionalen/sozialen Frühwarnsystems sein.[5]

Auch andere Studien, die im Rahmen der Diskussionen um verbesserten Kinderschutz erstellt wurden, weisen auf die Notwendigkeit der Schaffung von Netzwerken zur Verbesserung interprofessioneller Kooperation hin.[6]

Das Bundesministerium für Familie, Senioren, Frauen und Jugend hat daraus Konsequenzen gezogen und im soeben verabschiedeten Bundeskinderschutzgesetz die Einrichtung von Netzwerken für frühe Hilfen gefordert.[7] Dort sind in § 3 „Rahmenbedingungen für verbindliche Netzwerkstrukturen im Kinderschutz" definiert und in Absatz 2 explizit die Angehörigen der Heilberufe als Mitglieder der zu konstituierenden lokalen und regionalen Netzwerke zum Kinderschutz postuliert.[8]

Netzwerkarbeit als Auftrag an Hausärzte

Das Spezifische der Allgemeinmedizin ist [...] in erster Linie die umfassende, d.h. somatische, psychische und soziokulturelle Beratung und Betreuung von Menschen, gesunden wie kranken, die den Allgemeinarzt als erste Kontaktstelle des Gesundheitssystems aufsuchen." Allgemeinmedizin ist die „umfassende hausärztliche Betreuung des ganzen Menschen in seinen individuellen Lebensumständen.[9]

Hausarztmedizin ist vom Ansatz her Familienmedizin. Denn die „individuellen Lebensumstände" unseres Patienten sind zuallererst seine Familie. Von unschätzbarem Wert ist in unserer allgemeinmedizinischen Tätigkeit die sogenannte gelebte biographische Anamnese, die nach jahre- bis jahrzehntelanger hausärztlicher Begleitung ganzer Familien in unsere Arbeit einfließt. Hausärz-

---

[5] Vgl. ebd., S. 79.
[6] Vgl. Nationales Zentrum Frühe Hilfen 2008, Bundesministeriums für Familie, Senioren, Frauen und Jugend 2007, Deutsches Institut für Urbanistik 2009.
[7] Vgl. Bundestag 2011.
[8] Vgl. ebd.
[9] Kochen 2006.

te betreuen vom Kleinkind bis zum Greis alle Altersgruppen und wissen um krankmachende und gesundheitsfördernde Wirkungen sozialer, wirtschaftlicher und kultureller Einflüsse. Insbesondere für die Kinder gilt: Gesundheit ist sehr viel mehr als die Abwesenheit somatischer Erkrankungen. Kindergesundheit, das wissen wir Hausärzte nur zu gut, betrifft nicht nur den rein körperlichen Zustand eines Kindes, sondern vor allem auch die kognitive, emotionale und soziale Entwicklung mit ihren mannigfaltigen Variationsmöglichkeiten.

Gerade die seelische Entwicklung eines Kindes ist enorm abhängig von den unmittelbaren Lebensbedingungen des Kindes. Die Familie als wichtigster Bezugsrahmen, dann Kindergarten und Schule sowie weitere Institutionen, in denen Kinder betreut, versorgt oder erzogen werden, müssen „gesund" und kindgerecht sein, damit ein Kind sich dort gut entwickeln kann. Dass das häufig nicht der Fall ist, und dass gerade die Kinder aus schwierigen sozialen Zusammenhängen, instabilen Familiensystemen, schlechten wirtschaftlichen Bedingungen und/oder Migrationshintergrund gefährdet sind, gesundheitlichen und seelischen Schaden zu nehmen, ist heute unbestritten.[10]

Die verschiedenen Berufsgruppen, die mit Kindergesundheit in diesem Sinne zu tun haben, stoßen immer wieder an Grenzen, wenn sie allein auf sich gestellt Probleme der ihnen anvertrauten Kinder lösen wollen. Die Zusammenarbeit mit anderen Institutionen und Berufsfeldern ist unbedingt notwendig, um Kindern oder Familien helfen zu können. Glücklicherweise gibt es in Deutschland mannigfaltige Möglichkeiten und Angebote auf dem Markt der Kindergesundheit. Jedoch fehlt es immer wieder an Kontakten untereinander oder gar dem reinen Wissen um die Existenz und Arbeit anderer Berufsfelder.

Gut beschrieben sind die immanenten Kommunikations- und Kooperationsprobleme der verschiedenen mit Kindeswohl beschäftigten Professionen.[11] Insbesondere Akteure der Gesundheitshilfe, zu denen wir Hausärzte zählen, und der Kinder- und Jugendhilfe bewegen sich seit Jahrzehnten innerhalb ihrer eigenen fest etablierten Strukturen, die bisher wenig kooperiert haben.[12]

Die Gründe hierfür sind vielfältig. Häufig resultieren sie aus den jeweiligen Arbeitsstrukturen (eng getaktete Hausarztsprechstunde mit wenig Freiraum für zeitintensive Gespräche oder Telefonate, z. B. überbordende Bürokratie in den Ämtern), aber auch aus mangelnden Kenntnissen der jeweils anderen Berufs-

---

[10] Vgl. KIGGS-Studie vom Robert Koch-Institut 2006.
[11] Vgl. Ziegenhain et al. 2010.
[12] Vgl. ebd., S. 50.

felder. „Ärztinnen und Ärzte, [...] Hebammen, Entbindungspfleger [...] sind gewöhnlich weder über die sozial- und datenschutzrechtlichen Grundlagen ihrer Hilfsmöglichkeiten noch über bestehende Hilfe- und Versorgungsangebote informiert".[13] Ähnliches gilt sicher für alle betroffenen Berufsfelder und auch für andere Fragestellungen:

- Welcher Hausarzt weiß schon genau, welchen neuen Arbeitsbedingungen die Erzieherinnen im Kindergarten seit einigen Jahren ausgesetzt sind (Ki-Biz – Kinderbildungsgesetz, 2008 in NRW verabschiedet)?[14] Was die zunehmende Aufnahme sehr junger Kinder in „normale" Kindergärten bedeutet u. a.?
- Welche Grundschullehrer wissen um die neuen Vorsorgeuntersuchungen (U10 und U11) für Kinder im Grundschulalter?
- Welche Therapeuten/Erzieher/Lehrer wissen, wann sie das Jugendamt benachrichtigen dürfen oder müssen, wenn sie um das Kindeswohl besorgt sind?

Erfahrungen mit Netzwerkarbeit zeigen, dass Hilfe für Bedürftige effektiver organisiert werden kann, wenn die beteiligten Institutionen/Berufsgruppen im strukturierten Kontakt untereinander stehen. Wissen und Erfahrungen werden synergistisch in solchen Strukturen genutzt. Die alltägliche Kommunikation untereinander fällt wesentlich leichter, wenn man sich kennt, wenn man um die Arbeit der anderen Berufsgruppen weiß.

Netzwerke zum Thema Kindergesundheit haben, das zeigt unser Beispiel, auch – oder vielleicht gerade – dann einen Sinn, wenn das Umfeld überschaubar ist, also durchaus in kleineren Orten.

Die Bedeutung von Netzwerkarbeit für Hausärzte – ein konkretes Beispiel

Hausärzte, die familienmedizinisch arbeiten, die auch Kinder in ihrer Praxis ärztlich betreuen, kennen in der Regel die Familien gut, in denen diese Kinder aufwachsen, sind mit den vor Ort ansässigen Institutionen (Schulen, Kindergärten usw.) vertraut, wissen um die Lebensbedingungen der Familien an ihrem

---

[13] Vgl. ebd., S. 40.
[14] Vgl. Ministerium für Familie, Kinder, Jugend, Kultur und Sport des Landes Nordrhein-Westfalen 2008.

Ort. Das ist unschätzbares Wissen, welches in Diagnostik und Therapie weiterhelfen kann: Wenn ein Kind mit chronischen Bauchschmerzen bei uns vorgestellt wird, kein organischer Befund erhoben werden kann, wir aber bereits den alkoholkranken, arbeitslosen oder an Krebs erkrankten Vater in Behandlung haben, ist der psychosomatische Zusammenhang schnell zu erkennen. Hausärzte sind nicht selten Ansprechpartner für besorgte Eltern, die unsicher sind bezüglich der Entwicklung ihrer Kinder oder die Rat und Hilfe bei Problemen mit den Kindern suchen. Manchmal wird nur die Adresse einer Beratungsstelle gewünscht, manchmal geht es um komplexere Hilfegesuche.

Niedrigschwellige Hilfsangebote aufzuzeigen, andere Institutionen in die Behandlung von Krankheiten oder Störungen mit einzubeziehen, sind wie das Rezeptieren von Medikamenten Bestandteile unseres Behandlungsrepertoires. Dafür sind Wissen um und Kontakte zu den ortsansässigen Akteuren und Einrichtungen von Kindergesundheit im weitesten Sinne von großer Bedeutung.

Im Folgenden wird am Beispiel gezeigt, wie solch Wissen und derartige Kontakte im Rahmen eines lokalen Netzwerkes gewonnen werden können. Dabei geht es in diesem Beispiel nicht um die von der Politik im Rahmen der Frühen Hilfen geforderten Netzwerke zum Kinderschutz. Diese betreffen den Alterszeitraum vorgeburtlich bis zum dritten Geburtstag. In unserem Beispiel geht es um die gesamte Kindheit und Jugendzeit und beschränkt man sich nicht auf das Thema Kinderschutz. Die Idee der Netzwerkarbeit und deren Nutzen für die tägliche Arbeit in der Hausarztmedizin sind jedoch an diesem Beispiel gut zu erkennen.

Der Arbeitskreis Kindergesundheit Altenberge

Altenberge, eine Gemeinde im Münsterland, hat ca. 11.000 Einwohner. Vor Ort gibt es keinen Kinderarzt, kein Jugend- oder Gesundheitsamt, keine Beratungsstelle. Dennoch gibt es eine große Bereitschaft der Ämter und Beratungsstellen der 10 km entfernten Kreisstadt, sich an dem lokalen Netzwerk zu beteiligen. Sicher ist Altenberge kein Paradebeispiel für soziale Brennpunktarbeit. Im „Speckgürtel" der Universitätsstadt Münster gibt es viel bildungsbeflissenen Mittelstand. Aber Netzwerkarbeit zum Thema Kindergesundheit ist nicht gleichzusetzen mit Brennpunktarbeit, wenn auch diese einen noch höheren Bedarf an Netzwerkstrukturen hat. Es gibt viele Facetten von Kindeswohl und Kindeswohlgefährdung –in allen Schichten und Kulturkreisen.

257

Im Mai 2006 tagte der AK Kindergesundheit zum ersten Mal. Unserer Einladung folgten fast alle angesprochenen Institutionen bzw. Ärzte und Therapeuten. Regelmäßige Teilnehmer sind:

- die ortsansässigen Schulen (zwei Grundschulen, eine Hauptschule),
- die ortsansässigen Kindergärten und Kitas (sieben!),
- die ortsansässigen Allgemeinmediziner (es gibt keinen ortsansässigen Kinderarzt),
- die ortsansässigen Logopäden, Physiotherapeuten und Ergotherapeuten, die Kinder in ihrer Praxis behandeln,
- die ortsansässige Kinder- und Jugendpsychotherapeutin,
- die Organisationen des Offenen Ganztags der Grundschulen,
- die Beratungsstelle für Kinder, Jugendliche und Eltern aus dem Nachbarort,
- das Kreisjugendamt,
- der Kinderarzt des Kreisgesundheitsamtes,
- die Frühförderstelle des Kreises,
- das örtliche Jugendheim.

Man einigte sich auf zwei Treffen im Jahr, die zu unterschiedlichen Themen aus dem großen Gebiet der Kindergesundheit stattfinden sollten. Als Referenten werden Teilnehmer aus dem eigenen Kreis bestimmt oder aus anderen Bereichen eingeladen.

Seit 2006 haben bis jetzt elf Treffen in durchgehend guter Besetzung (30 bis 40 Teilnehmer/innen) stattgefunden. Folgende Themen standen bislang auf der Tagesordnung:

- *die schulärztliche Untersuchung* (unter dem besonderen Augenmerk der früheren Einschulung),
- die Arbeit des Jugendamtes (Schwerpunkt *Jugendschutzgesetz*),
- die *schuleigene Schulreifeuntersuchung* der ortsansässigen Grundschulen wird dargestellt,
- das *Elterntraining* „Steinfurter Modell" wird von der Erziehungsberatungsstelle vorgestellt,
- das *Familienzentrum* „Pusteblume" (ein ortsansässiger Kindergarten wurde Familienzentrum und stellte sich vor),
- *Kindeswohlgefährdung – Kindesschutz* gemeinsam gestalten (ein Vertreter des Kinderschutzbundes referierte hierzu),

- die *kinderpsychiatrische Praxis* im Nachbarort wird besucht und besichtigt, Schwerpunkt des Vortrags sind Diagnostik und Therapie von Lernstörungen,
- *Ergotherapie bei Kindern*, die ortsansässige Ergotherapeutin stellt ihre Arbeit in ihrer Praxis vor,
- das kreisweite Projekt *Familienhebamme* des Gesundheitsamts und der Erziehungsberatungsstelle wird vorgestellt,
- Vorstellen des *lokalen Bündnis für Familie*,
- aktuelle Entwicklung in Diagnostik und Bewilligung von *Frühförderung und Integration* im Kindergarten.

In der täglichen Arbeit als familienmedizinisch tätige Hausärztin profitiere ich enorm von diesen Treffen. Nicht nur, dass mein Wissen um rechtliche, schulische, vorschulische Aspekte von Kindeswohl und -entwicklung deutlich gewachsen ist. Noch mehr spüre ich den Nutzen im alltäglichen Umgang mit „Problemfällen". Wie viel schneller greife ich jetzt zum Telefon, um eine Therapeutin, eine Lehrerin, eine Sozialarbeiterin vom Jugendamt „mal eben" um Rat oder Mithilfe zu bitten. Man kennt sich – und man redet besser miteinander – zum Wohle des Kindes!

Die Struktur des zweimal jährlichen Treffens hat sich bewährt. Häufigere Treffen würden die Belastbarkeit für die ohnehin beruflich ausgelasteten Teilnehmer strapazieren. Auf jedem Treffen wird das Thema des nächsten Treffens, mögliche Referenten und der Veranstalter bestimmt.

Dass unsere Treffen kostenneutral sind, brauche ich wohl nicht zu erwähnen. Veranstaltungsorte für diesen Rahmen finden sich wohl in jedem Ort (Schulen, Altenheime u. ä.), Referenten werden häufig aus dem eigenen Kreis gewählt. Wenn sie doch von außen eingeladen werden, meist umsonst oder zu einem geringen Honorar, das im Arbeitskreis umgelegt wird und damit für den einzelnen erschwinglich wird. Dank E-Mail-Verteiler gibt es keine Portokosten. Für die Netzwerkarbeit zum Kinderschutz im Rahmen der Frühen Hilfen werden vom BMFSFJ Gelder zur Verfügung gestellt. Das ist auch gut so, denn für die Verbindlichkeit der Netzwerkstruktur bedarf es entweder viel guten Willens oder eines – und das ist sicherlich zuverlässiger – bezahlten Engagements außerhalb des Ehrenamtes. Dennoch: die Mitarbeit von niedergelassenen Ärzten in solchen Netzwerken wird weiterhin für diese unbezahltes Zusatzengagement bedeuten. Das bringt die wirtschaftliche Situation deutscher Kassenärzte als

Selbständige mit sich. Dass die Mitarbeit von Ärzten in Netzwerken dieser Art aber nicht unbedingt einen enormen zeitlichen Aufwand bedeutet, jedoch einen erheblichen Gewinn für die tägliche Arbeit bedeutet, das zeigt unser konkretes Beispiel.

Netzwerkarbeit für Kindergesundheit ist also auch auf dem Lande möglich – und für familienmedizinisch tätige Hausärzte von großem Wert.

Literaturverzeichnis

BUNDESTAG (2011). „Gesetz zur Stärkung eines aktiven Schutzes von Kindern und Jugendlichen (Bundeskinderschutzgesetz – BKiSchG)", *Bundesgesetzblatt* (2011) Teil I Nr. 70, 28. Dezember 2011, Bonn. http://www2.bgbl. de/Xaver/start.xav?startbk=Bundesanzeiger_BGBl&bk=Bundesanzeiger_ BGBl&start=//*%5B@attr_id=%27bgbl111s2975.pdf%27%5D (23.04.2013).

BUNDESMINISTERIUM FÜR FAMILIE, SENIOREN, FRAUEN UND JUGEND (BMFS-FJ) (2007). *Kurzevaluation von Programmen zu Frühen Hilfen für Eltern und Kinder und sozialen Frühwarnsystemen in den Bundesländern – Abschlussbericht.* München.

DEUTSCHES INSTITUT FÜR URBANISTIK (DIfU) (2009). *Bundesweite Bestandsaufnahme zu Kooperationsformen im Bereich Frühe Hilfen Ergebnisbericht der DIfU-Umfrage bei Jugend- und Gesundheitsämtern.* Berlin.

DEUTSCHES JUGENDINSTITUT (2007). *Deutsches Jugendinstitut-Projekt: Kurzevaluation von Programmen zu Frühen Hilfen für Eltern und Kinder und sozialen Frühwarnsystemen in den Bundesländern (Im Rahmen des Aktionsprogramms des BMFSFJ zum Schutz von Kleinkindern, zur Früherkennung von Risiken und Gefährdungen und zur Implementierung effektiver Hilfesysteme).* Abschlussbericht. München. http://www.dji.de/cgi-bin/projekte/output.php ?projekt=693&Jump1=LINKS&Jump2=20 (23.04.2013).

MINISTERIUM FÜR FAMILIE, KINDER, JUGEND, KULTUR UND SPORT DES LANDES NORDRHEIN-WESTFALEN (2008). *Das Kinderbildungsgesetz (KiBiz).* Düsseldorf. http://www.mfkjks.nrw.de/kinder-und-jugend/kibiz-aenderungsgesetz/kibiz.html (23.04.2013).

KOCHEN, M. M. (2006). *Duale Reihe Allgemeinmedizin und Familienmedizin.* Stuttgart.

LOHMANN, A. et al. (2010). „Zur Zusammenarbeit zwischen Kinder- und Jugendhilfe und Gesundheitswesen bei frühen Hilfen – eine empirische

Analyse der Akteurskonstellationen", in: RENNER, I. und SANN, A. (Hrsg.). *Forschung und Praxisentwicklung Früher Hilfen*. Köln. http://www.bzga.de/ infomaterialien/fruehehilfen/forschung-und-praxisentwicklung-frueher-hilfen/ (23.04.2013).

NATIONALES ZENTRUM FRÜHE HILFEN (NZFH) (2008). *Nationales Zentrum Frühe Hilfen Aufgaben und Ziele*. Broschüre. In Trägerschaft der Bundeszentrale für gesundheitliche Aufklärung und des Deutschen Jugendinstituts. München. http://www.fruehehilfen.de (23.04.2013).

FEGERT, J. et al. (2008). *Lernen aus problematischen Kinderschutzverläufen. Eine Machbarkeitsexpertise zur Verbesserung des Kinderschutzes durch systematische Fehleranalyse*. Herausgegeben vom Nationalen Zentrum Frühe Hilfen; Bundesministerium für Familie, Senioren, Frauen und Jugend. Rostock. http://www.fruehehilfen.de/fileadmin/user_upload/fruehehilfen. de/pdf/Fegert_BMFSFJ.pdf (23.04.2013).

ROBERT KOCH-INSTITUT (2006). *KIGGS 2006, Studie zur Gesundheit von Kindern und Jugendlichen in Deutschland*. http://www.kiggs.de/studie/index. html (223.04.2013).

ZIEGENHAIN, U. et al. (2010). *Werkbuch Vernetzung. Modellprojekt Guter Start ins Kinderleben. Chancen und Stolpersteine interdisziplinärer Kooperation und Vernetzung im Bereich Frühe Hilfen und im Kinderschutz*. Nationales Zentrum Frühe Hilfen, Köln.

Hinweise zur Autorin

Lisa Degener ist Fachärztin für Allgemeinmedizin, verheiratet und hat vier Kinder. Sie ist seit über 20 Jahren niedergelassen in hausärztlicher Praxis, zunächst in Einzelpraxis, jetzt in Gemeinschaftspraxis mit zwei Kolleginnen.

Die Aufsuchende Elternberatung des Gesundheitsamtes Dortmund

Susanne Klammer

Ein Knotenpunkt im Netzwerk der gesundheitlichen Versorgung der Familien

Das Leben mit Kindern ist anders. Schöner, erfüllter, aber auch anstrengender. Nach der Geburt eines Kindes ist alles anders als vorher. Ein Baby ist vollkommen darauf angewiesen, versorgt zu werden und kann keine Rücksicht auf die Bedürfnisse anderer nehmen. Schlaflose Nächte, ein unerledigter Haushalt, zu kleine Wohnung, finanzielle Engpässe, alleinerziehend [...] Die Lebensumstände können recht unterschiedlich sein. Eltern kommen manchmal in Situationen, in denen sie nicht mehr weiter wissen. (Dr. Annette Düsterhaus, Leiterin des Gesundheitsamtes Dortmund)[1]

Die Gründe für eine Überforderung in dieser neuen Lebenssituation sind vielfältig. Die Eltern benötigen z. B. Unterstützung darin, die Bedürfnisse ihrer Kinder zu verstehen und für die bestmögliche Entwicklung ihrer Kinder zu sorgen.

Nach langjähriger Erfahrung in den Mütterberatungsstellen der Stadtbezirke wurde deutlich, dass die Familien, die besonderer Unterstützung bedurften, Komm-Strukturen, wie die Mütterberatungsstellen, oft nicht in Anspruch nahmen. Für diese Familien wurde 2001 ein aufsuchendes Hilfsangebot konzipiert, das darüber hinaus von allen Dortmunder Bürgerinnen und Bürgern in Anspruch genommen werden kann.

Die *Aufsuchende Elternberatung* des Gesundheitsamtes Dortmund ist ein individuelles, kostenfreies Beratungs- und Hilfsangebot für Eltern und Schwangere. Sie versteht sich als ein Knotenpunkt im Netzwerk der gesundheitlichen Versorgung der Familien. Ein Team aus Kinderkrankenschwestern und Familienhebammen unterstützt in Dortmund die Eltern vor Ort.

Zielgruppen sind:

- Eltern von Früh-, Risiko- und Mehrlingsgeburten,
- Familien mit sozialen Problemen,

---

[1] Stadt Dortmund 2010, S. 3.

- minderjährige Eltern,
- Familien mit Behindertenproblematik,
- substituierte Eltern,
- Familien mit Alkoholproblemen,
- psychisch kranke Eltern,
- Schwangere mit Hilfebedarf.

Das Angebot richtet sich besonders an die Familien, die durch vorhandene Versorgungsangebote nicht erreicht werden bzw. diese bedingt durch gesundheitliche, soziale oder kulturelle Voraussetzungen nicht nutzen. Die Unterstützung durch die *Aufsuchende Elternberatung* ist für die Familien kostenfrei und kann unkompliziert (z. B. telefonisch) eingeschaltet werden.

Ziel der Aufsuchenden Elternberatung

Eltern stärken, Versorgen, Vermitteln und Vernetzen sind die vorrangigen Aufgaben der Aufsuchenden Elternberatung. Ziel ist es, durch möglichst frühe, individuelle und praktische Unterstützung der Eltern vor Ort, eine optimale gesundheitliche Versorgung der Kinder zu erreichen, sowie gesundheitliche Risiken zu vermeiden.

Das Team der Aufsuchenden Elternberatung

- hilft bei der Suche nach einer Hebamme,
- unterstützt die Eltern bei der Versorgung des Kindes (Pflege, Ernährung, Entwicklung),
- stärkt die Eltern,
- fördert gesundheitsbewusstes Verhalten,
- berät zur Bedeutung von Vorsorgeuntersuchungen und Impfungen,
- vermittelt und koordiniert weitere Hilfen und Fördermaßnahmen.

Vermittlung über Kooperationspartner/innen, Inanspruchnahme

Die Aufsuchende Elternberatung wurde in den letzten Jahren z. B. eingeschaltet durch

- den Jugendhilfedienst,
- die Geburtskliniken,
- die Kinderklinik,

- Kinderärzte, Frauenärzte, Hausärzte,
- Hebammen,
- Schwangerschaftsberatungsstellen,
- Schulen, Kitas,
- Familien selbst.

Die häufigsten Meldungen erfolgten durch die Jugendhilfedienste, die Geburtskliniken und die Kinderklinik.

2011 fanden 455 Hausbesuche in 148 Familien statt. 2012 wurden 716 Hausbesuche bei 226 Familien durchgeführt.

Seit September 2009 kümmert sich die Aufsuchende Elternberatung darüber hinaus um Familien, die eine Vorsorgeuntersuchung ihres Kindes versäumt haben. Diesbezüglich wurden 2012 zusätzlich 200 Hausbesuche durchgeführt.

Im März 2012 wurde ergänzend im Gesundheitsamt Dortmund eine Hebammenhotline eingerichtet. Bis zum Ende des Jahres fanden 143 Telefonate statt, in denen neben allgemeinen Beratungen in 105 Fällen eine Hebamme vermittelt wurde.

Durchführung

Nach Bekanntwerden des Hilfebedarfs nehmen die Mitarbeiterinnen zeitnah Kontakt zu den Eltern oder der Schwangeren auf und verabreden einen Hausbesuchstermin. Im Laufe des Hausbesuchs schätzt die Fachkraft ein, wie viel Unterstützungsbedarf weiter notwendig ist und welche Hilfsmaßnahmen eingeleitet werden müssen. Bei Bedarf wird die Kollegin vor Ort durch das multiprofessionelle Team des Gesundheitsamtes unterstützt.

Die Aufsuchende Elternberatung ist für die Eltern ein kostenloses und freiwilliges Angebot des Gesundheitsamtes Dortmund. In der Regel werden die Hausbesuche einmal wöchentlich über einen Zeitraum von drei Monaten angeboten.

Fallbeispiele aus dem Bericht der Aufsuchenden Elternberatung

Betreuungsgrund: Früh- und Mehrlingsgeburt

Die Klinik für Kinder- und Jugendmedizin des Klinikums Dortmund wandte sich an die Aufsuchende Elternberatung:

In drei Tagen sollen die in der 30. Schwangerschaftswoche geborenen Zwillinge von Frau A.[2] aus der Klinik entlassen werden. Die Unterstützung des Gesundheitsamtes nehme Frau A. gerne an und habe ihr Einverständnis für die Weitergabe ihrer Daten gegeben. Die 25-jährige Mutter sei sehr ängstlich und unsicher im Umgang mit ihren Zwillingskindern. Sie habe sie nur alle zwei Tage besucht. Das Erstgespräch mit Frau A. fand am nächsten Tag in der Klinik statt:

Eine Hebammennachsorge wolle sie nicht in Anspruch nehmen. Frau A. gab an, sich von dem Kindesvater getrennt zu haben und erst vor einem Jahr wegen eines Jobangebotes als Verkäuferin nach Dortmund gezogen zu sein. Sie habe keine Unterstützung durch die Familie, die in Süddeutschland lebe. Momentan beziehe sie Sozialleistungen und wolle so schnell wie möglich wieder arbeiten gehen. Der Kindesvater verweigere eine Unterhaltszahlung. Die Ausstattung für die Zwillinge habe sie sich in den letzten Wochen auf Flohmärkten zusammengekauft. Deshalb, und wegen der zahlreichen Ämtergänge habe sie ihre Kinder nur alle zwei Tage besuchen können. Ihre Wohnung sei soweit eingerichtet und groß genug.

Der erste Hausbesuch wurde mit Frau A. für den nächsten Tag nach der Entlassung der Zwillinge aus der Kinderklinik vereinbart. Anschließend wurden in zunächst wöchentlichen Abständen vier Hausbesuche und dann in vierzehntägigen Abständen drei Hausbesuche durchgeführt. In den ersten zwei Wochen nahm Frau A. zusätzlich mehrfach telefonischen Kontakt zu der Mitarbeiterin der Aufsuchenden Elternberatung auf.

Frau A. benötigte insbesondere praktische Unterstützung und Tipps in Fragen der Ernährung und der Pflege der Zwillinge. Die anfänglichen Unsicherheiten der Kindesmutter gaben sich schnell und bezogen sich hauptsächlich auf die Herausforderung, zwei Kinder gleichzeitig versorgen zu müssen.

Zum Zwecke der Klärung des Unterhaltes für die Kinder wurde Frau A. zum zuständigen Jugendhilfedienst begleitet.

Zur Entlastung der Zwillingsmutter wurde ein „Familienpate" des Kinderschutzbundes vermittelt, der für zwei Stunden in der Woche, ein halbes Jahr lang, beispielsweise Arztbesuche begleitete.

Zum Abschluss der aufsuchenden Hilfe wurde Frau A. mit zahlreichen Informationen über Dortmunder Angebote für Familien mit Kindern versorgt. Beispielhaft seien hier nur die Familienbildungsstätten, die Familienbüros und die Broschüre des Gesundheitsamtes „Bambini" erwähnt.

---

[2] Die Initialen wurden zum Schutz der Anonymität der Betroffenen verändert.

Bei erneutem Beratungsbedarf kann Frau A. jederzeit die Aufsuchende Elternberatung kontaktieren.[3]

Betreuungsgrund: Psychische Erkrankung der Mutter, „Kontrollauftrag"

Im Fall der 28-jährigen Frau C. wurde das Gesundheitsamt durch den zuständigen Jugendhilfedienstmitarbeiter eingeschaltet:

Eine Geburtsklinik habe die Entlassung einer psychisch kranken Mutter mit ihrem gesunden Säugling für in zwei Tagen angekündigt. Es sei aufgefallen, dass die Kindesmutter sich in einer niedergeschlagenen Stimmung befinde und sich ihrem Kind nur zuwende, wenn sie es füttern und wickeln müsse.

Der Erstkontakt mit Frau C. habe bereits stattgefunden. Eine angebotene Unterbringung in einer Mutter-Kind-Einrichtung habe sie abgelehnt. Deshalb sei eine sozialpädagogische Familienhilfe beantragt worden, die aber erst frühestens in einer Woche aktiv werden könne. Zusätzlich sei die Begleitung der Kindesmutter durch eine sozialmedizinische Fachkraft der Aufsuchenden Elternberatung erforderlich, um die gesunde Entwicklung des Kindes zu gewährleisten. Frau C. sei damit einverstanden und habe eine umfassende Schweigepflichtsentbindung unterschrieben. Darüber hinaus sei sie wegen einer Depression in psychiatrischer Behandlung und nehme Medikamente. Der Kindesvater verbüße eine zweijährige Haftstrafe. Die Schwiegermutter, die in der Nachbarschaft wohne, würde am liebsten das Kind ganz zu sich nehmen. Das wolle Frau C. aber nicht und lehne deshalb den Kontakt zur Schwiegermutter ab. Die Eltern der Kindesmutter seien beide an den Folgen einer Alkoholabhängigkeit gestorben. Es gebe finanzielle Probleme, wie Mietrückstände, um die sich der Jugendhilfedienstmitarbeiter kümmere. Es wurde ein gemeinsamer Hausbesuch für den Entlassungstag vereinbart.

Beim Hausbesuch fanden die Fachkräfte des Jugend- und Gesundheitsamtes eine zwar spärlich eingerichtete, aber saubere Wohnung vor. Die Ausstattung für das Baby war grenzwertig ausreichend. Es war keine Nahrung für den Säugling vorhanden. Eine Nachbarin und Freundin der Kindesmutter wurde gebeten, die Nahrung zu besorgen, was diese sofort erledigte. Bei der Zubereitung der Nahrung brauchte Frau C. nur wenig Anleitung.

Frau C. war einverstanden, dass zunächst bis zum Einsatz der sozialpädagogischen Familienhilfe zwei Mal wöchentlich die Aufsuchende Elternberatung

---

[3] Vgl. Stadt Dortmund Gesundheitsamt 2010, S. 11.

und zwei Mal wöchentlich der Jugendhilfedienst Hausbesuche macht. Auch gegen den Informationsaustausch zwischen den Fachkräften hatte sie keine Einwände. Die befreundete Nachbarin wurde auf Wunsch der Mutter in das Gespräch mit einbezogen und war bereit, täglich nach Frau C. zu sehen und bei Problemen das Jugend- oder Gesundheitsamt zu informieren.

In der ersten Woche kam die Kindesmutter gut zurecht. Sie traute sich allerdings nicht mit ihrem Säugling aus dem Haus. Die Einkäufe erledigte die Nachbarin. Erste Anzeichen von Überforderung wurden in der zweiten Woche sichtbar. Das Kind entwickelte eine starke Rötung der Haut im Windelbereich, weshalb Frau C. von der Fachkraft des Gesundheitsamtes zum Kinderarzt begleitet wurde.

Zur Einführung der sozialpädagogischen Familienhilfe (SPFH) organisierte der Jugendhilfedienst ein gemeinsames Hilfeplangespräch mit der Aufsuchenden Elternberatung und der Nachbarin in der Wohnung der Kindesmutter.

Ab der dritten Woche hatte die SPFH täglich Kontakte mit Frau C. und die Hausbesuche der Aufsuchenden Elternberatung wurden auf einmal wöchentlich reduziert. Es wurde ein enger Informationsaustausch verabredet.

In den folgenden zwei Wochen verschlechterte sich der Gemütszustand von Frau C. und der Säugling nahm nur gerade ausreichend an Gewicht zu. Weil sie sich weiter nicht alleine aus dem Haus traute, wurde Frau C. erneut zur Vorsorgeuntersuchung U3 zum Kinderarzt begleitet. Sowohl der SPFH als auch der Mitarbeiterin des Gesundheitsamtes gelang es nicht, Frau C. dazu zu bewegen zu ihrem Psychiater zu gehen. Deshalb wurde der Sozialpsychiatrische Dienst des Gesundheitsamtes um einen gemeinsamen Hausbesuch und um die Einschätzung einer möglichen Selbstgefährdung der Kindesmutter gebeten. Im Rahmen dieses Hausbesuches konnte Frau C. überzeugt werden, kurzfristig mit ihrem Kind in eine Mutter-Kind-Einrichtung zu ziehen, in der eine 24-Stunden-Betreuung gegeben war. Eine akute Einweisung in eine psychiatrische Klinik war nicht erforderlich.[4]

Die Aufsuchende Elternberatung

In enger Zusammenarbeit mit den Kooperationspartnern bieten die Gesundheitsämter vieler Kommunen den Familien bedarfsgerechte Unterstützung oder

---

[4] Vgl. Stadt Dortmund Gesundheitsamt 2010, Fallbeispiel von Uta Nagel, Aufsuchende Elternberatung.

Beratung an. Ein wichtiger Aspekt dabei ist natürlich auch die Prävention der Kindeswohlgefährdung. In Dortmund beobachten wir eine abnehmende Elternkompetenz und einen steigenden Anteil von Familien mit Multiproblemlagen. Die Zunahme von psychischen Erkrankungen sowie wirtschaftliche Probleme spielen dabei eine wichtige Rolle. Eine Vielzahl von Kindern lebt in Dortmund in schlechten sozialen Verhältnissen. „Wenn Menschen das Gefühl haben, ihre Situation nicht zu beherrschen, werden Kinder zu Blitzableitern für ihre Emotionen", so die Beobachtungen von Dr. Hans Würtenberger,[5] Gründungsmitglied der Ärztlichen Beratungsstelle gegen Vernachlässigung und Misshandlung von Kindern im Kinderschutzzentrum Dortmund.

Mit dem Einsatz der *Aufsuchenden Elternberatung* können Versorgungslücken in der sensiblen Zeit der Schwangerschaft, Geburt und während des ersten Lebensjahres geschlossen werden. Entscheidend ist, dass die regionalen Unterstützungssysteme und Netzwerke allen bekannt sind und unkompliziert eingeschaltet werden können. Eine gute, sich ergänzende Zusammenarbeit aller Akteure spielt bei der gesundheitlichen Versorgung besonders hilfebedürftiger Familien eine wesentliche Rolle. Die immer engere Vernetzung der Gesundheitsämter mit den niedergelassenen Haus- und Kinderärzten ist ein wesentlicher Bestandteil hiervon, den wir gemeinsam weiterentwickeln sollten.

Literaturverzeichnis

GESUNDHEITSAMT STADT DORTMUND. Aufsuchende Elternberatung. Ein Knotenpunkt im Netzwerk der gesundheitlichen Versorgung. Dortmund: Gesundheitsamt Stadt Dortmund, 2010. http://www.dortmund.de/media/p/gesundheitsamt_6/pdf_3/kinder/Bericht_Aufsuchende_Elternberatung.pdf (07.05.2013).

WESTFÄLISCHE RUNDSCHAU (2012). „Kinder werden zu Blitzableitern", *Westfälische Rundschau*, 24.05.2012.

Hilfreiche Links

Zur Kindergesundheit im Raum Dortmund:

- www.doki.dortmund.de
- www.bambini.dortmund.de

---

[5] Vgl. Westfälische Rundschau 24.05.2012.

- www.aeb-dortmund.de
- www.kinderschutzbund-dortmund.de Unfallverhütung: Runder Tisch zur Prävention von Kinderunfällen.
- www.dortmund.de/..6/Saeuglingssterblichkeit_in_Dortmund_Web.pdf: Säuglingssterblichkeit in Dortmund (2006 bis 2010)

Überregional

- Internetseite des Berufsverbandes der Kinder- und Jugendärzte: www. kinderaerzte-im-netz.de.
- Infos der Bundeszentrale für gesundheitliche Aufklärung (BZgA) zur Kindergesundheit: www.kindergesundheit.de.
- Elternbriefe: www.arbeitskreis-neue-erziehung.de.
- Bundesministerium für Familie, Senioren, Frauen und Jugend: www.bmfsfj.de.
- Bundesministerium für Gesundheit: www.bmg.bund.de.
- Forschungsinstitut für Kinderernährung Dortmund: www.fke-do.de.
- Bundesarbeitsgemeinschaft Mehr Sicherheit für Kinder e. V.: www. kindersicherheit.de.

Hinweise zur Autorin

Dr. med. Susanne Klammer ist Fachärztin für Allgemeinmedizin im Kinder- und Jugenddienst des Gesundheitsamtes Dortmund. Sie wurde 1967 in Dortmund geboren und studierte Humanmedizin an der Universität Köln. Sie absolvierte Teile ihres Studiums in England (Ipswich) und der Schweiz (Zürich). Bezüglich ethnomedizinischer Forschungen für ihre Doktorarbeit verbrachte sie einige Monate in Argentinien. Nach Beendigung der Facharztausbildung und Geburt ihrer beiden Kinder kam sie 2003 in den Dienst des Gesundheitsamtes Dortmund. Sie ist im kinder- und jugendärztlichen Dienst neben anderen Aufgaben für den Bereich Gesundheitsförderung zuständig. Darüber hinaus unterrichtet sie Allgemeinmedizin an der Universität Witten/Herdecke.

V.

Weitere Einblicke in die Praxis

Die Familie als Ort schwerster Konflikte und stärkster Ressourcen

Peter Schröder

Mit diesem Spannungsbogen sehen wir uns als Hausärzte alltäglich in der Praxis konfrontiert. Wir wollen Familien in unser Behandlungskonzept mit einbeziehen, aber wie? Hier finden Sie meine Hinweise aus und für die Praxis! Doch zunächst ein wenig Hintergrund.

Zunächst meine in Anlehnung an Huygen[1] familienmedizinisch adaptierte Definition der Familie: „Die Familie besteht nicht nur aus verwandten Individuen, sondern ist auch eine lebendige und entwicklungsfähige Einheit verbundener Menschen, die gemeinsam innere und äußere Bedingungen teilen." Was können Hausärzte aktiv tun, um mehr als bisher „Familienmedizin" zu praktizieren? Sie können Familienangehörige einbeziehen bei:

- Krisen im Lebenszyklus
- Chronischer Krankheit
- Hauskrankenpflege
- Krisenintervention
- Wunsch des Patienten
- Starken Konflikten in einer Familie

Eine familienmedizinische Orientierung erfordert auch eine Erweiterung der Anamnese. Meines Erachtens sind u. a. folgende Aspekte einer familienmedizinischen Anamnese wichtig:

- Familiäre Belastungen
- Ressourcen der Familie
- Funktionsstörung, z. B. *broken home* oder Verlust der Familie
- Gesundheits-/Krankheitsverhalten
- Soziale und berufliche Situation
- Hierarchien in der Familie
- Wichtige Ereignisse im Leben
- Berührende Momente
- Traumata

---

[1] Huygen 1979.

Dabei gilt es auch den Blick auf die Ressourcen des Patienten und seiner Familie zu trainieren. Wir sind viel zu oft problemorientiert statt Ressourcenorientiert. Hier eine Systematik der möglichen Ressourcen, die wir bei jedem Patienten mit ihm/ihr und für ihn/sie entdecken sollten:[2]

- Emotionale Ressourcen
- Kognitive Ressourcen
- Kommunikative Ressourcen
- Selbstorganisatorische Ressourcen
- Geistig/spirituelle Ressourcen
- Materielle Ressourcen
- Weltanschauliche Ressourcen
- Soziale Ressourcen

Und nun – aus meiner Praxis für Ihre Praxis – ein „Merkzettel" für die Erweiterung der Familienorientierung in der hausärztlichen Praxis. Die vielen Beispiele aus dem Vortrag spare ich mir für diese Buchfassung.

Merkzettel für die Praxis

- Bleibe neugierig auf Menschen und ihre Familien!
- Sei nicht beleidigt, wenn jemand keine Familie hat!
- Bedenke, dass Deine alten Patientinnen und Patienten jung und hübsch und munter und verliebt und lebendig und nicht allein waren, sondern eine Familie und Freunde hatten und ... interessante Menschen waren – und immer noch interessant *sind*!
- Sei Dir bewusst, dass Du Deine Patientinnen und Patienten auch nach längeren Gesprächen und nach viel „erlebter Familien-Anamnese" *nicht* gut kennst. *Bleibe* neugierig!
- Nimm Dir ein paar Extraminuten für alte Menschen!
- Frage einen Patienten mit Migrationshintergrund nach seiner Familie und wie es ihm/ihr in Deutschland geht!
- Biete einem Patienten in der Krise an, zum nächsten Gespräch eine zweite vertraute Person mit zu bringen. Oder gleich seine Familie, falls er eine hat.
- Lobe einen Patienten für sein Engagement in der Familie!
- Rede eine Katastrophe nicht schön!

---

[2] Nach Lohse 2008.

- Sei gelegentlich nicht parteiisch, sondern behalte eine Perspektive von außerhalb des Systems! („Externe Allparteilichkeit")
- Mach Dich auf die Suche nach neuen Ressourcen!
- Mach mit einem Patienten ein Genogramm!
- Schreibe familienrelevante Diagnosen auf!
- Prüfe einmal ehrlich Deine Reaktion, wenn ein Patient a) keine Familie hat/ haben will oder b) eine sehr große Familie hat, die er am liebsten immer mitbringen will!
- … und frage Dich nicht zuletzt, wie es Deiner Familie mit Dir geht!

Literaturverzeichnis

HUYGEN, F. J. A. (1979). *Familienmedizin. Aufgabe für den Hausarzt.* Stuttgart.

LOHSE, T. H. (2008). *Das Kurzgespräch in Seelsorge und Beratung.* Göttingen.

Hinweise zum Autor

Dr. med. Peter Schröder, Facharzt für Allgemeinmedizin, Psychotherapie, Hilfe nach Psychotrauma, Tropenmedizin. Er ist verheiratet und hat zwei erwachsene Kinder. Er ist seit 23 Jahren in eigener kleiner (damit Zeit blieb für seine Familie und andere schöne Dinge des Lebens) Praxis niedergelassen. Er engagiert sich zudem als Lehrbeauftragter für Allgemeinmedizin an der Universität Freiburg.

Patientenbeziehungen merken und darstellen. Familienmedizinische Anforderungen mit Hilfe der Praxissoftware (hier TurboMed®) bewältigen

Holger Schelp

Wenn man als Arzt ein schlechtes Gedächtnis hat, muss man sich zu helfen wissen. Unsere Hausarztpraxis wurde vor zwölf Jahren neu gegründet. In dieser Zeit wurden 18.400 Personen in die Kartei aufgenommen, in den vergangenen zwei Jahren waren das 4.240 verschiedene Menschen. Wer kann sich merken, wer zu wem gehört? Da nicht alle Familienmitglieder oder Freunde die gleichen Nachnamen und auch nicht zwingend die gleichen Adressen haben, lässt sich das aus den Standard-Daten auch nicht herleiten.

Anfangs notierten wir uns die Verwandtschaftsverhältnisse und Beziehungen in unserer handschriftlichen Kartei auf dem inneren Umschlagdeckel. Auf diese Weise lassen sich sogar Angaben wie „empfohlen von" oder „befreundet mit" darstellen.

Die Praxissoftware gibt uns zusätzliche Möglichkeiten: In unserem Fall bietet TurboMed® die Möglichkeit, „Verwandtschaftliche Beziehungen" zu anderen Patienten als Link festzuhalten. So kann mit einem Klick zum nächsten Verwandten in der Kartei gewechselt werden.

Bei einer Patientin könnten die Links zu den zwei Kinder, der eigenen Mutter und dem Lebenspartner festgehalten sein, bei den Kindern jeweils der Link zurück zur Mutter, beim Lebenspartner ggf. ein Link zu seinen Kindern aus vorheriger Beziehung.

Es lässt sich so natürlich kein ganzer Stammbaum darstellen. Aber es ist für unsere Zwecke ausreichend. Der Link zu anderen Personen ist eine Gedächtnisstütze und beschleunigt die Abläufe am PC.

Offen bleibt die Frage, ob es den Patienten auch selbst nutzt, wenn ich als Hausarzt ihre Beziehungsgeflechte kenne. Als Hausarzt beantworte ich das mit „Ja". Für mich gehören diese vom Patienten selbst berichteten Informationen zur erlebten Anamnese und sind fester Bestandteil meiner Wahrnehmung des Anderen.

Holger Schelp

Literaturverzeichnis

TurboMed® ist das Arztinformationssystem der TurboMed® EDV GmbH, einem Unternehmen der CompuGroup Medical.

Hinweise zum Autor

Holger Schelp ist Allgemeinarzt und Anästhesist, seit 2000 in Gemeinschaftspraxis als Hausarzt niedergelassen und muss in der eigenen sechsköpfigen Familie mit vier verschiedenen Nachnamen klarkommen.

Adipositastherapie und familienmedizinische Motivationsförderung

Kurt-Martin Schmelzer

Der weltweite Anstieg adipositasbedingter Folgeerkrankungen wie Diabetes mellitus, hypertoner Herzerkrankungen, Schlafapnoe u. a. verdeutlicht die Notwendigkeit, sich vermehrt mit präventivmedizinischen Ansätzen zur Lebensstilveränderung auseinanderzusetzen. In Witten wird seit Jahren von niedergelassenen Kollegen in Kooperation mit dem Gesundheitszentrum Witten (GZW) das von Dr. Susanne Ehrhardt-Schmelzer entwickelte „Promotio-Konzept" umgesetzt,[1] um positiven Einfluss zu nehmen auf Konsumationserkrankungen wie z. B. die Adipositas. Im Mittelpunkt der Bemühungen stehen Entspannungs-, Ernährungs- und Bewegungsverhalten. Dies setzt aber auch die Auseinandersetzung mit Motivationstechniken voraus, die u. a. familienorientiert sein sollten, da die Adipositas an erster Stelle natürlich genetisch bedingt ist, aber auch durch erlerntes Fehlverhalten in der Familie verursacht wird.

Um in der Praxis die eigenen begrenzten Ressourcen von Zeit, Kraft und Motivation erhalten zu können und erfolgreich zu sein, ist es sinnvoll, sich mit dem „5-Motivationsebenen-Modell", entwickelt von James O. Prochaska in den 1970er Jahren[2], zu beschäftigen. Es ist ein ideales Instrument zur Motivationsförderung. Aus einer Studie der Universität Marburg unter der Leitung des Präventivmediziners Basler[3] konnte unter anderem auch an vielen Wittener Patienten gezeigt werden, dass Motivationserfolge bei dem Patienten (Empfänger) abhängig sind von dem Motivationsniveau des Arztes (Sender). Eine Einbeziehung mehrerer Familienmitglieder in die Kursprogramme ergab einen länger anhaltenden Erfolg. Wichtig erscheint die Erfahrung, dass nicht nur der Verstand, sondern auch der Bauch und das Herz angesprochen werden sollten, um Verhaltensänderungen zu erreichen.

Für den Hausarzt ist es sehr erfreulich, wenn als Ergebnis nicht nur zufriedenere Patienten, sondern auch eine deutlich bessere Kosten-Ursachen-Statistik resultiert (z. B. durch geringere Medikamentenkosten). Um finanzielle Ressour-

---

[1] Vgl. etwa Ehrhardt-Schmelzer et al. 1997.
[2] Vgl. Prochaska 2007.
[3] Vgl. Keller et al. 1998, Keller et al. 2003.

cen für unser zukünftiges Gesundheitswesen zu generieren, bedarf es einer konsequenten Umsetzung aller präventivmedizinischen Ansätze. Familienmedizin kann dieses Potential deutlich vermehren.

Literaturverzeichnis

EHRHARDT-SCHMELZER, S. et al. (1997). „Effekte einer ambulanten verhaltensmedizinischen Rehabilitation von Patienten mit chronischen Rückenschmerzen (abstract)", *Schmerz* (1997) 11, 97.

KELLER, S. et al. (2003). „Motivierende Beratung in der Hausarztpraxis", *Zeitschrift für Allgemeinmedizin* (2003) 79, 122–125.

KELLER, S. et al. (1998). *Beobachtung der Effekte unterschiedlicher ärztlicher Behandlungsstrategien bei Personen mit erhöhten Blutfettwerten.* Schriftenreihe des Zentrums für Methodenwissenschaften und Gesundheitsforschung. Arbeitspapier 98-5. Philipps-Universität Marburg. Marburg.

PROCHASKA, J. O. (2007). „Stages of change: Phasen der Verhaltensänderung, Bereitschaft und Motivation", in: KERR, J. (Hrsg.). *ABC der Verhaltensänderung: der Leitfaden für erfolgreiche Prävention und Gesundheitsförderung.* München, 118–132.

Hinweise zum Autor

Dr. med. Kurt-Martin Schmelzer, Facharzt für Allgemeinmedizin und Diabetologe der DDG und ÄKWL, Zusatzbezeichnung Sportmedizin, ist seit 1984 mit einer diabetologischen Schwerpunktpraxis in Witten niedergelassen. Sein Schwerpunkt liegt auf Präventivmedizin und Schlafmedizin. Er ist einer von vier Ärzten im palliativmedizinischen Netz Witten. Lehrpraxis der Universitäten Witten und Bochum.

Die Rolle der Medizinischen Fachangestellten (MFA) und des Praxisteams in der familienmedizinischen Versorgung der Zukunft

Iris Schluckebier

Mehrere Generationen von Patienten aus einer Familie unter einem Dach einer Praxis finden wir sicher nicht nur in den Praxen der Allgemeinmedizin. Aber gerade hier, in den Hausarztpraxen, können und sollten wir die intensive Bindung und Vertrautheit zu unseren Patienten für die Behandlung unterstützend nutzen. Bindung und Vertrautheit gibt es da nicht nur zum Arzt, sondern auch zum weiteren Team der Hausarztpraxis. Besonders die intensiven Gespräche am Empfang oder die offenen Aussagen im Vier-Augen-Gespräch mit der Arzthelferin oder Medizinischen Fachangestellten (MFA) direkt, wenn *der Doktor* mal nicht anwesend ist, geben dem Praxisteam häufig Informationen über den Patienten, die wiederum wertvoll für den Behandlungsplan sein können. Das Wissen um den Menschen und seine Familienstruktur im Hintergrund des *nur* erlebten Patienten im Behandlungszimmer ist sehr hilfreich. Gibt es unterstützende Strukturen in der Familie? Oder ist der Erkrankte gar noch zusätzlich durch die Familie belastet? Familienmedizin mit Blick auf „alt für jung" und „jung für alt" lässt die Frage aufkommen, wo wir als MFA unterstützend in unserer Rolle gegenüber dem Patienten und seiner Familie tätig werden und so die wertvolle Arbeit im Praxisteam unterstützen können. Dies sollte nach Möglichkeit so geschehen, dass die besondere Vertrauensbasis zwischen uns und dem Patienten bestehen bleibt und wir das Wissen dennoch sinnvoll an den Arzt oder die Ärztin weiterleiten können. Hier liegt Potential, um die Ressourcen der Familie zu nutzen, aber auch zu erkennen, wo die Ressourcen der Familie begrenzt sind und anderweitig Unterstützung gebraucht wird.

Der Hausbesuch durch die entsprechend ausgebildete MFA zur Unterstützung des gesunden Älterwerdens ist nur *eine* wichtige Ressource in der Hausarztpraxis. Wir brauchen eine zielgruppengerechte Ansprache der Patienten. Die Praxen müssen motiviert werden, diese Arbeit im Team umzusetzen. Die Motivation ist häufig gegeben, doch scheitert die Umsetzung an der fehlenden Finanzierung und Honorierung der zusätzlichen Tätigkeiten der MFA. Eine weitere mögliche Rolle und Chance der Hausarztpraxen ist die Prävention. Es muss sich lohnen, in die MFA zu investieren und sie bei der Mitarbeit am Patienten intensiver einzubeziehen. Die Patienten kennen die MFA und haben durch die Nähe und *Kommunikation ohne Zeitdruck* großes Vertrauen zu ihr und teilen sich offen und ohne Scheu mit. Das liegt häufig daran, dass die Kommunikation auf Augenhöhe stattfindet.

Der Arzt, die Ärztin stehen in der Denkweise der Patienten, insbesondere der älteren Patienten, in der Hierarchie so hoch, dass häufig ein Nachfragen oder eine ehrliche Aussage zu der wirklich eingehaltenen Therapie (Kompressionsstrumpf tragen, Tabletteneinnahme, gesunde Ernährung…) nicht kommuniziert werden. Diese „Geheimnisse" werden aber durchaus der MFA anvertraut. „[…] und deshalb habe ich lieber die Wassertabletten genommen, die mein Sohn mir gekauft hat, die Kompressionsstrümpfe sind so schwer anzuziehen. Aber bitte sagen Sie das nicht dem Herrn Doktor – nein, nicht!", erzählte mir z. B. eine Patientin.

„Empathie beginnt an der Anmeldung!," schreibt die selbst als Hausärztin niedergelassene Iris Veit in ihrem Buch zur psychosomatischen Grundversorgung. Die MFA gehört zum therapeutischen Setting dazu, was wiederum auch Anforderungen an sie stellt: „Neben der freundlichen Zugewandtheit ist Transparenz in diesem Bereich überaus wichtig. Die Medizinischen Fachangestellten sind dafür verantwortlich, den Patienten den *strukturellen Rahmen der Praxis transparent zu machen.*"[1] Doch dazu müssen MFA nicht nur entsprechend ausgebildet werden, sondern auch die *institutionellen Voraussetzungen geschaffen werden,* etwa über Teambesprechung oder schnelle Rückkoppelung zwischen Hausarzt und MFA, so Veit weiter. Auch gilt es für Schutz der MFA zu sorgen, die aufgrund ihrer hierarchischen Position auch schneller von Patienten angegriffen wird:

> Da die Fachangestellten weniger als Autoritätspersonen empfunden werden als der Arzt, erhalten sie manchmal mehr Kenntnisse und Informationen. In einem Bild, das Übertragungsphänomene reflektiert, sind die Fachangestellten die Geschwister oder die guten Paten. Die weniger bedrohliche Autorität der Funktionen der Fachangestellten macht sie zwar schnell zu Vertrauten, aber auch schneller zum Gegenstand der Aggressivität von Patienten.[2]

In den einzelnen Teams der Hausarztpraxen gibt es große Ressourcen, der Bedarf an qualifizierter und intensiver Betreuung der Patienten wächst, auch

---

[1] Veit 2010, S. 81.
[2] Veit 2010, S. 81.

bedingt durch den demographischen Wandel. Diese Form der Patientenbetreuung ist eine Tätigkeit, die über den „normalen Job" der MFA hinausgeht, da wird der Beruf zur Berufung. Die Empathie zwischen den Praxisteams und ihren Patienten ist häufig sehr hoch, kann aber zeitlich oftmals nicht in entsprechenden Gesprächen und Unterstützungen eingelöst werden. Letztlich macht der Einsatz einer so geschulten MFA auch veränderte Aufgabenverteilungen im Team notwendig. Diese Erfahrung habe ich auch selbst während der Mitarbeit an einer Studie an der Universität Witten/Herdecke gemacht. Hierbei handelt es sich um die Leitlinien-Implementierungs-Studie Asthma (L.I.S.A.): Die von mir durchgeführten Schulungen von MFA und Praxisteams haben das Wissen der MFA erhöht, ihre Kompetenz zur praktischen Betreuung von Asthma-Patienten gestärkt und so auch zu einer Verbesserung der Patientenversorgung geführt. Dabei wurde in der Evaluation deutlich, dass gerade die Peer-Ebene aus der Praxis heraus die Stärke solcher Schulungen ausmacht: Die medizinische Versorgung chronisch kranker Menschen liegt bereits in vielen Bereichen in den Händen von Medizinischen Fachangestellten. Die Nähe der MFA zu den Patientinnen und Patienten macht uns zu idealen Schulungspartnern in der Praxis. Wir klären über Erkrankungen auf, informieren über den praktischen Umgang im Lebensalltag und beantworten „kleine Fragen". Engagierte Kolleginnen können so den Arzt in der Versorgung der Patienten unterstützen. Durch die Nähe und niedrigere Hemmschwelle im Kontakt zwischen MFA und Patienten ist eine gute Nahtstelle für Kommunikation und Wissenstransfer gegeben. Dass nun auch Leitlinien wichtig für MFA sind und die Kolleginnen zur Umsetzung in der Praxis beitragen können, zeigte die Forschungsarbeit an der L.I.S.A.-Studie.

Im Rahmen der Studie erhielten die Praxisteams (MFA) eine kostenlose Asthma-Schulung, Die Inhalte der Schulung wurden von mir gemeinsam mit dem ärztlichen Projektleiter abgeleitet aus der Nationalen Versorgungs-Leitlinie Asthma entwickelt. Somit war gewährleistet, dass die medizinischen Aspekte berücksichtigt wurden und auch die praxisnahen Inhalte auf den Bedarf des Berufsalltags zugeschnitten waren. Die Schulungen wurden von mir direkt in den Praxen durchgeführt. Rückblickend kann das Konzept der Asthma-Schulung für Praxis-Teams als voller Erfolg eingeschätzt werden. Es zeigte sich, dass entsprechend ausgebildete MFA in der Lage sind, die Ärzte bei der Patientenversorgung zu unterstützen. Eine verstärkte Einbeziehung der MFA in die Versorgung, insbesondere chronisch kranker Menschen, so zeigt diese Studie, ist als qualitätssteigernder Beitrag anzusehen. Vorausgesetzt, MFA bekommen vorher das wirklich notwendige Wissen praxisnah vermittelt.[3]

Qualifizierte Fortbildungen für MFA können also zur Patientensicherheit und Qualitätsförderung in der hausärztlichen Versorgung beitragen und den Berufsalltag der MFA bereichern. Eine entsprechende Veränderung der Arbeitsbereiche und Kompetenzen im Team der Hausarztpraxis erfordert aber auch eine veränderte Praxiskultur und Praxisstruktur. Hausärzte können durch entsprechend geschultes Personal deutlich entlastet werden, doch diese Entlastung muss durch entsprechende Vergütung und/oder Aufstockung des Personals geleistet werden.

Auch ist zu bedenken, dass es Praxen gibt, die nicht so hochmotiviert ihre Patienten versorgen und deren Teamstruktur noch nicht so ausgebaut ist, dass eine Übernahme zusätzlicher verantwortlicher Tätigkeiten der MFA möglich ist. Das darf man bei der Planung von „Hausarztpraxen für die Zukunft" nicht vergessen. Hausarztpraxen sind sehr unterschiedlich von ihren Teams und ihrer Denk- und Arbeitsweise her. In vielen Praxen würde es Gedanken über zusätzliche soziale Dienste für die Patienten (Formular ausfüllen, Rezept in die Apotheke bringen, Pflegedienst organisieren, einsamen Patienten an die Altenrunde anbinden...) gar nicht geben, da sie „selbstverständlich" sind: *„Das macht man eben einfach* für seinen Patienten" oder „Als Hausarztpraxisteam hat man seine Patienten halt gut im Blick und ‚kümmert sich'", würde man aus einer solchen Praxis vielleicht hören. In anderen Praxen hingegen kann es sein, dass solche Dienste schon als „Zumutung" empfunden werden. Dort wiederum sagt man sich, dass solche zusätzlichen Tätigkeiten viel zu schnell als selbstverständlich angesehen werden. Zudem haben sie eventuell den einzelnen Patienten und seine spezifische Situation nicht so im Blick, da dieses auch vom menschlichen Interesse und Engagement des Teams abhängig ist. Es bleibt die berechtigte kritische Frage, ob die Hausarztpraxen es auf Dauer leisten können, diese zusätzlichen sozialen Dienste zu übernehmen? Oder ist man mit diesem Serviceanspruch an die Versorgung nicht schon ein Stück zu weit gegangen? Kennen wir, als Hausarztpraxen-Team, unsere Patienten wirklich so gut, dass wir die hausärztliche Familienversorgung übernehmen können und haben wir auf Dauer genügend zeitliche Ressourcen, um immer mehr und immer älteren Patienten diese Leistungen – zudem kostenlos – anzubieten?

---

[3] Vgl. Schluckebier 2009.

Um das Potential der MFA für die familienorientierte Versorgung der Patienten zu heben, muss aber vor allem ihre Arbeit wertgeschätzt werden. Je besser die Praxis funktioniert und harmoniert, desto besser die hausärztliche Versorgung in der Familienmedizin. Wichtige detaillierte Informationen, außerhalb der ICD10-Codierung, erfolgen über den Austausch zwischen MFA und Arzt/Ärztin. Zudem muss aus Eigenschutz der MFA eine klare Grenze gezogen werden, wie weit die Unterstützung gehen darf und soll. Die Wertschätzung der MFA sollte zudem nicht nur finanziell, sondern auch über persönliche Anerkennung von Seiten des Arztes oder der Ärztin erfolgen.

Neue Anforderungen an die MFA heute

Der Wandel des Arbeitsfeldes von den MFA stößt aber auch immer wieder auf strukturelle Grenzen, bedingt durch schlechte Arbeitszeit, schlechte Vergütung, fehlende Praxisorganisation, aber auch auf Grenzen des professionellen Selbstverständnisses (der Intensität des gewollten Kontaktes mit Patienten und des selbstständigen Arbeitens). Eine Aufwertung der MFA hat nicht nur durch die Umbenennung der Berufsbezeichnung stattgefunden, sondern auch durch neue Inhalte. Steht die MFA im Spannungsfeld zwischen Job oder Berufung? Diese Tendenz zeigte sich in der Studie ZuVerSicht – die *Zu*kunft der hausärztlichen *Ver*sorgung aus *Sicht* der Gesundheitsberufe und Patienten[4] ebenso wie in dem von der Autorin geleiteten Qualitätszirkel für MFA an der Universität Witten/Herdecke.

Die Anforderungen an die MFA in der heutigen Hausarztpraxis sind gestiegen und unterscheiden sich vom Arbeiten in einer anderen Facharztpraxis (Gynäkologie, Orthopädie, Chirurgie…): Sie müssen einen komplexeren Aufgabenbereich bei gestiegener Arbeitslast bewältigen, der direkte Kontakt zu den Patienten ist häufiger, die Nähe zu ihnen oftmals größer. Ihre Arbeitsbedingungen (Anerkennung des Berufes, Vergütung) haben sich jedoch nicht verändert. Dies kann auch bei engagierten Kräften zu Demotivierung führen. Deutlich wurde auch, bei Überlegungen zur weiteren Qualifikation und Veränderung des Berufsbildes die jeweilige Veranlagung und Fähigkeiten von MFA mit zu berücksichtigen. Die veränderten Anforderungen machen eine Spezialisierung bei MFA zwischen den Polen Verwaltungstätigkeiten/Management und Fokus auf Patientenkontakt notwendig, wenngleich auf der anderen Seite gerade die-

---

4 Vgl. Kalitzkus 2011.

se Vielseitigkeit des Berufes „mal Mensch, mal Schreibtisch, mal Medizin, mal Abrechnung" das Schöne ist. All dies erfordert aber auch eine Veränderung des beruflichen Selbstverständnisses, sowohl von MFA wie von Ärzten.

Der erste *Qualitätszirkel für MFA an der Universität Witten/Herdecke*, bestehend seit 2004 mit sechs bis sieben Treffen pro Jahr von ca. zweistündiger Dauer und einer Teilnehmerinnenzahl im Schnitt von 35, hat sich ebenfalls mit diesem Thema beschäftigt. Bei einem der Treffen in 2007 und 2009 ging es um das Thema *„MFA in der Patientenversorgung der Zukunft"*. Es gab eine Inhaltsanalyse mittels eines Fragebogens (t_1 2007; t_2 2009) zur eigenen Beobachtung von Veränderungen im Verlauf von 2007 bis heute, mit folgendem Ergebnis:

- „An den Rahmenbedingungen hat sich nichts verändert",
- „Aufgaben sind einfach auf den bisherigen oben drauf gepackt worden",
- „Somit ist der Wunsch nach mehr auch ein wenig gestoppt durch die Frage: ‚Wie und wann sollen wir das erledigen?'",
- „Viele Aufgaben sind auch nicht mehr medizinisch praxisnah, sondern sind eher Sozialarbeiter-Ersatz oder Ersatz für die nicht vorhandene/nicht kompetente Familie".

Die gewünschte Weiterentwicklung und Mitarbeit kann allerdings auch abgebremst werden: Selbst sehr engagierte und motivierte Kräfte können unter schlechter Führung „auf der Strecke bleiben", verlassen eventuell ihren Beruf oder aber suchen sich eine teamorientierte Praxis mit flacher Hierarchie und entwickeln sich hier durch die Förderung weiter. Sie „blühen" zu motivierten MFA auf, wovon dann wieder alle – Arzt, Patient und MFA selbst – profitieren. In der ZuVerSichts-Studie zeigte sich deutlich das Potential von MFA durch ihre lokale Einbindung und Patientennähe. Damit setzen sie einen wichtigen Baustein in der Familienmedizin und der generationenübergreifenden Betreuung. Im Gegenzug zeigte sich leider auch, dass das Potential der MFA im Team noch nicht genügend gesehen wird. Häufig werden engagierte MFA oder gar eine EVA oder VERAH, als „nur Helferin" wahrgenommen. So wird das vorhandene Potential nicht abgerufen und der Patient kann in der Versorgung nicht davon profitieren – unabhängig davon wie sich die Strukturbedingungen gestalten.[5]

---

[5] Siehe auch Kalitzkus et al. 2009.

Fazit

Die Diskussion im Workshop während des Familienmedizin-Kongresses kreiste um die nachfolgend genannten Problemfelder. Als Take-Home-Message für die MFA lassen sich folgende Punkte zusammenfassen:

- Wir sollten unsere Arbeit wieder wertschätzen lernen.
- Wir sollten uns auch Grenzen setzen und hinterfragen, was wir alles leisten können.
- Die Idee des Genogramms in die Praxis tragen – viele Informationen sind gut über die MFA abzudecken, bzw. über das Dokumentationssystem der Patientenkartei. Auch für den Austausch zwischen MFA und Arzt gilt es, dies unbedingt auszubauen und zu nutzen.
- Nicht nur das Geriatrische Assessment nutzen, sondern sich durch diese Veranstaltung „wachgerüttelt" fühlen, dass Gespräche wichtige Informationen über die Patienten bringen (Stichwort Familienanamnese außerhalb des ICD10).

Zuletzt bleibt die Feststellung, dass wir MFA in unseren Praxen schon viel für die Familienmedizin leisten. Bisher haben wir es aber „Sich kümmern" durch hohes Engagement genannt. Veit stellt fest, dass „Überlegungen erforderlich [sind], um das Team einer Arztpraxis besser therapeutisch zum Wohl aller Beteiligten zu nutzen."[6] Es bleibt also noch viel zu tun, um das volle Potential von uns MFA für die Hausarztpraxis zu heben.

Literaturverzeichnis

KALITZKUS, V. et al. (2011). *Zu VerSicht. Die Zukunft der hausärztlichen Versorgung aus gesundheitsberuflicher und Patienten-Sicht. Eine qualitative Lokalstudie in zwei ländlichen Versorgungsregionen Nordrhein-Westfalens*. Witten. http://www.uni-wh.de/fileadmin/media/g/medi/g_med_i_allgemeinmedizin/Forschung/Projekte/ZuVerSicht_Projektbericht_7April2011.pdf (30.04.2013).

KALITZKUS, V.; SCHLUCKEBIER, I. und WILM, S. (2009). „AGnES, EVA, VerAH und Co – Wer kann den Hausarzt unterstützen und wie? Experten diskutieren die Zukunft der Medizinischen Fachangestellten in der hausärztlichen Versorgung", *Zeitschrift für Allgemeinmedizin* (2009) 85, 42–44.

---

[6] Veit 2010, S. 81.

SCHLUCKEBIER, I. (2009). „Leitlinien umgesetzt mit Medizinischen Fachangestellten", *praxisnah* (2009) 9+10, 16–17.

VEIT, I. (2010). *Praxis der psychosomatischen Grundversorgung. Die Beziehung
zwischen Arzt und Patient.* Stuttgart.

Hinweise zur Autorin

Iris Schluckebier ist Medizinische Fachangestellte (MFA) und Entlastende Ver-
sorgungsassistentin (EVA) in einer Hausarztpraxis in Fröndenberg. Sie arbeitet
zudem als wissenschaftliche Mitarbeiterin im Team des Instituts für Allgemeinmedizin und Familienmedizin der Universität Witten/Herdecke. Darüber hinaus leitete sie von 2004 bis 2013 einen Qualitätszirkel für MFA an der Universität
Witten/Herdecke, ist Visitorin im Qualitätsmanagementsystem European Praxis Assessment (EPA), Seminarreferentin und fachlicher Beirat bei den Fern-
lehrgängen des PKV-Verlags (München) und als Referentin für Fortbildung engagiert. Sie führt beim Gesundheitsnetz Unna Patientenschulungen durch und
leitet dort einen Qualitätszirkel für MFA.

Präventive Hausbesuche für ältere Menschen: Was versteckt sich hinter diesem Konzept? Für wen kommen sie in Frage?

**Susanne Heim, Gudrun Theile, Guido Schmiemann,
Bernhilde Deitermann, Christiane Patzelt,
Ulla Walter und Eva Hummers-Pradier**

Einleitung

Präventive Hausbesuche sind ein niedrigschwelliges Instrument mit Bringstruktur für ältere Menschen. Sie tragen zu einer stärkeren Verzahnung von präventiven, therapeutischen, rehabilitativen und pflegerischen Maßnahmen bei. Ziel der Hausbesuche ist es, möglichst lange eine unabhängige Lebensweise aufrechtzuerhalten und vorzeitige Pflegeheimeinweisungen zu verhindern. Vorreiter war in den 1980er Jahren Dänemark, wo präventive Hausbesuche inzwischen Bestandteil der regulären gesundheitlichen Versorgung der älteren Bevölkerung sind. Studien in den USA, Großbritannien und der Schweiz folgten. Metaanalysen und systematische Reviews geben Hinweise auf eine Reduktion von Mortalität sowie der Anzahl von Krankenhaus- und Pflegeheimeinweisungen.[1] In Deutschland wurde 2002 eine Machbarkeitsstudie zu präventiven Hausbesuchen vorgestellt.[2] In den Folgejahren wurde das Konzept in drei wissenschaftlich begleiteten Modellprojekten erprobt: AGIL (Aktive Gesundheitsförderung im Alter) des Hamburger Albertinenhauses, *mobil* der BKK Bosch und ‚Gesund Älter Werden (GÄW)‘ der AOK Niedersachsen.

Mittlerweile finden entsprechende Konzepte zunehmend Verbreitung und Akzeptanz – neben und im Anschluss an die erwähnten Modellprojekte werden mittlerweile in vielen Städten älteren Bürgern präventive Hausbesuche angeboten, so u.a. in Hannover, Braunschweig, Dortmund, München, Reutlingen, Frankfurt a.M. und Bremen. Träger sind entweder Krankenkassen, Wohlfahrtsverbände oder Kommunen. Dementsprechend unterschiedlich sind die Zielgruppen sowie die durchführenden Professionen (Ärzte, Pflegekräfte, Sozialarbeiter).

---

[1] Vgl. Meinck et al. 2004.
[2] Vgl. Manstetten, Wildner 2002.

Das Programm ,Gesund Älter Werden' (GÄW) der AOK Niedersachsen (AOKN)

Beim präventiven Hausbesuchsprogramm der AOKN werden die Hausbesuche von Präventionsberaterinnen der Krankenkasse durchgeführt. Diese haben unterschiedliche Basisqualifikationen (Krankenschwestern, Ernährungs- und Bewegungsfachkräfte, Sozialpädagoginnen, Sozialwissenschaftlerinnen).

Das Programm umfasst im Regelfall drei Hausbesuche. Beim ersten Hausbesuch werden Konzept und Inhalt des Angebots erläutert. Präventionsberaterin und Klient sollen sich zunächst unverbindlich kennen lernen, die Schaffung einer Vertrauensbasis steht im Vordergrund. Beim zweiten Hausbesuch werden Erhebungsinstrumente zur Erfassung des Gesundheitsstatus eingesetzt, ein geriatrisches Assessment, das sog. STEP-Assessment[3] sowie ein Fragebogen zur gesundheitsbezogenen Lebensqualität – WHOQOL-Bref.[4] Das Einverständnis des Versicherten vorausgesetzt wird der Hausarzt hiervon in Kenntnis gesetzt, um ggf. Interventionen planen zu können. Im dritten Hausbesuch werden Maßnahmen und Angebote mit dem Versicherten besprochen, die ihn in der Veränderung zu einer aktiveren und gesünderen Lebensführung unterstützen, so beispielsweise auch die Vermittlung an Netzwerkpartner im jeweiligen Stadtteil wie Seniorenbegegnungsstätten, Kirchengemeinden, Sportvereine. Zielvereinbarungen sollen den Versicherten helfen, die Vorsätze in ihrem Alltag umzusetzen. Weitere Telefonkontakte und Besuche sind möglich und werden individuell vereinbart.

Die Studie ,Ältere gezielt erreichen' (AeGE)

In den Modellprojekten wurde deutlich, dass nur eine geringe Anzahl von älteren Menschen erreicht werden konnte. So hatten beispielsweise bei dem BKK-Projekt *mobil* nur 15 % der Angeschriebenen Interesse an einer Teilnahme,[5] bei GÄW waren es zunächst 46 %, von denen dann aber über die Hälfte (54 %) die Intervention des STEP-Assessments letztlich doch ablehnte.[6] Aus diesem Grund empfahl schon die Münchner Machbarkeitsstudie eine Erprobung des Zugangs über den Hausarzt, welcher für viele ältere Personen eine Vertrau-

---

[3] Vgl. Junius-Walker et al. 2003, Sandholzer et al. 2004.
[4] Vgl. Angermeyer et al. 2000.
[5] Vgl. DIP 2008.
[6] Vgl. Fischer et al. 2009, unveröffentlicht; Theile et al. 2010.

ensperson darstellt. Dieser Ansatz wurde in der vom Bundesministerium für Bildung und Forschung geförderten Studie ,AeGE – Ältere gezielt erreichen' (2008–2011) aufgegriffen, die vom Institut für Allgemeinmedizin sowie dem Institut für Epidemiologie, Sozialmedizin und Gesundheitssystemforschung der Medizinischen Hochschule Hannover in Kooperation mit der AOK Niedersachsen durchgeführt wurde. Im Rahmen dieser Studie wurde die Effektivität und Kosteneffektivität der Zugänge Krankenkasse versus Hausarzt untersucht. Es wurde ein Fragebogen entwickelt, welcher die Gruppe eingrenzt auf diejenigen, die nach Studienlage besonders von einem präventiven Hausbesuch profitieren könnten (s. u.).

Studiendesign

In der ersten Studienphase wurden Angehörige der Zielgruppe (AOK-versichert, 65 Jahre und älter, nicht pflegebedürftig sowie mit ausreichenden Deutschkenntnissen) in vier Fokusgruppen zu ihren Präferenzen im Hinblick auf die Ansprache für Präventionsangebote sowie zu dem bisherigen Informationsmaterial zum präventiven Hausbesuch (GÄW-Programm) und ihrer Einstellung dazu befragt. Zusätzlich wurden zwölf Einzelinterviews geführt mit Personen, die eine Teilnahme an den Fokusgruppen abgelehnt hatten.

Auf Grundlage der Ergebnisse wurden der bisherige Flyer und das Anschreiben der Krankenkasse optimiert: Der Flyer wurde gekürzt auf wenige Stichpunkte und das Anschreiben geschlechtsspezifisch gestaltet: Bei Männern wurden die Aspekte Bewegung und Fitness betont, bei Frauen Ernährung und soziale Teilhabe.

Außerdem wurde unter Einbeziehung der Ergebnisse aus den Fokusgruppendiskussionen und Interviews sowie nach Sichtung der Literatur und Befragung von Experten die Zielgruppe weiter eingegrenzt auf Personen, die

- eine eingeschränkte Mobilität aufweisen,
- sozial isoliert sind bzw. alleine leben,
- depressive Verstimmungen aufweisen,
- chronisch krank/multimorbid sind (ermittelt über den Medikamentenkonsum),
- in den vergangenen vier Wochen Schmerzen hatten,
- in den vergangenen sechs Monaten im Krankenhaus waren,
- sowie auf pflegende Angehörige.

Ausgeschlossen wurden Personen, die körperlich fit und aktiv bzw. sozial gut eingebunden waren. Auf der Basis dieser Kriterien wurde ein Kurzfragebogen entwickelt, der in beiden Zugängen die Interessierten auf ihre Zugehörigkeit zur Zielgruppe hin überprüfte.

In der zweiten Studienphase wurden dann zur Gewinnung von AOK-Versicherten im Alter von über 65 Jahren für das Hausbesuchsprogramm zwei unterschiedliche Zugangswege erprobt – zum einen über ihre Hausärzte, zum anderen nach vorheriger telefonischer Ankündigung direkt über die Krankenkasse. Nachdem die Zielpersonen mit Hilfe des Kurzfragebogens ermittelt werden konnten, wurde ihnen das Anschreiben zusammen mit dem Flyer im Zugang Praxis von ihrem Hausarzt/ihrer Hausärztin überreicht und im Zugang Krankenkasse per Post übersandt. Den teilnehmenden Hausarztpraxen wurde in Aussicht gestellt, dass sie die Ergebnisse der STEP-Assessments für die Behandlung der am Programm teilnehmenden Patienten nutzen könnten.

Ergebnisse

Der Zugangsweg über die Krankenkasse wurde seit einigen Jahren im Rahmen des GÄW-Programms bereits umgesetzt. Für die Studie wurde eine Koordinierungsstelle innerhalb der Krankenkasse eingerichtet, die den Erstkontakt zu den Versicherten herstellte und die telefonisch die Zielgruppeneingrenzung mit Hilfe des Kurzfragebogens vornahm. Die Gewinnung von Hausarztpraxen, die bereit waren, sich an der Studie zu beteiligen, gestaltete sich als sehr schwierig: Von 84 angeschriebenen Praxen waren 21 bereit an der Studie teilzunehmen, wovon 13 Praxen Patienten für die Studie rekrutierten. Die wenigen Praxen, die letztendlich bereit waren, geeigneten Patienten das Angebot des präventiven Hausbesuchs zu unterbreiten, rekrutierten nur sehr wenige Versicherte. Die Gesamtzahl der rekrutierten Versicherten war gegenüber dem Zugang Krankenkasse deutlich geringer (240 versus 768). Gründe waren, dass das Beantworten des Kurzfragebogens und die Übergabe des Informationsmaterials nicht in den Praxisablauf integriert werden konnte. Allerdings gehörten die Versicherten, die über die Hausarztpraxis für das Programm gewonnen werden konnten, deutlich häufiger der Zielgruppe an als beim Zugang Krankenkasse (58,8 % versus 40,5 %). Auch war die Quote der Verweigerer deutlich geringer (17,1 % versus 37,0 %). Es konnten mehr *Männer* und auch *ältere Personen* gewonnen werden als über die Koordinierungsstelle der Krankenkasse – beides sog. *hard to reach-*

Gruppen.[7] Auch die Anzahl der abgeschlossenen Hausbesuche (mindestens drei Besuche) bezogen auf alle rekrutierten Versicherten war im Zugang Hausarzt mit 20,4 % erheblich höher als beim Zugang Krankenkasse, wo sie bei 12,2 % lag.

Als Folge der Eingrenzung der Zielgruppe waren die anschließend am Hausbesuchsprogramm teilnehmenden Versicherten aus Sicht der Präventionsberaterinnen gesundheitlich zum Teil eingeschränkter als die Teilnehmenden beim Regelprogramm GÄW, sie waren aber auch durchschnittlich älter (GÄW: 73 Jahre, AeGE: im Zugang HA 76 Jahre; im Zugang KK: 74 Jahre). Entsprechend mussten Maßnahmen und Angebote darauf abgestimmt bzw. neu entwickelt werden. Dies stand in einem gewissen Widerspruch mit dem bisherigen professionellen Selbstverständnis der AOK-Präventionsberaterinnen, welches hauptsächlich auf Primärprävention und allgemeiner Aktivierung von Älteren basiert hatte und nun um konkrete Maßnahmen der Sekundär- und Tertiärprävention ergänzt werden musste.

Wenn man aber – wie beispielsweise in Dänemark – mit dem Angebot von präventiven Hausbesuchen darauf abzielt, eine Verschlechterung der Gesundheit und den Eintritt von Pflegebedürftigkeit zu vermeiden, erwies sich das in der Studie gewählte Vorgehen, die Zielgruppe einzugrenzen und das Angebot nicht allen Personen der Altersgruppe zuteil werden zu lassen, als sinnvoll. Für den Fall, dass im deutschen Gesundheitswesen eine Implementierung von präventiven Hausbesuchen in die Regelversorgung geplant wird, ist es deshalb notwendig, im Vorfeld deren Zielsetzung und Zielgruppen klar zu definieren.[8]

Literaturverzeichnis

ALTGELD, T. (Hrsg.) (2004). *Männergesundheit. Neue Herausforderungen für Gesundheitsförderung und Prävention*. Weinheim.

ANGERMEYER, M. C.; KILIAN, R. und MATSCHINGER, H. (2000). *WHOQOL-100 und WHOQOL-BREF. Handbuch für die deutsche Version der WHO Instrumente zur Erfassung von Lebensqualität*. Göttingen.

DEUTSCHES INSTITUT FÜR ANGEWANDTE PFLEGEFORSCHUNG (Hrsg.) (2008). *Präventive Hausbesuche bei Senioren. Projekt* mobil *– Der Abschlussbericht*. Hannover.

---

[7] Vgl. Altgeld 2004 bzw. Kuhlmann, Koch 2009.

[8] Vgl. Löfqvist et al. 2012.

FISCHER, G. C.; SANDHOLZER, H. und PERSCHKE-HARTMANN, C. (2009). *Abschlussbericht der wissenschaftlichen Begleitung von Gesund Älter Werden (GÄW)*. Hannover (unveröffentlicht).

JUNIUS, U. et al. (2003). „Das europäische geriatrische Assessment im Praxistest: Ergebnisse aus der deutschen Machbarkeitsstudie", *Zeitschrift für Allgemeinmedizin* 2003 (79), 620–623.

KUHLMANN, A. und KOCH, K. (2009). *Gesundheitsförderung und Prävention für ältere Menschen im Setting Kommune*. Kurz-Expertise. Bundesministerium für Bildung und Forschung Dortmund.

LÖFQVIST, C. et al. (2012). „First steps towards evidence-based preventive home visits: experiences gathered in a Swedish municipality", *Journal of Aging Research* (2012). Article ID 352942, 11 Seiten, 2012. doi:10.1155/2012/352942.

MANSTETTEN, A. und WILDNER, M. (2002). *Machbarkeitsstudie: Prävention im Alter – geriatrisch fundierte Hausbesuche bei älteren Menschen. Abschlussbericht*. November 2002. (BFV-Bericht; 2002–12).

MEINCK, M. et al. (2004). „Präventive Hausbesuche im Alter: eine systematische Bewertung der vorliegenden Evidenz", *Gesundheitswesen* (2004) 66, 732–38.

SANDHOLZER, H. et al. (2004). „STEP-standardised assessment of elderly people in primary care", *Deutsche Medizinische Wochenschrift* (2004) 129 (Suppl 4), 183–226.

THEILE, G. et al. (2010). „Präventive Hausbesuche – wen interessieren sie eigentlich?", in: KIRCH, W.; MIDDEKE, M. und RYCHLIK, R. (Hrsg.) (2010). *Aspekte der Prävention*. Stuttgart, New York: 187–189, Abschnitt 23.4.

Hinweise zu den Autoren

Susanne Heim, M.A., ist Literaturwissenschaftlerin und Fachkraft für Gesundheitsförderung. Sie war wissenschaftliche Mitarbeiterin am Institut für Allgemeinmedizin der Medizinischen Hochschule Hannover für die Studie ‚AeGE' und arbeitet mittlerweile an den Instituten für Medizinische Psychologie und Medizinische Soziologie sowie Allgemeinmedizin der Universitätsmedizin Göttingen.

Dr. med. Gudrun Theile, MPH, war Projektleiterin der Studie ‚AeGE' im Institut für Allgemeinmedizin der Medizinischen Hochschule Hannover und arbeitet mittlerweile als Ärztin am Universitätsspital Zürich.

Dr. med. Guido Schmiemann, MPH, ist Facharzt für Allgemeinmedizin und war wissenschaftlicher Mitarbeiter am Institut für Allgemeinmedizin der Medizinischen Hochschule Hannover für die Studie ‚AeGE'. Er arbeitet mittlerweile neben seiner Tätigkeit als Hausarzt als wissenschaftlicher Mitarbeiter am Institut für Pflege- und Versorgungsforschung der Universität Bremen.

Bernhilde Deitermann, Dipl.-Soz. Wiss., MPH, war wissenschaftliche Mitarbeiterin im Institut für Epidemiologie, Sozialmedizin und Gesundheitssystemforschung der Medizinischen Hochschule Hannover für die Studie ‚AeGE'. Sie arbeitet mittlerweile am Epidemiologischen Krebsregister Niedersachsen.

Christiane Patzelt, Dipl.-PGW, Dipl.-Gesundheitswirtin, ist wissenschaftliche Mitarbeiterin am Institut für Epidemiologie, Sozialmedizin und Gesundheitssystemforschung der Medizinischen Hochschule Hannover und arbeitete für die Studie ‚AeGE'.

Prof. Dr. phil. Ulla Walter ist Direktorin des Instituts für Epidemiologie, Sozialmedizin und Gesundheitssystemforschung der Medizinischen Hochschule Hannover und war Projektleiterin der Studie ‚AeGE'.

Prof. Dr. med. Eva Hummers-Pradier war Direktorin des Instituts für Allgemeinmedizin der Medizinischen Hochschule Hannover und leitet mittlerweile das Institut für Allgemeinmedizin der Universitätsmedizin Göttingen.

Szenarien zur Versorgung von Menschen mit Demenz im Jahre 2030 – Ergebnisse eines interdisziplinären Projektes (Sze-Dem)

Horst Christian Vollmar, Bernd Beckert, Kerstin Goluchowicz, Ewa J. Dönitz, Sabine Bartholomeyczik und Ines Buscher

Einleitung

Die Inzidenz und Prävalenz von Demenzerkrankungen wird auf Grund der demographischen Veränderungen weltweit zunehmen. Auch Deutschland ist von dieser Entwicklung betroffen: Schätzungsweise eine Million Deutsche leiden an einer Demenz und es treten ca. 200.000 Neuerkrankungen pro Jahr auf.[1] Prognosen zufolge wird sich diese Zahl bis zum Jahr 2030 ungefähr verdoppeln.[2] Hinzu kommt, dass aufgrund einer Veränderung der Gesellschaftsstrukturen – geringe Geburtenrate, steigende Singlehaushalte – von einem Rückgang des familiären Versorgungspotenzials ausgegangen wird.[3] Immer mehr Menschen mit Demenz werden demzufolge alleine leben; wie ihre Versorgung in der Zukunft vor dem Hintergrund eines Pflegekräftemangels und sinkender Hausarztzahlen gerade in ländlichen Regionen gewährleistet werden kann, stellt eine zunehmende familiäre, gesellschaftliche und gesundheitsökonomische Herausforderung dar.[4]

Trotz einer verstärkten Forschungsförderung insbesondere der Grundlagen- und klinischen Forschung von Demenzerkrankungen bestehen bereits heute Defizite in der Versorgung und Betreuung von Menschen mit Demenz und ihren Angehörigen, wie dies z. B. der Vierte Altenbericht und das Sondergutachten des Sachverständigenrates zur Begutachtung der Entwicklung im Gesundheitswesen thematisiert haben.[5]

---

[1] Vgl. Bickel 2001.

[2] Vgl. Doblhammer et al. 2012.

[3] Vgl. Bartholomeyczik et al. 2006.

[4] Vgl. Vollmar et al. 2008.

[5] Vgl. Bundesministerium für Familie, Senioren, Frauen und Jugend 2002, Sachverständigenrat zur Begutachtung der Entwicklung im Gesundheitswesen 2009.

Ziele des Projektes

Im Hinblick auf die Relevanz der zunehmenden Probleme in der Versorgung von Menschen mit Demenz hat das DZNE am Standort Witten in Kooperation mit dem Fraunhofer Institut für System- und Innovationsforschung (ISI), der Technischen Universität Berlin und der Universität Witten/Herdecke den Blick für zukünftige Problemstellungen geschärft und Lösungsstrategien entworfen. Ziel war es, Szenarien für die Versorgungssituation von Menschen mit Demenz im Jahre 2030 zu entwickeln und den heutigen Akteuren in Forschung und Politik Handlungsoptionen und Empfehlungen für den Umgang mit der zukünftigen Situation aufzuzeigen.

Methodik

Für die zukünftige Entwicklung der Versorgung von Menschen mit Demenz in Deutschland sollten vielseitige Wechselbeziehungen zwischen möglichen Einflussfeldern und eine Vielzahl denkbarer Entwicklungsrichtungen berücksichtigt werden. Dies ermöglicht die Szenario-Methode, ein in der Anwendung universelles Instrument, welches komplexe Zukunftsfragen systematisch behandeln kann, sofern Informationen über beeinflussende Größen, die sogenannten Deskriptoren vorliegen.[6] Da dies gerade bei Zukunftsfragen oft nicht der Fall ist, müssen die Deskriptoren, auch als prägnant beschriebene Einflussfaktoren bezeichnet, zunächst erarbeitet und miteinander in Beziehung gebracht werden. Hierzu wurde ein zweitägiger interdisziplinärer Experten-Workshop („von der Stammzellforscherin bis zur Architektin") durchgeführt. Die Diskussionen im Workshop basierten auf folgenden Prämissen: In den kommenden 20 Jahren wird kein „Heilmittel", d.h. eine Therapieoption, die die Demenz vollständig eliminiert, gefunden. Die politische Situation in Europa bleibt weitgehend stabil, d.h. Deutschland bleibt eingebettet in die Europäische Union und die demographische Entwicklung verläuft in etwa wie prognostiziert.[7]

Die Teilnehmer des Experten-Workshops kamen aus unterschiedlichen für die Versorgungssituation von Menschen mit Demenz relevanten Bereichen, wie beispielsweise aus der Pflegewissenschaft, Medizin, Ethik, Grundlagenforschung, Industrie, Politik, Gesundheitsökonomie sowie von Körperschaften.

---

[6] Vgl. Beckert et al. 2008; Dönitz 2008; Kosow, Gaßner 2008.
[7] Vgl. Doblhammer 2012.

Die fachlichen Qualifikationen der Experten wiesen überwiegend einen Demenzbezug auf. Die 52 Teilnehmer diskutierten in mehreren Arbeitsgruppen vom Kernteam vorgeschlagene Deskriptoren, die eine hohe Relevanz für die Versorgungssituation betroffener Menschen aufwiesen und bei der weiteren Analyse berücksichtigt werden sollten. Zudem wurden die denkbaren zukünftigen Entwicklungsmöglichkeiten der Deskriptoren, die sogenannten Ausprägungen, sowie ihre Interdependenzen diskutiert.[8]

Die Arbeitsergebnisse wurden schriftlich fixiert und wichtige Diskussionsinhalte protokolliert. Die Priorisierung der Deskriptoren durch die Teilnehmer hatte zum Ziel, Anhaltspunkte für die Relevanz der Deskriptoren sowie Diskussionsgrundlage für – die in einem nächsten Schritt durchzuführende – Konsistenzanalyse durch das Kernteam zu erhalten. Zusätzlich erhielt jeder Workshop-Teilnehmer die Möglichkeit, eine wünschenswerte, in der Regel positive und eine negative Zukunftsentwicklung auszuformulieren.[9]

Die Ergebnisse aus den einzelnen Arbeitsgruppen wurden von den Mitarbeitern des Projektteams anhand der Protokolle und schriftlichen Aufzeichnungen zusammengefasst. Auf Basis der Diskussionsinhalte wurde in einem ersten Schritt überprüft, ob sich alle wichtigen Aspekte in den Ergebnissen widerspiegelten; ggf. wurden fehlende Aspekte ergänzt. In einem zweiten Schritt wurde geprüft, ob die gebildeten Deskriptoren und Ausprägungen auch die Zukunftsvisionen der Experten abbildeten. In einem dritten Schritt wurde anhand der Diskussionsverläufe, der Zukunftsvisionen der Experten und der Deskriptorenbewertung geprüft, ob diese im weiteren Verlauf berücksichtigt werden sollten bzw. an einigen Stellen zusammengefasst werden konnten. Am Ende des Prozesses kristallisierten sich 25 relevante Deskriptoren heraus, die die Grundlage für die Entwicklung der Szenarien bildeten (Abb. 1, Tab. 1).[10]

Zu jedem Deskriptor fand eine ausgedehnte Literaturrecherche statt. Ziel der Literaturanalyse war es, die im Experten-Workshop beschriebenen Ist-Zustände zu ergänzen und mit Quellen zu belegen sowie die Deskriptoren theoretisch zu untermauern. Ebenfalls wurden Entwicklungstendenzen und Zusammenhänge zwischen den Deskriptoren herausgearbeitet, um daraus Ausprägungen ableiten zu können. Die Zusammenfassungen der Ist-Zustände waren die Grundlage für die differenzierte Ableitung und Überarbeitung von zwei bis vier Ausprägun-

---

[8] Vgl. Vollmar 2013.

[9] Vgl. Vollmar 2013.

[10] Vgl. ebd.

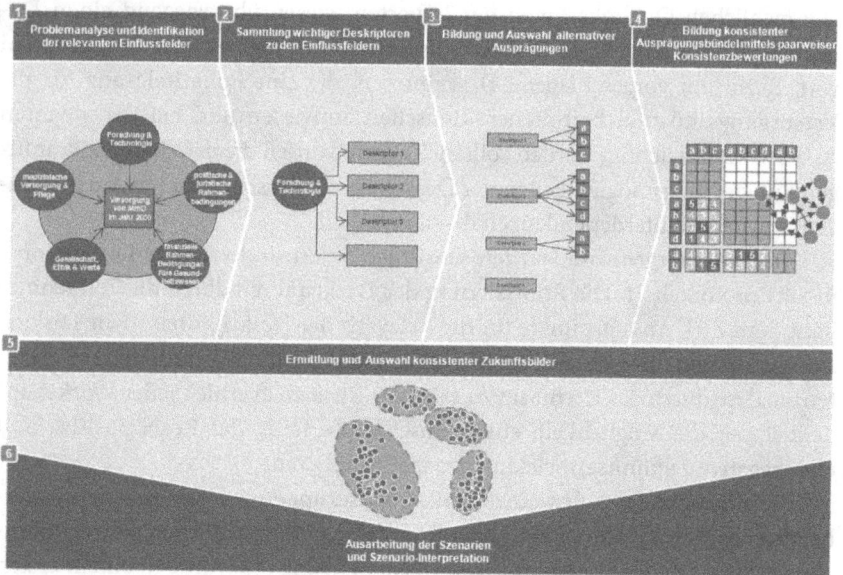

Abb. 1: Erstellung der Szenarien im Projektverlauf

gen für jeden Deskriptor (Abb. 1, Tab. 1). In einem nachfolgenden kleineren Konsistenz-Workshop wurde in mehreren Sitzungen mit Demenzforschern (Pflegewissenschaft, Gesundheitswissenschaft, Medizin) und Methodikern (Politikwissenschaft, Ökonomie, Wirtschaftsmathematik) eine so genannte Konsistenzanalyse durchgeführt, um die Passfähigkeit (Konsistenz) der Ausprägungen verschiedener Deskriptoren zueinander – und dadurch auch die gegenseitigen Abhängigkeiten zwischen ihnen – zu verdeutlichen.[11] Hierzu wurden die einzelnen Ausprägungen eines jeden Deskriptors den Ausprägungen der anderen Deskriptoren in einer sogenannten Konsistenzmatrix gegenübergestellt und in ihrer gegenseitigen Beeinflussung bewertet (Abb. 1). Jeder Bewertung wurde ein Zahlenwert hinterlegt, der in die Matrix eingetragen wurde. Ausprägungen die sich gegenseitig stark oder mäßig begünstigen, erhielten einen Wert von 5 oder 4. Ausprägungen, die sich gegenseitig nicht beeinflussen, wurden mit 3 bewertet und Ausprägungen, die schwer oder gar nicht gemeinsam in einer Zukunft denkbar sind, wurden mit 2 (partielle Inkonsistenz) oder 1 (totale Inkonsistenz)

---

[11] Vgl. ebd.

bewertet. Die Bewertung erfolgte auf der Grundlage einer Diskussion und Konsensrunde zwischen den Teilnehmern des Konsistenz-Workshops, auf der Basis der Literaturrecherche und den Ergebnissen des Expertenworkshops. Diese geschätzten Konsistenzbewertungen bildeten die Grundlage für die Berechnung der möglichen Ausprägungs-Kombinationen (Abb. 1). Dazu wurden diese Bewertungen in eine spezielle Szenario-Software eingespeist, welche schließlich die konsistentesten und voneinander maximal unterschiedlichen Ausprägungs-Kombinationen errechnete. Die von der Software vorgeschlagenen Kombinationen wurden vom Kernteam diskutiert: Zum einen hinsichtlich ihrer Plausibilität und zum anderen hinsichtlich ihrer Unterschiedlichkeit (Abb. 1).

Unter Beachtung der Auswahlkriterien: Konsistenz, Plausibilität, Differenzierbarkeit sowie der Interpretierbarkeit der Ergebnisse wurden schließlich die fünf in sich konsistentesten Ausprägungs-Kombinationen ausgewählt, die die Vielfalt der möglichen zukünftigen Entwicklungen am besten widerspiegeln (Abb. 1).[12] Diese Kombinationen wurden zu ausführlichen Szenarien ausformuliert und mit Grafiken illustriert.

Ergebnisse

Im Folgenden werden die einzelnen Szenarien für 2030 kurz beschrieben und graphisch illustriert.[13] Die Ausprägungen der Deskriptoren in den einzelnen Szenarien sind in Tabelle 1 dargestellt.[14]

Szenario 1: Zusammenbruch der Versorgungsstrukturen

Die wirtschaftliche Situation in Deutschland ist schlecht. Die Probleme aus der anhaltenden *Rezession* dominieren und die Versorgungssituation von Menschen mit Demenz rückt in den Hintergrund. Die Demenz steht nicht mehr auf der politischen Agenda und die Medien berichten kaum mehr über das Thema. Auf dem gesamten Gebiet der Demenz finden nur noch *wenige Forschungsaktivitäten* statt, sodass kaum noch neue Erkenntnisse publiziert werden können. Das Gesundheitswesen in Deutschland leidet unter einem *absoluten Personalmangel*, mit dem eine professionelle Versorgung von Menschen mit Demenz so gut wie unmöglich ist. Zusätzlich fehlt es in der Gesellschaft an bürgerschaftlichem

---

[12] Vgl. Kosow, Gaßner 2008.
[13] Vgl. Vollmar 2012.
[14] Vollmar 2013.

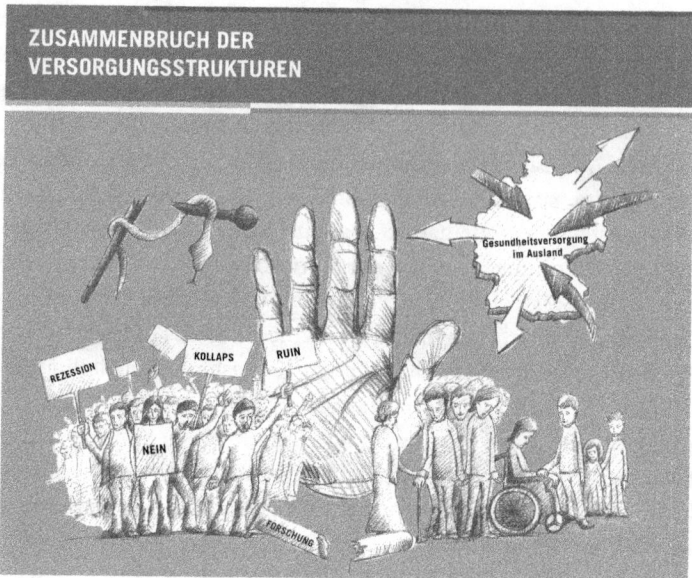

Abb. 2: Zusammenbruch der Versorgungsstrukturen (Nachdruck der Grafik mit freundlicher Genehmigung des Schattauer-Verlags, Stuttgart)

Engagement. Die fehlenden personellen Kapazitäten versucht der Staat durch gesetzliche Verpflichtungen aufzufangen. *Verpflichtung der Bürger* zu einer *ehrenamtlichen Tätigkeit* oder *finanzielle Abgaben* zu leisten. Eine Pflichtversicherung stellt nur eine Minimalversorgung bereit, sodass erst bei einem sehr hohen Pflegebedarf ein Umzug in eine stationäre Einrichtung in Frage kommt. Demzufolge gibt es *kaum alternative Wohnformen* zu der privaten Wohnung und die Menschen mit Demenz werden so lange wie möglich von Verwandten und Bekannten in *rein privaten Pflegearrangements* betreut und gepflegt. Viele Haushalte beschäftigen zudem *illegale Betreuungs- und Pflegekräfte* – aus dem außereuropäischen Ausland – weil sie die Versorgung, neben ihrer Arbeit und anderen familiären Verpflichtungen, alleine nicht leisten können. Da die Versorgung von Menschen mit Demenz in Deutschland *teuer und von schlechter Qualität* ist, wählt eine nennenswerte Zahl von Betroffenen die *Versorgung im Ausland*.

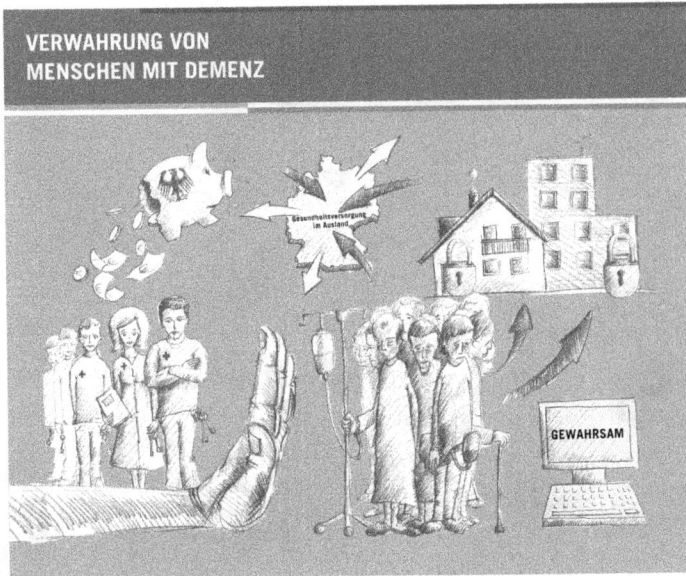

Abb. 3: Verwahrung von Menschen mit Demenz (Nachdruck der Grafik mit freundlicher Genehmigung des Schattauer-Verlags, Stuttgart)

Szenario 2: Verwahrung von Menschen mit Demenz

Menschen mit Demenz werden von der Gesellschaft stigmatisiert und die Bürger engagieren sich kaum für sie. Obwohl die Versorgung vorwiegend privat finanziert werden muss, werden Menschen mit Demenz überwiegend in *„professionellen" Pflegearrangements* versorgt. Personal für die Versorgung von Menschen mit Demenz ist zwar in ausreichender Anzahl vorhanden, aber es *mangelt an einer hinreichenden Qualifikation*, sodass die Versorgungskonzepte innerhalb der Einrichtungen und Pflegediensten überwiegend auf die *Verwahrung von Menschen mit Demenz* abzielen. *Soziale Unterstützungsangebote* und *Versorgungsangebote* für Menschen mit Demenz und pflegende Angehörige sind *unzureichend* und erreichen die Bedürfnisse der Betroffenen nicht. Alternativen zwischen dem Leben in der *privaten Wohnung* oder einer *stationären Einrichtung* gibt es kaum. Die gute *technologische Grundausstattung dient* dabei *vorwiegend der Sicherung* von Menschen mit Demenz. Hohe private Versorgungskosten und die schlechte Qualität der Angebote führen, trotz gesetzlicher Einschränkungen

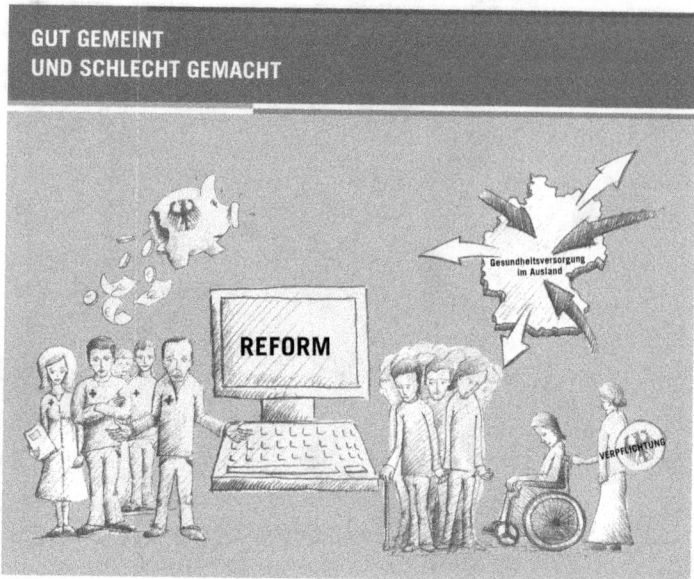

Abb. 4: Reform: Gut gemeint und schlecht gemacht (Nachdruck der Grafik mit freundlicher Genehmigung des Schattauer-Verlags, Stuttgart)

von Zuwanderungen, zur *Entwicklung eines Schwarzmarktes von ausländischen Betreuungs- und Pflegekräften*, sodass ein kostenintensiver Umzug ins Heim so lange wie möglich vermieden werden kann. Betroffene greifen auch auf *Versorgungsangebote im Ausland* zurück, obwohl diese privat finanziert werden müssen.

Szenario 3: Gut gemeint und schlecht gemacht

Die Forschung auf den Gebieten der Demenz wird politisch gefördert. *Neue Erkenntnisse* werden aber *nur unzureichend und nicht nachhaltig umgesetzt. Politische Programme* und Bemühungen greifen nicht und die Versorgungsangebote *erreichen die Bedürfnisse der Betroffenen kaum.* Neue Versorgungsstrukturen werden innerhalb der Gesellschaft generell nur gering genutzt. Menschen mit Demenz werden von der Gesellschaft *stigmatisiert* und Bürger engagieren sich kaum freiwillig für sie. Eine Versorgung von Menschen mit Demenz in einem Mix aus privaten und professionellen Pflegearrangements wird durch eine *staatliche Verpflichtung der Bürger zu ehrenamtlichen Tätigkeiten oder finanziellen Ab-*

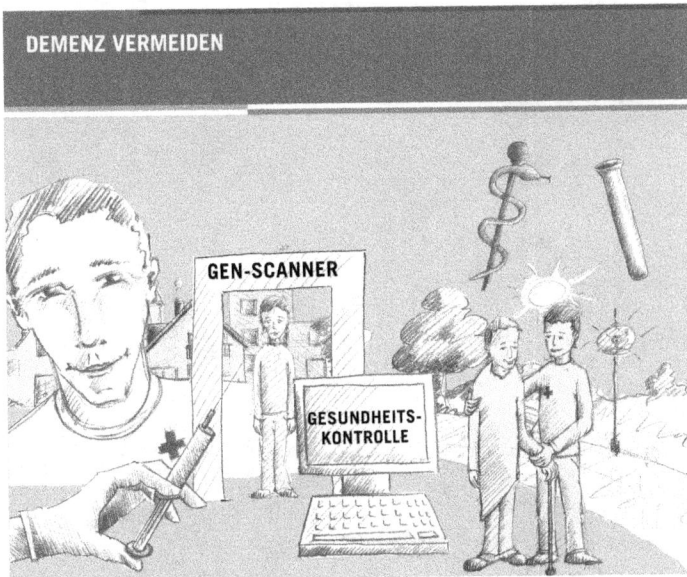

Abb. 5: Demenz vermeiden (Nachdruck der Grafik mit freundlicher Genehmigung des Schattauer-Verlags, Stuttgart)

gaben gefördert. Personal für die Versorgung von Menschen mit Demenz ist in ausreichender Anzahl vorhanden. Es *mangelt* aber *an demenzspezifischen Qualifikationen.* Individuelle Bedürfnisse und Lebensgewohnheiten der Betroffen können in der Versorgung kaum berücksichtigt werden. Weil die Versorgung im Inland teuer und von schlechter Qualität ist und die privaten Kosten ohnehin sehr hoch sind, entscheiden sich etliche Betroffene für eine Versorgung im Ausland.

Szenario 4: Demenz vermeiden

Im Jahre 2030 wird Forschung auf den Gebieten der Demenz politisch gefördert. Die *effiziente Forschung* führt dazu, dass wirksame, also der Lebensqualität der Betroffenen förderliche Versorgungsangebote und Therapien zum Einsatz kommen. Die Errungenschaften der Forschung werden durch *konsequente politische Umsetzungsprogramme* nachhaltig und flächendeckend in die Versorgung von Menschen mit Demenz implementiert. Es besteht eine *gesetzliche Verpflichtung*

305

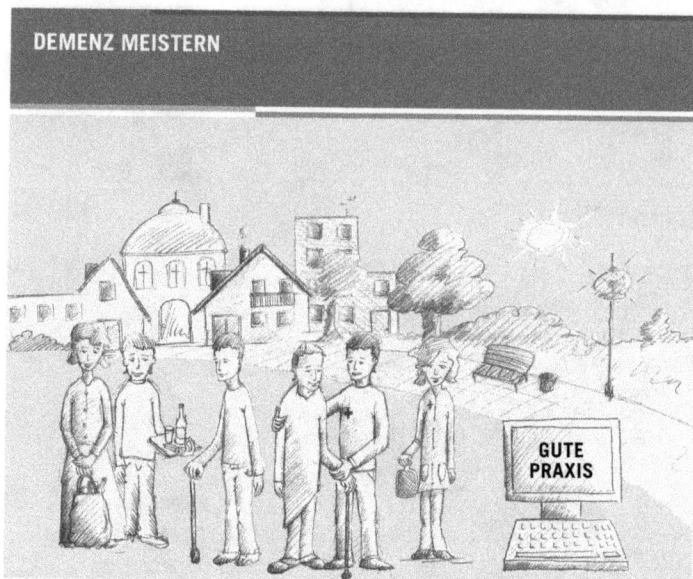

Abb. 6: Demenz meistern (Nachdruck der Grafik mit freundlicher Genehmigung des Schattauer-Verlags, Stuttgart)

zur Risikoermittlung für alle Bürger und eine *Impfpflicht* für Menschen mit einem erhöhten Demenzrisiko. Auf diese Weise konnte zwar *verhindert* werden, *dass der prozentuale Anteil der Menschen mit Demenz* an der Gesamtbevölkerung weiter *zunimmt*, die *Selbstbestimmung* der Bürger wurde damit jedoch *eingeschränkt*. Für die Versorgung von Menschen mit Demenz stehen ausreichend viele und gut qualifizierte Personen aus unterschiedlichsten Professionen zur Verfügung. Das freiwillige *bürgerschaftliche Engagement* für Menschen mit Demenz wird in der Gesellschaft sehr *wertgeschätzt*. Vielfältige Wohnformen bieten dabei ausreichende Alternativen zu dem Leben in der privaten Wohnung oder einer stationären Einrichtung. Autonomiefördernde und pflegeunterstützende Technologien für Menschen mit Demenz wurden ebenfalls entwickelt, werden aber nur im öffentlichen Bereich flächendeckend angeboten; der Begriff der Barrierefreiheit wird auf Menschen mit Demenz ausgeweitet. Die Infrastrukturen der Gemeinden konnten so verbessert werden und unterstützen die Umsetzung von vielfältigen alternativen Wohnformen für Menschen mit Demenz.

Szenario 5: Demenz meistern

Im Jahre 2030 ist die Demenz zu einer „normalen" Erkrankung geworden, die gesellschaftlich getragen wird. Die *Forschung auf allen Gebieten der Demenz wird gefördert*. Die politischen Programme greifen und sichern die *nachhaltige Umsetzung der Forschungsergebnisse*. Die Möglichkeiten zur *Risikoermittlung* sind weiter entwickelt worden und werden *flächendeckend* in der Gesellschaft angewendet. Wirksame demenzspezifische Präventionsmaßnahmen, beispielsweise eine *freiwillige Impfung*, sind gefunden worden und werden angeboten. Die sozialen Unterstützungssysteme für Menschen mit Demenz und pflegende Angehörige weisen eine Mix-Struktur aus „Aufsuchender und Komm-Struktur" auf. Die verschiedenen Versorgungsangebote für Menschen mit Demenz sind überwiegend wirksam und fördern, auch durch ihre individuelle und bedürfnisgerechte Anwendung, die Lebensqualität der Betroffenen nachweislich. Die Versorgung von Menschen mit Demenz wird durch *kooperative Pflegearrangements* aus privaten und professionellen Personen geleistet. Freiwilliges *bürgerschaftliches Engagement* wird dabei in der Gesellschaft *wertgeschätzt* und ist in die Versorgung von Menschen mit Demenz integriert. Ebenfalls ist die Zuwanderung von Betreuungs- und Pflegekräften aus dem Ausland gesetzlich geregelt und wird durch eine Green-Card politisch gefördert. Ausländische Kräfte können sowohl in öffentlichen Einrichtungen als auch in privaten Haushalten beschäftigt werden, sodass zusammen mit den ehrenamtlichen Helfern *ausreichend multiprofessionelles Personal* vorhanden ist. Gute *Technologien zur Pflegeunterstützung und Autonomieförderung von Menschen mit Demenz* sind allgemein verfügbar. Durch qualifiziertes Personal können Technologien, wie z. B. „das intelligente Haus", effizient und bedürfnisgerecht in der Versorgung von Menschen mit Demenz genutzt werden und unterstützen dabei ein *variationsreiches und gemeindenahes Wohnangebot* („Quartier") für Menschen mit Demenz mit fließenden und alternativen Übergängen zwischen dem Wohnen in der privaten Wohnung und einer stationären Einrichtung. Technologien im öffentlichen Raum bieten eine *bedürfnisgerechte Infrastruktur der Gemeinde* für Menschen mit Demenz und unterstützen einen möglichst langen Verbleib in der gewohnten Umgebung.

Deskriptor	Ausprägungen	Szenario*				
		1	2	3	4	5
Demenzspezifische Interventionen und Therapien	Deutliche Verbesserung	-	-	-	-	-
	Verbesserung	-	-	-	+	+
	Keine Verbesserung	+	+	+	-	-
Demenz-spezifische Präventionsmaßnahmen	Flächendeckende Anwendung von wirksamen Präventionsmaßnahmen	-	-	-	+	-
	Vereinzelte Anwendung von wirksamen Präventionsmaßnahmen	-	-	-	-	+
	Wirksame Präventionsmaßnahmen fehlen	+	+	+	-	-
Verfügbarkeit von potenziell autonomiefördernden und pflegeunterstützenden Technologien	Allgemein verfügbare, gute technologische Grundausstattung	-	-	-	-	+
	Nicht für alle verfügbare, gute technologische Grundausstattung	-	+	+	+	-
	Mangelnde technologische Grundausstattung	+	-	-	-	-
Einsatzgebiete der Technologien	Flächendeckende Nutzung von Technik in allen Bereichen	-	-	-	-	+
	Flächendeckende Nutzung vor allem im häuslichen Bereich	-	-	-	-	-
	Flächendeckende Nutzung vor allem im öffentlichen Bereich	-	-	-	+	-
	Eingeschränkte Nutzung in allen Bereichen	+	+	+	-	-
Risikoermittlung	Flächendeckende Risikoermittlung	-	-	-	+	+
	Keine flächendeckende Risikoermittlung	+	-	-	-	-
	Begrenzte Möglichkeiten zur Risikoermittlung	-	+	+	-	-
Effizienz und Umsetzung der Forschung im Bereich Demenz	Effiziente Erstellung und Umsetzung	-	-	-	+	+
	Effiziente Erstellung aber unzureichende Umsetzung der Forschungsergebnisse	-	+	+	-	-
	Ineffiziente Forschung	+	-	-	-	-

Szenarien zur Versorgung von Menschen mit Demenz

Deskriptor	Ausprägungen	Szenario*				
		1	2	3	4	5
Soziale Unterstützungs- systeme	„Mix-Struktur"	-	-	-	+	+
	„Aufsuchenden- Struktur"	-	-	+	-	-
	„Komm-Struktur"	-	-	-	-	-
	Unzureichende Unterstützungsangebote	+	+	-	-	-
Betreuung und Pflege von Menschen mit De- menz durch Arbeitskräfte aus dem Ausland	Zuwanderung gesetzlich geregelt und gesellschaftlich praktiziert	-	-	-	-	+
	Zuwanderung gesetzlich eingeschränkt, aber gesellschaftlich praktiziert	+	+	+	+	-
	Zuwanderung wird nicht praktiziert	-	-	-	-	-
Versorgung und Pflege von Menschen mit De- menz im Ausland	Versorgung im Ausland gesetzlich gere- gelt und gesellschaftlich praktiziert	+	-	-	-	-
	Versorgung im Ausland gesetzlich nicht geregelt, aber gesellschaftlich praktiziert	+	+	+	-	-
	Versorgung im Ausland wird gesell- schaftlich nicht praktiziert	-	-	-	+	+
Qualität und Kosten der Versorgung	Versorgung ist hochwertig und kosten- günstig	-	-	-	+	+
	Versorgung ist hochwertig und teuer	-	-	-	-	-
	Versorgung ist kostengünstig und schlecht	-	-	-	-	-
	Versorgung ist teuer und schlecht	+	+	+	-	-
Versorgungsangebote für Menschen mit Demenz und ihre Bezugspersonen	Versorgungsangebote sind kaum oder nicht wirksam	+	+	+	-	-
	Versorgungsangebote sind wirksam	-	-	-	+	+
Wohnsituation von Men- schen mit Demenz	Vielfältige Wohnformen in ausreichender Anzahl	-	-	-	+	+
	Vielfältige Wohnformen in unzureichen- der Anzahl	-	-	-	-	-
	Variationsarme Wohnformen	+	+	+	-	-

Deskriptor	Ausprägungen	Szenario*				
		1	2	3	4	5
Personalsituation	Qualitativ angemessenes Personal verfügbar	-	-	-	+	+
	Personal verfügbar, aber nicht hinreichend qualifiziert	-	+	+	-	-
	Personalmangel	+	-	-	-	-
Pflegearrangements	Kooperativ; Mix-Struktur aus professionellen und privaten Pflegearrangements	-	-	+	+	+
	Vorwiegend professionelle Pflegearrangements	-	+	-	-	-
	Vorwiegend private Pflegearrangements	+	-	-	-	-
Konzeption und Umsetzung von Versorgungsplänen	individualisierte Versorgungskonzepte in den Organisation in gleicher Art umgesetzt	-	-	-	-	-
	individualisierte Versorgungskonzepte bei Menschen mit Demenz in Organisationen unterschiedlich umgesetzt	-	-	-	+	+
	standardisierte Versorgungskonzepte in Organisationen in gleicher Art umgesetzt	-	-	-	-	-
	standardisierte Versorgungskonzepte bei Menschen mit Demenz in Organisationen unterschiedlich umgesetzt	+	+	+	-	-
Prozentuale Anzahl der Menschen mit einer Demenz an der Gesamtbevölkerung im Jahre 2030 in Deutschland (Prävalenz)	Der prozentuale Anteil von Menschen mit Demenz sinkt bzw. bleibt gleich	-	-	-	+	-
	Der prozentuale Anteil von Menschen mit Demenz steigt moderat an	-	-	-	-	+
	Der prozentuale Anteil von Menschen mit Demenz steigt stark an	+	+	+	-	-
Bürgerschaftliches Engagement für Menschen mit Demenz	Bürgerschaftliches Engagement für Menschen mit Demenz wird wertgeschätzt	-	-	-	+	+
	Bürgerschaftliches Engagement für Menschen mit Demenz wird nicht wertgeschätzt, der Staat verpflichtet die Bürger zur Beteiligung	+	-	+	-	-
	Bürgerschaftliches Engagement für Menschen mit Demenz wird nicht wertgeschätzt, kein Eingriff des Staates	-	+	-	-	-

Deskriptor	Ausprägungen	Szenario*				
		1	2	3	4	5
Soziale Ungleichheit	Geringe soziale Unterschiede in der Gesellschaft	-	-	-	+	+
	Ober-, Mittel- und Unterschicht mit fließenden Übergängen	-	+	-	+	-
	„Zwei-Klassen"-Gesellschaft	+	-	+	+	-
Wahrnehmung von Demenz in der Gesellschaft	Demenz als „normales" Stadium des Alterns	-	-	-	-	-
	Demenz als „normale" Erkrankung	-	-	-	+	+
	Demenz als tabuisierte Erkrankung	+	-	-	-	-
	Demenz als stigmatisierte Erkrankung	-	+	+	-	-
Akzeptanz und Motivation zur Nutzung von innovativen Versorgungsstrategien	Nutzung normativ	+	-	-	-	+
	Nutzung gesetzlich sanktioniert	-	-	-	+	-
	Geringe Nutzung	-	+	+	-	-
Einflussmöglichkeiten / Selbstbestimmung von Betroffenen	Betroffene haben große Einflussmöglichkeiten und nutzen diese	-	-	-	-	-
	Betroffene haben theoretisch eine Vielzahl an Einflussmöglichkeiten, aber nur wenige nutzen diese	-	-	-	+	+
	Betroffene haben kaum Einflussmöglichkeiten	+	+	+	-	-
Anteil der privaten Haushalte an den Gesamtkosten	Unter 50 Prozent der Versorgungskosten tragen private Haushalte	-	-	-	+	-
	50 Prozent bis 75 Prozent der Versorgungskosten tragen private Haushalte	-	-	-	+	+
	Über 75 Prozent der Versorgungskosten tragen private Haushalte	+	+	+	+	-

Deskriptor	Ausprägungen	Szenario*				
		1	2	3	4	5
Kostenträgerstruktur	Pflichtversicherung deckt die Maximalversorgung ab	-	-	-	-	-
	Pflichtversicherung deckt die Basisversorgung ab, der Rest muss privat abgedeckt werden	-	-	+	+	+
	Pflichtversicherung deckt die Minimalversorgung ab, der Rest muss privat abgedeckt werden	+	+	-	-	-
Gesamtwirtschaftliche Entwicklung in Deutschland	Wirtschaftswachstum verbessert sich	-	-	-	-	-
	Wirtschaftswachstum bleibt gleich	-	-	-	+	+
	Rezession	+	+	+	-	-
Krankheitskosten infolge von Demenzerkrankungen	Krankheitskosten bleiben bei ca. 10 Mrd. Euro oder sinken	-	-	-	-	-
	Krankheitskosten steigen bis auf ca. 15 Mrd. Euro	-	-	+	-	+
	Krankheitskosten steigen auf über 15 Mrd. Euro	+	+	-	+	-

*Szenario 1: „Zusammenbruch der Versorgungsstrukturen" / Szenario 2: „Verwahrung von Menschen mit Demenz" / Szenario 3: „Gut gemeint und schlecht gemacht" / Szenario 4: „Demenz vermeiden" / Szenario 5: „Demenz meistern"

Tab. 1: Überblick über die Deskriptoren und ihren Ausprägungen in den fünf konsistentesten Szenarien

Diskussion

In der allgemeinen Diskussion wird der demographische Wandel und die konsekutive Zunahme von Menschen mit Demenz fast ausschließlich als bedrohliches Problem dargestellt, welches die familiären, gesellschaftlichen und ökonomischen Ressourcen in Deutschland zwangsläufig überfordern wird. Das Sze-Dem-Projekt sollte diese Sichtweise kritisch hinterfragen bzw. unterschiedliche alternative zukünftige Entwicklungen antizipieren.[15]

---

[15] Vgl. Vollmar 2012; Vollmar 2013.

Wie erwartet hatte das Projekt sehr negative Szenarien (sog. „Dark Szenarios") als Ergebnis. Hierzu zählen die Autoren insbesondere „Zusammenbruch der Versorgungsstrukturen" und „Verwahrung von Menschen mit Demenz". Das Szenario „Gut gemeint und schlecht gemacht" ist in seiner Zusammensetzung relativ nah am Status quo und zeigt zumindest den politischen Willen zur Verbesserung der Situation der Betroffenen. Das Szenario „Demenz vermeiden" ist grundsätzlich als positiv einzuschätzen, allerdings besteht die Gefahr einer „Gesundheitskontrolle" – im Sinne eines „Orwellschen Überwachungsstaates". Das Szenario „Demenz meistern" zeigt dagegen sehr positive Entwicklungen und wird somit als besonders wünschenswert angesehen.[16] Beide eher positiv eingeschätzten Szenarien beinhalten ein moderates Wirtschaftswachstum, welches dem Durchschnitt der letzten 20 Jahre (inklusive Finanzkrise) entspricht, d. h. sie sollten sich auch mit den vorhandenen Ressourcen realisieren lassen (Tab. 1). Wichtig erscheinen hierfür eine effiziente Forschung, insbesondere im Bereich der Versorgung und eine konsequente Umsetzung der Forschungsergebnisse auf politischer und struktureller Ebene (Tab. 1). Eine angemessene Unterstützung, Versorgung und Pflege der Betroffenen scheint jedenfalls auch ohne die Entwicklung eines „Heilmittels" möglich zu sein, sofern ein „Umdenken" und konsekutiv ein anderer Umgang mit Menschen mit Demenz in der Gesellschaft stattfindet. Aus den Projektergebnissen leiten sich erste Handlungsempfehlungen ab, die langfristig die Versorgung von Menschen mit Demenz in Deutschland verbessern sollen.

Handlungsempfehlungen für Deutschland

Zwei der fünf in Sze-Dem ermittelten Szenarien bilden Zukunftsentwicklungen ab, die von den Projektmitarbeitern als eher positiv gedeutet wurden (Szenario 4 und 5). Mit Hilfe der Deskriptoren und Ausprägungen wird aus den Szenarien erkennbar, wie das Zusammentreffen verschiedener Faktoren die Zukunft beeinflussen kann (Tab. 1). Die Herausarbeitung der zentralen beeinflussenden Faktoren fand durch das Projektteam statt. Die fünf Szenarien wurden dabei gegenüber gestellt. Es wurde geprüft, in welchen Faktoren sich die eher unerwünschten Szenarien von den wünschenswerten unterschieden (Tab. 1). Diese Faktoren wurden als ausschlaggebende Faktoren der Ableitung von Handlungs-

---

[16] Ebd.

empfehlungen zugrunde gelegt.[17] Die Szenarien 4 und 5 weisen beispielsweise eine hohe gesellschaftliche Sensibilität für das Thema Demenz auf. Bürgerschaftliches Engagement für Menschen mit Demenz findet auf freiwilliger Basis statt, während in den eher negativen Szenarien Demenz stigmatisiert wird und gesellschaftliches Engagement für Menschen mit Demenz „staatlich verordnet" werden muss. Eine entsprechende Sensibilisierung der Gesellschaft für Menschen mit Demenz kann Stigmatisierungen auflösen und das gesellschaftliche Engagement stärken.

Einen weiteren wesentlichen Aspekt nimmt in den Szenarien sowohl der Fortschritt durch Forschung als auch die nachhaltige Umsetzung von Forschungsergebnissen ein. Beispielsweise zeigt Szenario drei („Gut gemeint und schlecht gemacht") sehr deutlich, dass ein durch Forschung initiierter Fortschritt alleine nicht zwangsläufig zu einer verbesserten Versorgungssituation führt. Fortschritte werden nicht in die Versorgung von Menschen mit Demenz implementiert, weil politische Umsetzungsprogramme an den Bedürfnissen der Betroffenen vorbei gehen. Demgegenüber greifen in Szenario 4 („Demenz vermeiden") die Umsetzungsprogramme zwar und sind generell positiv zu bewerten, beispielsweise sinkt die Anzahl von Menschen mit Demenz durch eine staatlich geförderte konsequente Impfung von Risikogruppen. Diese Art von politischen Umsetzungsprogrammen artet allerdings in eine Art staatlichen Zwang aus und führt zu Einschränkungen in der Selbstbestimmung. Um politisch wirksame Umsetzungsprogramme zu entwickeln, scheint ein enger Austausch zwischen den Betroffenen, Versorgungseinrichtungen, Wissenschaft und Politik notwendig. Ebenfalls zeigen die eher positiven Szenarien, dass durch Forschung auf dem Gebieten der Diagnostik, Therapie und Versorgung Fortschritte erzielt wurden. In Szenario 5 („Demenz meistern") konnten autonomiefördernde Technologie sowie der Ausbau von alternativen Wohnformen den Verbleib in der häuslichen Umgebung maßgeblich verlängern. In diesen Bereichen nimmt ebenfalls die ausreichende Verfügbarkeit von qualifiziertem Personal einen zentralen Stellenwert ein. Die eher negativ zu bewertenden Szenarien zeigen deutlich, dass kein oder nicht hinreichend qualifiziertes Personal zu Verfügung steht und die technischen und therapeutischen Möglichkeiten sowie Versorgungskonzepte aufgrund mangelnder Qualifikationen nicht bedürfnisgerecht umgesetzt werden können. Sehr deutlich wird dies in Szenario 3. Wäh-

---

[17] Vgl. Vollmar 2013; Vollmar 2012.

rend insbesondere in Szenario 5 ausreichend und gut qualifiziertes Personal zur Verfügung steht und so lebensqualitätssteigernde Versorgungsmaßnahmen auf die individuelle Lebenssituation der Betroffenen angewendet werden konnten.[18]

Auf der Basis der Auswertung und Diskussion der Ergebnisse leitete das Projektteam folgende Empfehlungen ab:

- In der Gesellschaft ist das Problembewusstsein bezüglich der Demenzerkrankungen und den Folgen für die Betroffenen weiter zu stärken. Hierzu gehört eine differenzierte Berichterstattung, die auch über die vorhandenen Möglichkeiten positiv berichten sollte.
- Ein Diskurs mit Versorgungseinrichtungen ist notwendig, um moderne Formen der Versorgung zu entwickeln und zu testen.
- Projekte der gemeindenahen Versorgung („Quartier") sollten gefördert und wissenschaftlich evaluiert werden.[19]
- Der Gestaltung bürgerschaftlichen Engagements sollte besondere Aufmerksamkeit gewidmet werden.[20]
- Unterstützende und autonomiefördernde Technologien sind hinsichtlich ihrer Effektivität und Effizienz zu untersuchen.[21]
- Neue diagnostische Verfahren sind hinsichtlich ihrer therapeutischen Konsequenzen zu hinterfragen. Ethische Konsequenzen (z. B. der Einsatz von Biomarkern, um das Alzheimer-Risiko zu ermitteln) sollten auf breiter gesellschaftlicher Basis diskutiert werden.
- Neue therapeutische Verfahren (z. B. Impfstoffe zur Demenzprävention) sind hinsichtlich ihrer Wirksamkeit und Sicherheit zu überprüfen.
- Impulse aus der Gesellschaft sollten an forschende Organisationen und Unternehmen weitergereicht werden (beispielsweise über gezielte, gut geförderte Auftragsforschung des Bundes).
- Eine Forschungsförderung sollte so gestaltet werden, dass auch „Freiheiten" in Grundlagen-, translationaler, klinischer und anwendungsnaher Forschung möglich sind, um auf diese Weise kreative neue Ideen zu generieren.
- Die Versorgungsforschung (im Bereich der Demenz) sollte insgesamt durch ein höheres Fördervolumen gestärkt werden.

---

[18] Vgl. Vollmar 2013; Vollmar 2012.
[19] Vgl. Kuratorium Deutsche Altershilfe 2007.
[20] Vgl. Vogelwiesche, Sporket 2008.
[21] Vgl. Georgieff 2008.

- Es sind wissenschaftliche und politische Konzepte zu entwickeln und zu evaluieren, wie der Personalmangel (Pflegende, Ärzte, andere therapeutische Berufe) aber auch das sinkende familiäre Betreuungspotenzial aufgefangen werden könnten.
- Haben sich Versorgungssettings, Pflegearrangements oder Technologien als sinnvoll erwiesen, so sollten diese nachhaltig in der Versorgung implementiert werden.

Fazit

Die Szenario-Methode wird häufig im strategischen Management eingesetzt, hat sich aber auch bewährt, um für spezifische Krankheitsbilder Szenarien zu entwickeln und Handlungsoptionen abzuleiten.[22] Erstmalig wurde dieses Verfahren nun in Deutschland angewendet und zwar in einem Bereich der auch unmittelbar die Familienmedizin berührt: der zukünftigen Gestaltung der Versorgungssituation von Menschen mit Demenz. Aus den wünschenswerten Szenarien wurden entsprechende Handlungsempfehlungen abgeleitet, die sich zum Teil auch auf andere chronische Erkrankungen übertragen lassen, beispielsweise ein variationsreiches und gemeindenahes Wohnangebot („Quartier") und die bedürfnisgerechte Infrastruktur der Gemeinden. Eine angemessene Unterstützung, Versorgung und Pflege der Betroffenen scheint jedenfalls auch ohne die Entwicklung eines „Heilmittels" möglich zu sein, sofern ein „Umdenken" und nachfolgend ein anderer Umgang mit Menschen mit Demenz in der Gesellschaft stattfinden.[23]

Literaturverzeichnis

BARTHOLOMEYCZIK, S. et al. (2006). *Rahmenempfehlungen zum Umgang mit herausforderndem Verhalten bei Menschen mit Demenz in der stationären Altenhilfe. Bundesministerium für Gesundheit.* Berlin.

BECKERT, B.; GOLUCHOWICZ, K. und KIMPELER, S. (2008). *Die IT- und Medienwelt in Baden-Württemberg im Jahr 2020. Vier Basisszenarien.* Fazit-Schriftenreihe Band 15. MFG-Stiftung Baden-Württemberg. Stuttgart.

BICKEL, H. (2001). „Demenzen im höheren Lebensalter: Schätzungen des Vorkommens und der Versorgungskosten", *Zeitschrift für Gerontologie und Geriatrie* (2001) 34 (108), 108–115.

---

[22] Vgl. Phillips 1994; Steering Committee on Future Health Scenarios 1995.
[23] Vgl. Whitehouse 2011; Vollmar 2013.

BUNDESMINISTERIUM FÜR FAMILIE, SENIOREN, FRAUEN UND JUGEND (2002). *Vierter Altenbericht zur Lage der älteren Generation in der Bundesrepublik Deutschland: Risiken, Lebensqualität und Versorgung Hochaltriger – unter besonderer Berücksichtigung demenzieller Erkrankungen* (BT-Drs. 14/8822). Berlin.

DOBLHAMMER, G. et al. (2012). *Demografie der Demenz.* Bern.

DÖNITZ, E. (2008). *Effizientere Szenariotechnik durch teilautomatische Generierung von Konsistenzmatrizen.* Bremen.

GEORGIEFF, P. (2008). *Ambient Assistet Living. Marktpotenziale IT-unterstützter Pflege für ein selbstbestimmtes Alter.* Stuttgart, Mannheim, Karlsruhe.

KOSOW, H. und GASSNER, R. (2008). *Methoden der Zukunfts- und Szenarioanalyse – Überblick, Bewertung und Auswahlkriterien. Werkstatt Bericht. Institut für Zukunftsstudien und Technologiebewertung* (IZT). Berlin.

KURATORIUM DEUTSCHE ALTERSHILFE (KDA) (Hrsg.) (2007). *Ergebnisanalyse des Werkstatt-Wettbewerbs Quartier und Handlungsempfehlungen.* KDA/Bertelsmann Stiftung. Köln.

PHILLIPS, J. L. (1994). *The elderly in 2005: updated scenarios on health and aging 1990-2005.* Dordrecht.

SACHVERSTÄNDIGENRAT ZUR BEGUTACHTUNG DER ENTWICKLUNG IM GESUNDHEITSWESEN (2009). *Koordination und Integration – Gesundheitsversorgung in einer Gesellschaft des längeren Lebens.* Baden-Baden.

STEERING COMMITTEE ON FUTURE HEALTH SCENARIOS (1995). *The future of medicines in health care. A scenario analysis.* Dordrecht.

VOLLMAR, H. C.; MAND, P. und BUTZLAFF, M. E. (2008). *Demenz. DEGAM-Leitlinie Nr. 12.* Düsseldorf.

VOLLMAR, H. C.; BUSCHER, I. und BARTHOLOMEYCZIK, S. (2012). „Wie könnte die Versorgung von Menschen mit Demenz im Jahre 2030 aussehen? – Ergebnisse eines interdisziplinären Szenario-Prozesses (Sze-Dem)", in: GÜNSTER, C.; KLOSE, J. und SCHMACKE, N. *Versorgungs-Report 2012.* Stuttgart, 259-272.

VOLLMAR, H. C. (Hrsg.) (2013). *Leben mit Demenz im Jahr 2030. Ein interdisziplinäres Szenario-Projekt zur Zukunftsgestaltung.* Weinheim, in Vorbereitung.

VOGELWIESCHE, U. und SPORKET, B. (2008). *Strategien zur Stärkung des bürgerschaftlichen Engagements älterer Menschen in Deutschland und den Niederlanden.* Forschungsgesellschaft für Gerontologie e. V. Institut für Gerontologie an der Universität Dortmund. Berlin, Dortmund.

WHITEHOUSE, P. J.; GEORGE, D. R. und WISSMANN, P. (2011). „Am Scheideweg. Die Zukunft der Alzheimerforschung", *Dr. med. Mabuse* (2011) 36 (3), 30–34.

Hinweise zu den Autoren

PD Dr. med. Horst Christian Vollmar, Studium der Humanmedizin an der Heinrich-Heine-Universität Düsseldorf (Staatsexamen und Promotion), später berufsbegleitendes Studium „Gesundheitswissenschaften und Sozialmedizin", Abschluss Magister in Public Health (MPH). Facharzt für Allgemeinmedizin. Ehemalige Leitung der Arbeitsgruppe Wissenszirkulation und Implementierungsforschung am DZNE Witten. Jetzt wissenschaftlicher Mitarbeiter am Institut für Allgemeinmedizin (ifam) der Heinrich-Heine-Universität Düsseldorf und Privatdozent an der Universität Witten/Herdecke (Venia legendi für Allgemeinmedizin und Gesundheitswissenschaften).

Dr. rer. pol. Bernd Beckert, Studium der Politik- und Kommunikationswissenschaft, Amerikanistik und Soziologie an der Universität Konstanz und der Portland State University in Oregon, USA. Magister Artium an der Universität Konstanz, Dissertation 2001 an der TU München: Evaluation medienpolitischer Strategien für das interaktive Fernsehen in Deutschland und den USA. Stellvertretender Leiter des Competence Centers Neue Technologien am Fraunhofer-Institut für System- und Innovationsforschung (ISI), Karlsruhe.

Dr. rer. oec. Kerstin Goluchowicz, Studium der Wirtschaftsmathematik an der Technischen Universität Berlin, theoretische Diplomarbeit im Bereich Finanzmathematik und Stochastik zum Thema: „Generierung optimaler Szenariobäume mit Anwendungen auf die Approximation zeitstetiger Prozesse", mit dem Schwerpunkt stochastische Optimierung von Finanzmarktmodellen und stochastischen Suchverfahren. Promotion 2013. Wissenschaftliche Mitarbeiterin im Fachgebiet Innovationsökonomie an der Technischen Universität Berlin.

Dr. rer. pol. Ewa J. Dönitz, Studium der Ökonomie an der Oskar-Lange Wirtschaftsakademie in Wrocław (Breslau) und der Wirtschaftswissenschaften an der Universität Bremen. Promotion am Lehrstuhl für Innovation und Kompetenztransfer (Prof. Dr. Martin G. Möhrle), über Möglichkeiten der effizienten Szenario-Entwicklung. Wissenschaftliche Projektleiterin im Competence Center Innovations- und Technologie-Management und Vorausschau am Fraunhofer-Institut für System- und Innovationsforschung (ISI), Karlsruhe.

Prof. Dr. rer. soc. Sabine Bartholomeyczik, Krankenschwester, Dipl.-Soz., Dr. rer. pol., habil. Pflegewissenschaft, Professorin, ehem. Sprecherin des Deutschen Zentrums für Neurodegenerative Erkrankungen (DZNE) Standort Witten und Lehrstuhlinhaberin im Department für Pflegewissenschaft, Fakultät für Gesundheit, Universität Witten/Herdecke.

Ines Buscher, Krankenschwester, Studium Pflegewissenschaft an der Evangelischen Fachhochschule Rheinland-Westfalen-Lippe in Bochum; Abschluss: Diplom-Pflegewissenschaft, wissenschaftliche Mitarbeiterin am DZNE am Standort Witten.

Die Bedeutung des häuslichen Umfelds bei der Priorisierung in der Arzneimitteltherapie älterer multimorbider Patienten

Bianca Lehmann, Miriam Kip, Gernot Heusinger von Waldegg und Markus Herrmann

Hintergrund/Fragestellung

Im Zuge des demographischen Wandels steigt die Zahl der älteren multimorbiden Patienten kontinuierlich an. Ein sich daraus ergebendes Problemfeld für die hausärztliche Tätigkeit ist die Polypharmazie, da aufgrund der Komplexität der Thematik eine Vielzahl von Faktoren vom Hausarzt[1] zu berücksichtigen ist.[2] Eine besondere Situation stellt dabei die Entlassung älterer multimorbider Patienten aus der stationären Versorgung in die ambulante Versorgung dar. Hausärzte müssen darüber entscheiden, ob die in der Klinik vorgenommene Medikation weitergeführt oder modifiziert werden soll. Welche Kriterien sind für die Hausärzte relevant bei der Entscheidung für die weitere Arzneimitteltherapie? Welche Bedeutung hat in diesem Kontext das häusliche Umfeld des Patienten? In welcher Form bzw. in welchen Entscheidungsfragen spielt dieses für den Hausarzt eine Rolle?

Diesen und weiteren Fragen ging das Projekt „Priorisierung von Arzneimitteln in der hausärztlichen Versorgung von Patienten über 60 Jahren im Übergang von stationärer zu ambulanter Versorgung"[3] am Institut für Allgemeinmedizin der Universität Magdeburg nach.[4] Priorisierung wird dabei verstanden als „die ausdrückliche Feststellung einer Vorrangigkeit bestimmter Indikationen, Patientengruppen oder Verfahren vor anderen".[5]

---

[1] Aus Gründen der besseren Lesbarkeit wird nur die männliche Form genannt, selbstverständlich beziehen sich die Angaben immer auf beide Geschlechter.

[2] Vgl. Marx et al. 2009. In der wissenschaftlichen Literatur gibt es keine einheitliche Definition von Polypharmazie (vgl. Fulton, Allen 2005); für das Projekt wurde die gleichzeitige Einnahme von mind. fünf Medikamenten als Polypharmazie definiert.

[3] Das Projekt wurde vom Förderverein zur Einrichtung eines Lehrstuhls für Allgemeinmedizin Sachsen-Anhalt e. V. und der Kassenärztlichen Vereinigung Sachsen-Anhalt gefördert.

[4] Vgl. Lehmann et al. 2011.

[5] Zentrale Ethikkommission 2008.

	Alter (Ø)	Niederlassung (Ø)	Landpraxis	Einzelpraxis
Gesamt (n = 43)	50 Jahre	15 Jahre	28%	81%
Hausärzte (n = 14)	47 Jahre	14 Jahre	14%	79%
Hausärztinnen (n = 29)	51 Jahre	16 Jahre	31%	82%

Tab. 1: Soziodemographie der befragten Hausärztinnen und Hausärzte

Methodik

Im Projekt wurden Fokusgruppendiskussionen mit 43 Hausärzten im Rahmen von Qualitätszirkeltreffen an verschiedenen Standorten in Sachsen-Anhalt durchgeführt, um Problemfelder und Kriterien in der Arzneimitteltherapie zu eruieren. Als Diskussionsgrundlage in den Fokusgruppen dienten konstruierte Vignetten als Falldarstellungen, die typisiert „aus medizinischen und sozialen Fakten systematisch" zusammengestellt wurden, „um Meinungen, Präferenzen oder Handlungsentscheidungen zu komplexen Sachverhalten oder Situationen abzufragen".[6] Sie bildeten spezifische Problematiken des Projektthemas ab. Die Diskussionen wurden aufgenommen und transkribiert, die Auswertung erfolgte auf der Grundlage der qualitativen Inhaltsanalyse nach Mayring.[7]

Gleichzeitig wurden die Fokusgruppenteilnehmer gebeten, einen teilstandardisierten Fragebogen auszufüllen, der u. a. Fragen zu wahrgenommenen Problemfeldern und genutzten Kriterien im Kontext der Arzneimitteltherapie älterer multimorbider Patienten beim Übergang von der stationären in die ambulante Versorgung enthielt. Die Auswertung der mittels Fragebogen erhobenen Daten erfolgte deskriptiv mittels SPSS.

Es handelte sich um ein iteratives Verfahren, insofern drei Phasen von Fokusgruppen durchlaufen wurden. Die Ergebnisse der ersten beiden Phasen flossen in die Erstellung des Fragebogens und die Überarbeitung der Fallvignetten sowie Diskussionsleitfäden ein.

---

[6] Robra et al., 2006, S. 33.
[7] Vgl. Mayring 2010.

Ergebnisse

Von den befragten Hausärzten waren 14 männlich und 29 weiblich (vgl. Tab. 1). Das Durchschnittsalter lag bei ca. 50 Jahren, wobei die Hausärztinnen im Durchschnitt etwas älter waren. Damit verbunden zeigte sich bei ihnen auch eine durchschnittlich längere Niederlassungsdauer im Vergleich zu den Hausärzten. Über ein Viertel der Befragten (28%) ist in einer Landarztpraxis tätig (dabei nur 14% der Hausärzte); vier von fünf der Befragten arbeiten in einer Einzelpraxis (tendenziell mehr Hausärztinnen).

Kriterien der Entscheidung für eine Arzneimitteltherapie

Aus den Fokusgruppendiskussionen der ersten und zweiten Phase wurden verschiedene Kriterien herausgearbeitet, die für die Hausärzte bei der Entscheidung für die Arzneimitteltherapie bei älteren multimorbiden Patienten relevant sind, wenn diese aus der stationären in die ambulante Versorgung entlassen werden. Es handelt sich dabei sowohl um Kriterien, die die institutionalisierten Rahmenbedingungen widerspiegeln (rechtliche und ökonomische Überlegungen, Orientierung an Leitlinien), als auch um objektivierbare patientenbezogene Kriterien (Alter, Lebensdauer) sowie subjektiv-patientenbezogene Kriterien (Lebensqualität, Patientenwillen, häusliche Versorgung, Patientensicherheit).

Im Rahmen der schriftlichen Befragung der dritten Phase wurde erhoben, welche Bedeutung die einzelnen Kriterien für die befragten Hausärztinnen und Hausärzte bei der Arzneimitteltherapie haben. Wie aus Abbildung 1 ersichtlich, gibt es zum Teil deutliche Unterschiede in der Bedeutung einzelner Kriterien.

Patientenbezogene Faktoren spielen für die Hausärzte die größte Rolle bei der Entscheidung, wie die Arzneimitteltherapie bei älteren multimorbiden Patienten weitergeführt werden soll. Die häusliche Versorgung des Patienten steht dabei an vierter Stelle hinter den Kriterien Lebensqualität, Patientensicherheit und Patientenwillen. Es zeigen sich bei den Hausärzten keine signifikanten Unterschiede hinsichtlich der Bedeutung der häuslichen Versorgung in Bezug auf die Dauer ihrer Niederlassung, das Geschlecht oder den Praxisstandort (Stadt – Land).

Bedeutung des häuslichen Umfelds für das hausärztliche Handeln

Im Übergang von der stationären in die ambulante Versorgung muss der Hausarzt über die weitere Arzneimitteltherapie entscheiden. Dabei muss er ausge-

Lebensqualität
Patientensicherheit
Patientenwille
häusliche Versorgung
Alter
Leitlinien
Lebensdauer
rechtlichliche Überlegungen
ökonomische Überlegungen

1   1,5   2   2,5   3   3,5   4

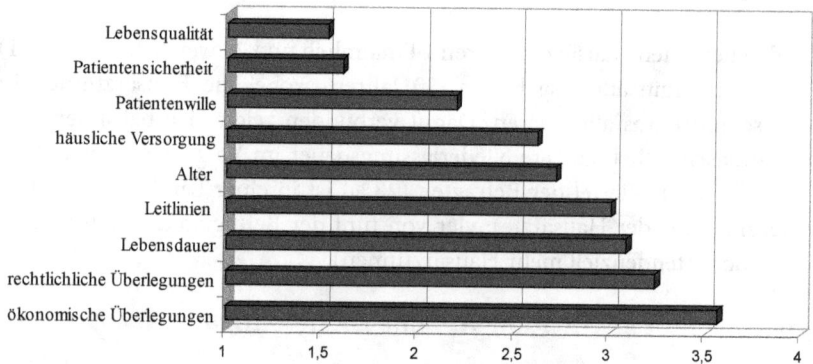

Legende: 1 = am wichtigsten, 5 = am wenigsten wichtig

Abb. 1: Bedeutung einzelner Kriterien für die Arzneimitteltherapie

hend vom Therapieplan des entlassenden Krankenhauses dessen Notwendigkeit, aber auch die Umsetzbarkeit einschätzen. Neben der Gefahr der Über-, aber auch Unterversorgung muss so vom Hausarzt berücksichtigt werden, dass die Arzneimitteltherapie an die konkreten Alltagsgegebenheiten des älteren multimorbiden Patienten angepasst wird. Hier ist vom Hausarzt ein Abwägen zwischen dem medizinisch Möglichen und dem im Alltag Umsetzbaren erforderlich: *„Der hohe Anspruch an die hohe Schule der Medizin kommt dann im Widerspruch zur Praktikabilität im Alltag"* (B/1/M1[8]).

In den Fokusgruppen kam zum Ausdruck, dass das häusliche Umfeld der Patienten für die Hausärzte im Zuge der Festlegung der Arzneimitteltherapie in verschiedenen Kontexten von Bedeutung ist (vgl. Abb. 2).

Erstens ermöglicht bzw. erleichtert das Wissen um die häusliche Situation des Patienten die Diagnosefindung bzw. die Einschätzung der gesundheitlichen Lage. Im Sinne des bio-psycho-sozialen Modells[9] werden nicht nur die objektivierbaren Parameter für die Bewertung herangezogen, sondern darüber hinaus muss die aktuelle Lebenssituation des Patienten, wie z. B. Umzug, Tod des Partners, berücksichtigt werden: *„Der muss einen neuen Lebensraum finden, Kontakte knüpfen. Das ist kein medikamentöses Problem, sondern eins des Umfelds"* (K1/6/M3).

---

[8] Erklärung für Quellen: Ort bzw. Qualitätszirkel/Seitenzahl/Teilnehmer der Fokusgruppe.
[9] Vgl. WONCA 2002.

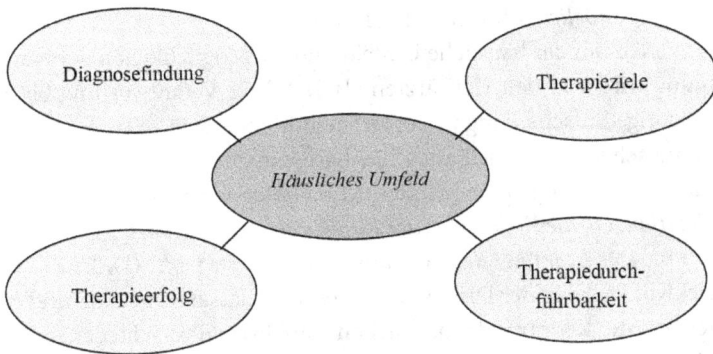

Abb. 2: Entscheidungskontexte, in denen das häusliche Umfeld eine Rolle spielt

Auch hinsichtlich der Frage, welches Therapieziel verfolgt wird und für welche therapeutischen Maßnahmen sich der Hausarzt entscheidet, ist die Kenntnis des häuslichen Umfelds von entscheidender Bedeutung. Als zentrales Ziel wird dabei von den Hausärzten genannt, die *„Alltagskompetenz"* (K2/9/M2) des Patienten erhalten zu wollen. Welche Therapie ist im Alltag des Patienten praktikabel und durchführbar? Gibt es Angehörige oder einen Pflegedienst, die evtl. die regelmäßige Einnahme der Medikamente überwachen? Lebt der Patient alleine und ist daher einem höheren Risiko der Sturzgefährdung ausgesetzt? Für die Hausärzte ist es daher wichtig, die Entscheidung für eine bestimmte Therapie in Kenntnis des persönlichen Umfelds des Patienten, der Möglichkeiten der häuslichen Versorgung zu treffen.

Neben Überlegungen zur Therapieentscheidung und Therapiedurchführbarkeit wird auch der Erfolg der Therapie im Kontext des häuslichen Umfelds des Patienten gesehen. Eine besondere Bedeutung kommt dabei für Hausärzte dem Einbezug aller beteiligten Personen im Umfeld des Patienten zu: *„Man sollte die dritte Person, das Umfeld, die Familie einbeziehen und wenn alle an einem Strang ziehen, dann wird es gut"* (K1/8/F3). Eine Abstimmung hinsichtlich der Therapieziele und der Durchführbarkeit im Alltag mit dem Patienten, aber eben auch mit den versorgenden bzw. pflegenden Angehörigen und anderen wichtigen Personen im Umfeld ist daher notwendige Voraussetzung für den Therapieerfolg. Gleichzeitig können sich daraus aber für den Hausarzt auch neue Konfliktfelder ergeben, wenn z. B. die Angehörigen andere Therapieziele verfolgen als der Patient und/oder der Arzt: *„Der soll sich wohl fühlen, aber die Tochter will vielleicht längstmögliches Leben"* (H/9/F1).

Das Wissen um das häusliche Umfeld und die Möglichkeiten der häuslichen Versorgung wird von den Hausärzten als Teil ihrer Verantwortung betrachtet, um die richtige Entscheidung in der Arzneimitteltherapie zu treffen. Diese Verantwortung sehen sie für sich auch in Abgrenzung und in Kritik zu den in der stationären Versorgung tätigen Ärzten: *„Und alltagskompetent ist keiner mit dieser Medikation. Ob die Kollegen in der Klinik sich nicht fragen, wie das Umfeld der Patienten ist. Das ist immer das, was uns als Hausärzte trifft"* (D/3/FB).

Gleichwohl wird in der Diskussion erkennbar, dass das Ausmaß und die Differenziertheit der Kenntnis des häuslichen Umfelds von verschiedenen Faktoren abhängig sind, z. B. der Dauer der Betreuung des Patienten oder aber der Lage der Hausarztpraxis: *„Auf dem Land trifft man ganz andere Entscheidungen als in der Stadt"* (K1/9/F3).

Fazit

Für die Hausärzte ist das häusliche Umfeld ein wichtiges Entscheidungskriterium bei der Arzneimitteltherapie älterer multimorbider Patienten. Das häusliche Umfeld spielt für sie dabei in unterschiedlichen Kontexten eine Rolle. Sowohl im Rahmen der Diagnosefindung als auch hinsichtlich der Gewährleistung bzw. Sicherstellung der Durchführbarkeit der Therapie und damit auch des Therapieerfolgs müssen entsprechende Überlegungen bedacht werden. Obwohl das häusliche Umfeld für die Hausärzte ein wichtiges Entscheidungskriterium darstellt, wurde in den Fokusgruppen allerdings die Bedeutung des Hausbesuchs vergleichsweise selten thematisiert.[10]

In der Entscheidung zur Arzneimitteltherapie sind für den Hausarzt neben dem häuslichen Umfeld auch andere Kriterien von Bedeutung, die miteinander in Verbindung stehen, z. B. der Wille des Patienten, die Patientensicherheit oder die Orientierung an Leitlinien. Bereiche, die in diesem Kontext angesprochen werden, decken sich mit Ergebnissen anderer Untersuchungen.[11] Für jeden Einzelfall müssen die Hausärzte dabei abwägen, welche Kriterien in welchem Aus-

---

[10] Bei allen Ergebnissen muss aber berücksichtigt werden, dass die Bedeutung des häuslichen Umfelds nicht die zentrale Fragestellung des Projektes war, sondern eine Sekundäranalyse der vorliegenden Transkripte stattfand.

[11] Vgl. Marx et al. 2009.

maß eine Rolle im Entscheidungsprozess spielen. Dieser notwendige individuelle Blick auf die Patienten erklärt, warum pauschalisierende Entscheidungshilfen in der Arzneimitteltherapie nicht hinreichend in der Lage sind, das komplexe Problemgefüge der Medikation bei älteren multimorbiden Patienten angemessen zu berücksichtigen.

Literaturverzeichnis

FULTON, M. M. und ALLEN, E. (2005). „Polypharmacy in the elderly: a literature review", *Journal of the American Academy of Nurse Practitioners* (2005), 17, 123–132.

LEHMANN, B. et al. (2011). „'Die Qual der Wahl?' Studie zur hausärztlichen Priorisierung in der Arzneimitteltherapie bei älteren multimorbiden Patienten", *Universitätsmedizin Magdeburg aktuell* (2011), 4–5.

MARX, G.; PÜSCHE, K. und AHRENS, D. (2009). „Polypharmazie: ein hausärztliches Dilemma? Ergebnisse aus Gruppendiskussionen mit Allgemeinärztinnen und Allgemeinärzten", *Das Gesundheitswesen* (2009), 71, 339–348.

MAYRING, P. (2010). *Qualitative Inhaltsanalyse. Grundlagen und Techniken.* 11. Aufl. Weinheim.

ROBRA, B.-P. et al. (2006). „Determinanten der Krankenhausaufnahme – eine Untersuchung mit Fallvignetten", *Das Gesundheitswesen* (2006), 68, 32–40.

WONCA EUROPE (2002). *Die europäische Definition der Allgemeinmedizin/ Hausarztmedizin.* http://master-server.ch/curriculum/page11/files/eurodef. pdf (19.03.2012).

ZENTRALE ETHIKKOMMISSION BEI DER BUNDESÄRZTEKAMMER (2008). *Stellungnahme der Zentralen Kommission zur Wahrung ethischer Grundsätze in der Medizin und ihren Grenzgebieten (Zentrale Ethikkommission) bei der Bundesärztekammer: Priorisierung medizinischer Leistungen im System der Gesetzlichen Krankenversicherung (GKV).* http://www.zentrale-ethikkommission. de/page.asp?his=0.1.53 (19.03.2007).

Hinweise zu den Autoren

Dr. phil. Bianca Lehmann, studierte Pädagogik und promovierte in Soziologie, von 2010 bis 2012 Wissenschaftliche Mitarbeiterin am Institut für Allgemeinmedizin der Universität Magdeburg; arbeitet seit 2008 als freiberufliche Soziologin/Pädagogin.

Dr. med. Miriam Kip, MPH, studierte Medizin und Public Health, von 2010 bis 2012 Wissenschaftliche Mitarbeiterin am Institut für Allgemeinmedizin der Universität Magdeburg.

Dr. med. Gernot Heusinger von Waldegg, ist seit 2007 Chefarzt der Klinik für Geriatrie und Leiter des Geriatriezentrums der Pfeifferschen Stiftungen Magdeburg und als Gastwissenschaftler am Institut für Allgemeinmedizin der Universität Magdeburg tätig.

Prof. Dr. Markus Herrmann, MPH, M.A., studierte Humanmedizin, Soziologie und Gesundheitswissenschaften; seit 1999 niedergelassener Arzt für Allgemeinmedizin in Berlin sowie seit 2005 Lehrstuhlinhaber (mit Prof. Dr. Thomas Lichte) des Instituts für Allgemeinmedizin der Universität Magdeburg.

Interdisziplinarität und Gemeindeorientierung im Familiengesundheitsprogramm Brasiliens

Markus Herrmann und Ligia Giovanella

Einleitung

Anfang Mai 2010 erschien in *Lancet* ein Artikel über die Entwicklungen und Veränderungen des brasilianischen Gesundheitswesens.[1] Der Reformprozess der letzten 40 Jahre wurde darin dargestellt und diskutiert, einschließlich der Etablierung eines universellen Gesundheitssystems für die gesamte Bevölkerung. Das besondere dieser Gesundheitsreform besteht darin, dass sie weniger durch Regierung, politische Parteien oder internationale Organisationen durchgesetzt wurde, sondern vielmehr durch zivilstaatliches Engagement. Es folgte in kurzer Folge eine Serie fünf weiterer Beiträge, die die Erfolge in Mutter-Kind-Gesundheit, der Kontrolle von Infektionskrankheiten und ebenfalls die Problematik von Gewalt und Verletzungen sowie nichtübertragbaren Krankheiten in Brasilien diskutierten.[2] Interdisziplinarität und Gemeindeorientierung sind zentrale und integrale Elemente des brasilianischen Familiengesundheitsprogramms beruhend auf einem 1988 neu verfassten, universellen Gesundheitssystem für die gesamte Bevölkerung.

Während des Weltkongress der WONCA, dem Weltverband der Hausärzte, 2010 in Cancun machte Brasilien mit über 100 wissenschaftlichen Beiträgen auf sein neues Familiengesundheitsprogramms international aufmerksam. Für den Erstautor, der selbst bereits vor und am Ende seines Medizinstudiums im Praktischen Jahr Erfahrungen im brasilianischen Sozial- und Gesundheitssystem gesammelt hatte, war dies Anlass für eine Feldforschung mit dem Ziel die Professionsentwicklung der Allgemeinmedizin und Familienmedizin in Brasilien mit der deutschen Entwicklung zu vergleichen. Diese Arbeit wurde realisiert im Rahmen eines wissenschaftlichen Austauschprogramms des Deutschen Akademischen Austauschdienst (DAAD) und der brasilianischen Partnerorganisation

---

[1] Vgl. Paim et al. 2011.
[2] Vgl. Victora et al. 2011a, Barreto et al. 2011, Schmidt et al. 2011, Reichenheim et al. 2011a, Victora et al. 2011b.

CAPES (*Coordenação de Aperfeiçoamento de Pessoal de Nível Superior CAPES*) zusammen mit der Wissenschaftlerin Ligia Giovanella, Stiftung Oswaldo Cruz (FIOCRUZ), Rio de Janeiro.

Historische Entwicklung

Etablierung von SUS – einem universellen Gesundheitssystem für die gesamte Bevölkerung (1988)

1988 wurde eine neue Bundesverfassung in Brasilien verabschiedet, die Gesundheit als Grundrecht verankerte und den Staat in die Pflicht nahm, einen generellen Zugang zur gesundheitlichen Versorgung zu gewährleisten. Seither gilt das Recht auf medizinische Behandlung als Sozialrecht und öffentliche Aufgabe. Damit war die rechtliche Grundlage für den Aufbau des einheitlichen Gesundheitssystems SUS (Sistema Único de Saúde) geschaffen.[3] Das SUS, vergleichbar dem britischen *National Health Service*, orientiert sich am *Beveridge Model*[4] bzw. Modell des sozialdemokratischen Wohlfahrtsstaates.[5] SUS garantiert universellen Zugang für die gesamte Bevölkerung, auch wenn 25 % der Bevölkerung weiterhin eine zusätzliche private Versicherung haben.[6] *Universeller Zugang, Gerechtigkeit, Dezentralisierung, Beteiligung der Bevölkerung, soziale Partizipation*

---

[3] Vgl. Giovanella, de Souza Porto 2004.

[4] Das Beveridge-Modell wird auf den Briten William Henry Beveridge zurückgeführt. Es handelt sich um ein universelles Basis- bzw. Grundsicherungssystem, das die gesamte Bevölkerung in die Absicherung einschließt, jedoch im Gegensatz zur Sozialhilfe unabhängig von der Bedürftigkeit. Das Modell kann als Ausrichtung des Sozialstaates auf die Bedarfsgerechtigkeit im Sinne eines standardisierten Mindestbedarfs verstanden werden. Auf die Gesundheitsversorgung bezogen ist das Beveridge-Modell ein überwiegend staatlich finanziertes System. Die Gesundheitsleistungen werden ebenfalls staatlich bereitgestellt. Dieses auch als „universalistisch" bezeichnete Modell ist im Gegensatz zum so genannten Bismarck-Modell sozialer Sicherung dadurch gekennzeichnet, dass es 1. die gesamte Bevölkerung abdeckt, statt nur die Gruppe der versicherten Arbeitnehmer; 2. vorwiegend aus dem Staatsbudget finanziert wird statt über Einkommensbeiträge; 3. einheitliche Pauschalleistungen vorsieht anstelle von auf der Grundlage der ausgefallenen Löhne und Gehälter bemessenen Leistungen (aus: SOCIALinfo – Wörterbuch der Sozialpolitik, http://www.socialinfo.ch/cgi-bin/dicopossode/show.cfm?id=100 (Zugriff 23.03.2012). Es wird in folgenden europäischen Staaten umgesetzt: Dänemark, Großbritannien, Irland, Spanien, Portugal, Finnland, Schweden, Norwegen, Italien.

[5] Vgl. Rosenbrock, Gerlinger 2004, S. 32.

[6] Vgl. Lobato, Giovanella 2008.

und *integrale wie integrierte Versorgung* sind die leitenden Prinzipien des neuen Einheitlichen Gesundheitssystems SUS. Leitend war der Grundgedanke von sozialer Gleichberechtigung in einem Land, in dem bis dahin ein Großteil der Bevölkerung von jedem formalen Anspruch auf Versorgung über lohnabhängige Beiträge ausgeschlossen war. Die Reform sollte zur Überwindung großer Versorgungsungerechtigkeiten zwischen gesetzlich Krankenversicherten und der armen Bevölkerung ohne Versicherungsschutz beitragen. Stärkere *Partizipation* der Bevölkerung wurde erreicht durch die Bildung von Gesundheitsräten auf verschiedenen Verwaltungsebenen (Kommune, Bundesland, Bund), die sich paritätisch aus Nutzern (Vertreter von Bürgerbewegungen und auf Gesundheitskonferenzen gewählten Patientengruppen) und Leistungsträgern zusammensetzen. Unter *integraler Versorgung* wird die Ausrichtung verstanden, die Patienten in ihrer biopsychosozialen Gesamtheit zu betrachten und einen umfassenden Leistungskatalog mit Gesundheitsförderung, Prävention, Krankenbehandlung und Rehabilitationsmaßnahmen anzubieten. Gesundheitsförderung soll damit Vorrang haben, kollektive bzw. Public Health-Strategien sollen mit individuellen Maßnahmen integriert bzw. verbunden werden.[7]

Dezentralisierung bedeutet die stärkere Einbeziehung von Kommunen und Bundesländern in die Gesundheitsversorgung als zuvor.[8] Diese Umstrukturierung des Gesundheitswesens hat zu wichtigen Änderungen in der politischen Machtverteilung und Verantwortlichkeit zwischen den verschiedenen Regierungsebenen geführt. Kompetenzen und Entscheidungsverantwortung wurden auf die unteren Ebenen der Föderation übertragen.[9] Heute gibt es praktisch einen flächendeckenden Basisgesundheitsdienst mit Gesundheitsposten und

---

[7] Es besteht kein detaillierter Leistungskatalog. Das Angebot umfasst alle präventiven und gesundheitsfördernden Maßnahmen sowie alle Versorgungsebenen der ambulanten und stationären Versorgung: von Impfungen bis zu Organtransplantationen. Die Arzneimittelversorgung ist beschränkt. Die öffentlichen Versorgungseinrichtungen geben Arzneimittel nur in begrenztem Umfang kostenlos ab, stehen aber für bestimmte Public Health-Programme wie zum Beispiel für Aidsprogramme zur Verfügung.

[8] Brasilien ist eine Bundesrepublik mit drei direkt gewählten Regierungsebenen: Bund, 28 Bundesländern (27 *estados* und die Hauptstadt, Distrito Federal Brasilia) und 5.561 Kommunen (*municípios*). Die meisten Kommunen sind sehr klein: 73 % haben weniger als 20.000 Einwohner und sind nicht in der Lage, ein umfangreiches Leistungsspektrum anzubieten. Dafür sind zum einen die Kooperation zwischen den Kommunen und zum anderen auch die Koordination und die Beteiligung der Bundesländer erforderlich.

[9] Vgl. Araújo 1999.

-zentren, die zum größten Teil Eigentum der Kommunen sind. Neben Präventionsmaßnahmen haben die Bürger dort Zugang zu kinderärztlicher, gynäkologischer und allgemeinmedizinischer Behandlung.

Für die Finanzierung des SUS sind die drei Verwaltungsebenen von Bund, Ländern und Kommunen zuständig. Die Finanzierung erfolgt im Wesentlichen durch Bundessteuern, die an die Länder und Kommunen verteilt werden.[10] Eine heterogene Angebotsstruktur kennzeichnet die ambulante Versorgung. Das SUS bietet Gesundheitszentren und Polikliniken an, die überwiegend (zu 76 %) in öffentlichem und zu 96 % im Besitz der Kommune sind.[11] Ärzte sowie Beschäftigte anderer Gesundheitsberufe sind Angestellte des öffentlichen Dienstes. Kommunen schufen in den letzten zehn Jahren neue Leistungserbringer, was zu einer deutlichen Ausweitung des öffentlichen Angebots geführt hat. So stieg die Anzahl der öffentlichen ambulanten Versorgungseinrichtungen um 40 %, von 24.960 im Jahr 1992 auf 35.086 im Jahr 2002 und 42.000 in 2011. Vor allem in kleinen Städten und ländlichen Gemeinden führte dies zu einer spürbaren Verbesserung des Zugangs zur Grundversorgung.[12]

Etablierung eines Familiengesundheitsprogramms mit dem Ziel eines integralen Versorgungsmodells (1994)

1994 wurde durch das Ministerium für Gesundheit der brasilianischen Regierung die gesetzliche Grundlage gelegt für ein Familiengesundheitsprogramm (*Programa de Saúde da Família – PSF*), einem *community oriented primary care-* und Public Health-Konzept, das eine grundsätzlich andere Denkweise im Gesundheitswesen einläutete. Es orientiert sich am Primary Health-Care-Konzept (PHC) von Alma-Ata (1978)[13]. Es wurde in allen Regionen des Landes

---

[10] Vgl. Costa et al. 2001; Piola, Biasoto 2001, S. 229.

[11] Der Privatsektor besteht überwiegend aus Privatpraxen und kommerziellen Gruppenpraxen, die mehrheitlich Verträge mit privaten Krankenversicherungen, einer Art von *Health-Maintenance-Organizations*, sogenannte *Planos de Saúde* abschließen.

[12] Vgl. Giovanella, de Souza Porto 2004.

[13] Mit der „Deklaration von Alma-Ata" bekannten sich die Mitgliedsstaaten der Weltgesundheitsorganisation (WHO) im September 1978 in Alma-Ata zum Konzept von Primary Health Care (PHC). Gesundheit war nun nicht mehr nur eine medizinische, sondern eine Frage der Menschenrechte und damit der Gerechtigkeit, der Gleichheit und der Partizipation. Es ging und geht Primary Health Care um den gleichen Zugang aller zu den Ressourcen von Gesundheit und um die gleiche Beteiligung aller an der Gestaltung des Gesundheitswesens. Die Alma-Ata-Konferenz mobilisierte eine „Primary Health

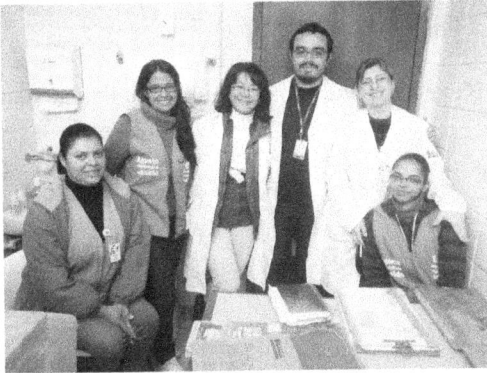

Abb. 1: Ein PSF-Team in Sao Paolo: drei Gesundheitsarbeiter (in dunkler Arbeitskleidung), Familienärztin, Weiterbildungsassistent und Krankenschwester

umgesetzt. Es beruht auf interdisziplinären Familien-Gesundheitsteams, um die Gesundheitsförderung und sekundäre Prävention bestimmter chronischer Krankheiten zu verstärken und gemeindeorientiert zu arbeiten.

Das Familien-Gesundheitsprogramm verkörpert ein neues Versorgungs-modell, das die traditionelle Grundversorgung ersetzen und den Aufbau eines integrierten Gesundheitssystems ordnen soll. Es entstehen eigens PSF-Teams, die für jeweils rund 900 Familien in einem Stadtteil verantwortlich sein sollen. Diese Gesundheitsteams setzen sich zusammen aus einem Arzt (Vollzeit, 40 Stunden pro Woche) als Lotse, Integrator und Koordinator, aber auch mit Blick eines Public Health-Experten für die vorrangigen Gesundheitsprobleme der Gemeinde; einer akademischen Krankenschwester, die vor allem auch Präven-tionsprogramme und Managed-Care für chronisch Kranke durchführen, einem Zahnarzt, zwei Krankenpflegehelfern und mehreren Gesundheitsarbeitern aus der Gemeinde, die als Gatekeeper oftmals erst die Türen der Gesundheitsversor-gung für die Bevölkerung öffnen (siehe Abb. 1).

Das Gesundheitsteam soll verantwortlich sein für die Gesundheit der Ein-wohner ihres Territoriums und aktiv in der Gesundheitsförderung arbeiten. Dazu wird eine Übersicht über besondere Gesundheits- und soziale Probleme

---

Care Bewegung" von Fachleuten und Institutionen, Regierungen und Organisationen der Zivilgesellschaft, Wissenschaftler und Basisorganisationen, die sich verpflichteten mit dem Ziel politisch, gesellschaftlich und wirtschaftlich unannehmbaren Ungleichhei-ten im Gesundheitsbereich zu begegnen (vgl. Franzkowiak, Sabo 1993).

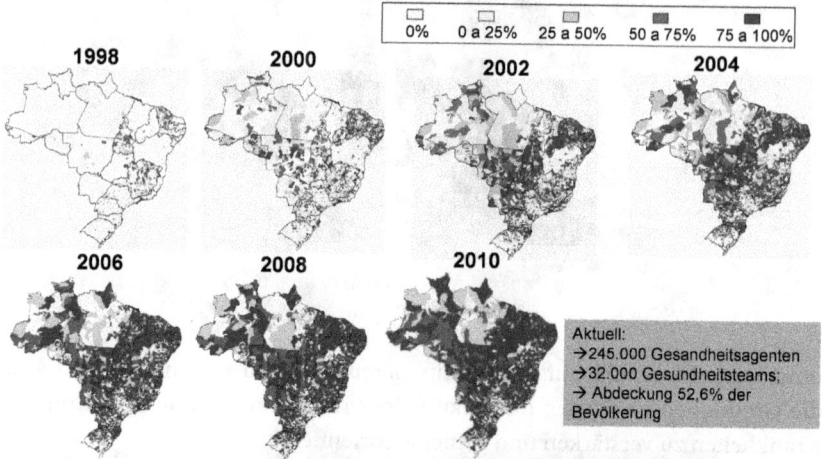

Abb. 2: Entwicklung und Abdeckung mit familienmedizinischer Versorgung

jedes Stadtviertels erstellt, wobei das Team mit anderen Institutionen des öffentlichen Dienstes wie Schulen, Wasserwerken, Müllabfuhr, öffentlichem Nahverkehr, Bauamt und anderen zusammenarbeitet. Die Gesundheitsarbeiter, die auch in dem Stadtviertel leben müssen, in dem sie arbeiten, sollen kollektive Public Health-Arbeiter für das Viertel sein. Sie besuchen jede Familie einmal pro Monat, klären über präventive Maßnahmen auf, wiegen die Kinder, kontrollieren die Impfungen, begleiten die Schwangeren, Diabetiker sowie Bluthochdruckpatienten und sollen Patientengruppen organisieren. Das PSF-Gesundheitsteam als Gatekeeper und Lotse soll zu einer besseren Verzahnung der Grundversorgung mit den komplexeren Versorgungsebenen – also mit Fachärzten, Krankenhäusern und hoch spezialisierten Einrichtungen – durch ein festgelegtes Überweisungssystem beitragen. Mittlerweile werden etwa 52 % der Bevölkerung durch dieses System abgedeckt (siehe Abb. 2).

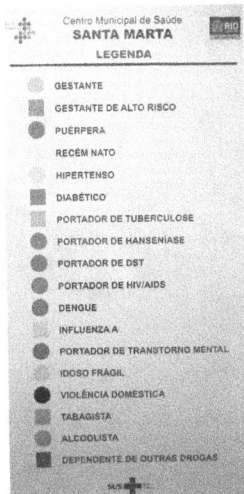

Abb. 3: Legende für die Markierung von Patientenakten häufiger Gesundheitsprobleme in einem Gesundheitszentrum in einer Favela von Rio de Janeiro

Gemeindeorientierung

Dem PHC-Ansatz von Alma-Ata folgend unterscheidet sich das brasilianische Familiengesundheitsprogramm von der deutschen hausärztlichen Versorgung, indem es auf einer ausgesprochenen Gemeindeorientierung basiert. Es werden nicht nur Aufgaben, die hierzulande durch den Öffentlichen Gesundheitsdienst wahrgenommen werden, integriert, es basiert auch auf expliziter Partizipation der Bevölkerung.

Die Public Health-Orientierung zeigt sich darin, dass zusammen mit den Betroffenen eines Gebietes, gemeindebezogene Gesundheitsprobleme regelmäßig identifiziert werden (Problemidentifizierung) und gemeinsam über notwendige Maßnahmen nachgedacht wird (Strategieentwicklung) und gemeinsam deren Umsetzung verfolgt wird mit anschließender Auswertung und Bewertung (Evaluation) der Maßnahmen. Dieses Vorgehen orientiert sich am Public Health-Action-Zyklus.[14] Damit findet neben einer nosologisch-biomedizinischen Orientierung eine bevölkerungsbezogene Perspektive orientiert an häufigen Gesundheitsproblemen der Gemeinde Eingang (siehe Abb. 3).

---

[14] Vgl. Rosenbrock, Gerlinger 2004.

335

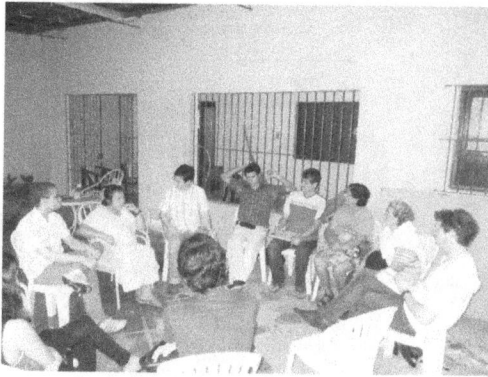

Abb. 4: Gruppe *terapia communitaria*, Gemeindetherapie in einem Privathaus unter Moderation eines Familienarztes

Neben dem kurativen Auftrag liegt der Fokus vor allem auf umfassender Hilfestellung für Prävention und Gesundheitsförderung. Dem Gebot der Verhaltensprävention folgend, spielen edukative Prozesse eine zentrale Rolle. So geht es darum, Erziehungsprozesse anzustoßen, z. B. durch die Etablierung verschiedenster Gruppenangebote für älter Mitbürger, minderjährige Schwangere, Drogenabhängige, Diabetiker, Menschen mit psychosozialen Problemen in der Gemeinde (Gemeindetherapie) u. a. mehr (siehe Abb. 4).

Ebenfalls spielen dabei aufsuchende Tätigkeiten durch Haus- und Familienbesuche, Schulbesuche, Aufsuchen von Gemeinschaftsaktivitäten durch das PSF-Team eine große Rolle. Beispielsweise suchen die Gesundheitsagenten regelmäßig einmal pro Monat ihre Familien auf, beraten in Gesundheitsfragen, organisieren Konsultationen im Gesundheitszentrum, erfassen frühzeitig drohende Gesundheitsprobleme in den Familien (siehe Abb. 5).

Dem Gebot der Verhältnisprävention folgend wird eine Zusammenarbeit mit verschiedenen kommunalen Institutionen in Gesundheitsfragen angestrebt, um Bildungsprozesse anzustrengen (z. B. Schulen), hygienische Missstände zu beseitigen (Müllabfuhr) oder Verkehrsunfällen präventiv zu begegnen (Verkehrsplanung). Damit obliegt den PSF-Teams als gesundheitspolitischen Agenten eine wichtige Rolle, auf verschiedene kommunale Politikfelder mit Gesundheitsbezug Einfluss zu nehmen.

Nicht nur bei konkreten gesundheitsförderlichen Maßnahmen in den Gemeinden, auch bei strukturellen Fragen der Ausgestaltung der Versorgung spielt

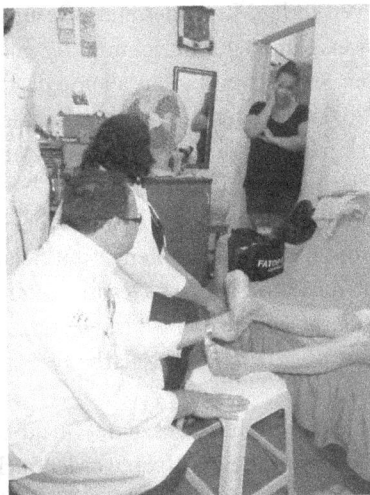

Abb. 5: Hausbesuch von Familienarzt und Krankenschwester

die Partizipation der Bevölkerung durch Beteiligung in Gesundheitsräten eine zentrale Rolle.

Interdisziplinarität

Anders als in Deutschland, wo haus- und familienärztliche Versorgung dominiert wird durch im Wesentlichen als Einzelunternehmer oder in Praxisgemeinschaften organisierte Hausärzte, erfolgt die Planungen und Durchführung familien- und gemeindeorientierter Medizin in Brasilien durch multidisziplinäre Teams. Die Leitung der Gesundheitszentren und auch die Verantwortung für die regelmäßige Dokumentation der in einer Gemeinde relevanten Gesundheitsprobleme liegt dabei meist in Händen von Nicht-Ärzten (z. B. akademischer Krankenpflege), die im Rahmen ihres Studiums stärker administrativ ausgebildet sind als Ärzte. Von den in den Gesundheitsteams tätigen Ärzten wird es als Entlastung erlebt, sich nicht um betriebsökonomische und verwaltungstechnische Fragen kümmern zu müssen. Die Arbeitsgestaltung erfolgt teilweise arbeitsteilig, z. B. in der Durchführung von Präventionsmaßnahmen in edukativen Gruppenangeboten oder die manualisierten Untersuchungen von Vorsorge bei Kindern, Krebsvorsorge oder Impfungen durch akademische Krankenschwestern, so dass sich die Ärzte auf kurative Konsultationen konzentrieren können. Dabei verbindet Mitglieder eines Gesundheitsteams eine ganzheitliche Herangehensweise unter Einbeziehung der ganzheitlichen Person in ihrem biopsychosozialen Kontext und nicht alleine der Fokus auf die Behandlung einer Krankheit. So werden gemeinsam regelmäßige Besprechungen und auch Hausbesuche durchgeführt, um die professionell- und tätigkeitsbedingten unterschiedlichen Sichtweisen zusammenzutragen und patienten- und gemeindeorientiert zu integrieren. Ergänzend zu den unterschiedlichen Kompetenzen und Aufgaben der interdisziplinären Familiengesundheitsteams werden weitere Kompetenzen eingeholt durch die in den Gesundheitszentren stattfindenden, regelmäßigen Liaisondienste von Ernährungsberatern, Psychologen, Psychiatern, Homöopathen, Akupunkteuren, Sozialarbeitern, Ergotherapeuten oder Phonaudiologen.

In einigen Gesundheitszentren findet eine integrierte, multidisziplinäre Weiterbildung in Familiengesundheit statt. So werden nicht nur Ärzte und Pflegepersonal in Familiengesundheit weitergebildet. Auch Sozialarbeiter, Psychologen, Physiotherapeuten oder Ernährungsberater können über zwei bis drei Jahre in Familiengesundheit eine Weiterbildung erhalten. Darüber hinaus erfolgen transsektorale Kooperationen mit Fachambulanzen, Erste Hilfe-Stellen und Krankenhäusern. Integriert in ein jedes Gesundheitszentrum ist neben einem zahnärztlichen Dienst auch eine Apotheke, die kostenfrei ärztlich verordnete Medikamente zu Verfügung stellen.

Widrigkeiten

Obgleich sich die Implementierung des PSF und zunehmende Abdeckung der Bevölkerung weiter kontinuierlich vollzieht, sind dennoch *Widerstände* deutlich vor allem bei sozial privilegierteren Schichten, die sich an den Angeboten einer spezialisierten Medizin orientieren und in der Regel keinen Hausarzt haben, aber auch z. T. innerhalb der etablierten Universitätsmedizin, deren Vertreter vereinzelt sogar offen gegen die Familienmedizinprogramme polemisieren. Die Entwicklungsprozesse werden vor allem staatlicherseits vorangetrieben auf allen politischen Ebenen von Bund, Ländern und Gemeinden. Probleme bestehen allerdings noch in der intersektoralen Zusammenarbeit zwischen Rettungsstellen, Kliniken und ambulant tätigen Spezialisten.

Vor allem in ländlichen Räumen fehlen Ärzte, die in den interdisziplinären Gesundheitsteams arbeiten wollen. Durch finanzielle Zulagen versucht der Staat vor allem jungen Ärzten Anreize zu geben, aufs Land zu gehen. Bislang fehlt für die Mehrheit der in Familiengesundheitsteams tätigen Ärzte eine entsprechende Weiterbildung. Nur ca. 3.000 Ärzte – 5 % der in der Familienmedizin tätigen – haben mittlerweile eine abgeschlossene Weiterbildung in Familien- und Gemeindemedizin. Trotz der Dezentralisierung der Gesundheitsversorgung werden immer noch kleinere Kreise benachteiligt. Moniert wird, dass der brasilianische Staat bislang nicht ausreichend die staatliche Gesundheitsversorgung finanziert. Dabei leistet sich der brasilianische Staat noch ein Parallelsystem für Staatsangestellte, die staatliche Zuschüsse für eine private Krankenversicherung erhalten. Trotz der staatlichen Förderung der Familiengesundheitsteams und auch der Bereitstellung von Forschungsmitteln ist die Akademisierung der Familienmedizin in Brasilien erst in den Anfängen. So existiert erst ein Lehrstuhl in insgesamt 182 medizinischen Fakultäten.

Ausblick

Interdisziplinarität und Gemeindeorientierung spielen eine zentrale Rolle in der Gestaltung der Primärversorgung, die im Unterschied zu Deutschland eine wesentlich stärkere steuernde Funktion wahrnimmt. Mit der interdisziplinären und gemeindeorientierten Öffnung der Primärversorgung kommt es zur Förderung der Familienmedizin als Gatekeeper, Integrator und Koordinator in der gesundheitlichen Versorgung. Auch die Weiterbildung hat deutlich stärker als in Deutschland über die individuelle Betreuung von Patienten hinausgehend eine gemeindemedizinische und damit Public Health-Ausrichtung; Aufgaben, die in Deutschland teilweise vom öffentlichen Gesundheitsdienst wahrgenommen werden.

Die durch die Konferenz von Alma-Ata propagierte Primary-Health-Care-Bewegung mit dem Ziel, politisch, gesellschaftlich und wirtschaftlich unannehmbaren Ungleichheiten im Gesundheitsbereich zu begegnen, wird damit in wesentlichen Teilen umgesetzt.

Damit aber bekommt die Interdisziplinarität und Gemeindeorientierung im Familiengesundheitsprogramm Brasiliens auch eine zentrale Bedeutung in der Professions- und Identitätsbildung der verschiedenen Gesundheitsprofessionen, die in dieser Versorgung mitwirken und qualifiziert werden auch gegen die Widerstände etablierter universitärer Medizin.

Vor dem Hintergrund dieser Entwicklungen in Brasilien fällt auf, dass die Professionsentwicklung der Allgemeinmedizin und Familienmedizin in Deutschland noch sehr viel stärker arzt- und medizinzentriert ist. So gestaltet sich in Deutschland die Einbeziehung der sich akademisierenden Gesundheitsberufe wie Pflege, Ergotherapie, Physiotherapie, u. a. in der Primärversorgung ungemein schwieriger, so dass von einer gleichberechtigten Interdisziplinarität (noch) nicht die Rede sein kann. Wo es in Deutschland gelingt – beispielsweise die Etablierung der Psychologie in der psychotherapeutischen Versorgung – ist die akademische Entwicklung dominiert von naturwissenschaftlichen Paradigmen neurowissenschaftlicher oder verhaltensbiologischer Provenienz und weiterer Subspezialisierung in Anlehnung an die Medizin.

Ebenfalls fällt auf, dass in Deutschland eine Gemeindeorientierung mit Public Health-Sicht in der Allgemeinmedizin und Familienmedizin nur rudimentär entwickelt ist, was zum Teil historisch zu erklären ist durch Besetzung klassischer bevölkerungsmedizinischer Felder durch den Öffentlichen Gesundheitsdienst. Eine wichtige Rolle mag auch spielen, dass in der deutschen Allgemeinmedizin und Familienmedizin wie auch in anderen somatischen und psychosozialen Fächern das kranke Individuum im Fokus steht und nicht krank machende soziale Strukturen oder Bedingungen.

Anderseits hat Deutschland eine Tradition in der hausärztlichen Versorgung und in der Weiterbildung von Allgemeinärzten, was im brasilianischen Gesundheitssystem bislang fehlte. Die Konsolidierung des Familiengesundheitsprogramms, heute mit 32.000 Teams und ca. 240.000 Gesundheitsarbeitern in ganz Brasilien verbreitet, bedarf massiver Weiterbildungsstrategien, um hochwertige Qualität in der Primärversorgung zu gewährleisten. Obgleich in beiden Ländern unterschiedliche Formen der sozialen Absicherung im Gesundheitswesen, in der Struktur der Gesundheitssysteme und den Primary-Health-Care-Modellen vorliegen, kann die Vertiefung der vergleichenden Studie zum besseren Verständnis der gemeinsamen Probleme und zum Wissen über die Vielfalt gefundener Lösungen beitragen. Es lohnt sich hervorzuheben, dass man durch die Erfahrungen anderer Länder lernen kann, wobei es jedoch nicht möglich ist, die Erfahrungen zu übertragen, die sich aus einer bestimmten Geschichte, Politik und Kultur und zudem sozioökonomischen Unterschieden ergeben.

Hintergrund

Diese Arbeit entstand im Rahmen eines wissenschaftlichen Austauschprogramms des Deutschen Akademischen Austauschdienst (DAAD) und der brasilianischen Partnerorganisation CAPES (*Coordenação de Aperfeiçoamento de*

Pessoal de Nível Superior CAPES) durch eine im vergangenen Jahr erfolgten Kooperation zwischen dem Institut für Allgemeinmedizin der Universität Magdeburg und der Stiftung Oswaldo Cruz (FIOCRUZ) in Rio de Janeiro. FIOCRUZ, angegliedert seit 1900 an das brasilianische Gesundheitsministerium, ist eines der größten Gesundheitsforschungsinstitute Lateinamerikas mit internationaler Bedeutung in der Gesundheitsforschung, Es berät dieses in allen Fragen der Gesundheitspolitik und betreibt in dessen Auftrag in diversen medizinischen Fachgebieten Forschung und Entwicklung, von industrienaher und anwendungsbezogener Forschung, beispielsweise in der medizinischen Biotechnologie, bis hin zu Public Health und Gesundheitssystemforschung. Zusammen mit der Wissenschaftlerin Ligia Giovanella führte Markus Herrmann im Rahmen eines Forschungssemesters eine Feldforschung durch zur Professionsentwicklung der Allgemeinmedizin und Familienmedizin in Brasilien im Vergleich zur deutschen Entwicklung. Im Rahmen eines Forschungsaufenthaltes hat er in vier brasilianischen Großstädten (Rio de Janeiro, Sao Paulo, Florianópolis und Recife) sieben verschiedene Gesundheitszentren und Gesundheitsverwaltungen besucht. Die Feldforschung erfolgte mit Hilfe teilnehmender Beobachtung, Interviews und Gruppendiskussionen von Medizinstudierenden, Weiterbildungsassistenten, Fachärzten, Weiterbildern, Wissenschaftlern und Verwaltungsbeamten. Zur Anregung der Diskussion berichtete Prof. Herrmann in Vorträgen über die Hausärztliche Versorgung und Professionsentwicklung der Allgemeinmedizin in Deutschland. Die Teilnahme am 11. Nationalkongress der *Sociedade Brasileira de Medicina de Família e Comunidade*, der brasilianischen Fachgesellschaft für Familien- und Gemeindemedizin, mit über 4.000 Kongressbesuchern, 1.400 Poster, 500 Vorträgen in Brasilien Ende Juni ermöglichte einen überwältigenden Eindruck über die Aufbruchsstimmung in der Allgemein- und Familienmedizin Brasiliens.

Literaturverzeichnis

ARAÚJO, M. R. N. (1999). *A saúde da família: construindo um novo paradigma de intervenções no processo saúde-doença [doutorado]*. São Paulo, Escola de Enfermagem de Ribeirão Preto, Universidade de São Paulo.

BARRETO, M. L. et al. (2011). „Successes and failures in the control of infectious diseases in Brazil: social and environmental context, policies, interventions, and research needs", *Lancet* (2011) 377, 1877–1889.

COSTA, N. R.; SIVA, P. L. B. und RIBEIRO, J. M. (1999). „A descentralização do sistema de saúde no Brasil", *Revista do Serviço Público* (1999) 50 (3), 33–54.

FRANZKOWIAK, P. und SABO, P. (Hrsg.) (1993). *Dokumente der Gesundheitsförderung. Internationale und nationale Dokumente der Gesundheitsförderung in Wortlaut und Kommentierung. Peter Sabo. Mainz.* http://www.gesundheitsfoerdernde-hochschulen.de/Inhalte/B_Basiswissen_GF/B9_Materialien/B9_Dokumente/Dokumente_international/1978ALMAATA_de_BZgA93.pdf (23.03.2011).

GIOVANELLA, L. und DE SOUZA PORTO, M. F. (2004). *Gesundheitswesen und Gesundheitspolitik in Brasilien, Arbeitspapier Nr. 25,* Institut für Medizinische Soziologie, Universitätsklinikum Frankfurt. Frankfurt a. M.

LOBATO, L. V. C. L. und GIOVANELLA, L. (2008). „Sistemas de saúde: origens, componentes e dinâmica", in: GIOVANELLA, L. et al. (Hrsg.). *Políticas e Sistema de Saúde no Brasil.* Rio de Janeiro, 107–140.

LOURENÇO, L. G. und SOLER, Z. A. S. G. (2004). „Implantação do Programa Saúde da Família no Brasil (Implementation of the Family Health Program in Brazil)", *Arquivo Ciência Saúde* 2004 jul–set; 11(3), 158–162.

PAIM, J. et al. (2011). „The Brazilian health system: history, advances, and challenges", *Lancet* (2011) May 21; 377 (9779), 1778–1797.

PIOLA, S. F. und BIASOTO, J. G. (2001). „Financiamento do SUS nos anos 90", in: Negri, B. und Giovanni, G. de (Hrsg.). *Brasil. Radiografia da Saúde,* 219–232. Campinas.

REICHENHEIM, M. E. et al. (2011). „Violence and injuries in Brazil: the effect, progress made, and challenges ahead", *Lancet* (2011) Jun 4, 377 (9781), 1962–1975.

ROSENBROCK, R. und GERLINGER, T. (2004). *Gesundheitspolitik – Eine systematische Einführung.* Göttingen.

SCHMIDT, M. I. et al. (2011). „Chronic non-communicable diseases in Brazil: burden and current challenges", *Lancet* (2011) Jun 4, 377 (9781), 1949–1961.

STARFIELD, B. (2011). „Politics, primary healthcare and health", *Journal of Epidemiology & Community Health* (2011) 65, 653–655.

VICTORA, C. G. et al. (2011a). „Maternal and child health in Brazil: progress and challenges", *Lancet* (2011a) 377, 1863–1876.

VICTORA, C. G. et al. (2011b). „Health conditions and health-policy innovations in Brazil: the way forward", *Lancet* (2011b) Jun 11; 377 (9782), 2042–2053.

Hinweise zu den Autoren

Prof. Dr. med. Markus Herrmann, MPH, M.A.; Studium der Humanmedizin, Soziologie und Gesundheitswissenschaften, Facharzt für Allgemeinmedizin mit Schwerpunkt Psychotherapie, Psychoanalyse, Suchtmedizin und Homöopathie; niedergelassen in kassenärztlicher Praxis für Allgemeinmedizin in Berlin seit 1999 und seit 2005 Direktor des Instituts für Allgemeinmedizin der Universität Magdeburg; Forschung zu allgemeinmedizinischer Versorgungsforschung und Professionsentwicklung.

Prof. Dr. Ligia Giovanella, Studium der Humanmedizin, Ph.D. Public Health, Dozentin und Forscherin bei der National School of Public Health, Fundação Oswaldo Cruz (ENSP/FIOCRUZ), Rio de Janeiro, Brasilien; Gastwissenschaftlerin im Institut für Medizinische Soziologie, Wolfgang-Goethe-Universität Frankfurt, vom 04.2003 bis 03.2004; Forschung zur Primary Health Care, Gesundheitspolitik und Gesundheitssystem im internationalen Vergleich.

Autorinnen und Autoren

Prof. Dr. rer. soc. Sabine Bartholomeyczik
Pflegewissenschaftlerin und Soziologin
Department für Pflegewissenschaft
Universität Witten/Herdecke
Stockumer Str. 12, 58453 Witten
E-Mail: sabine.bartholomeyczik@uni-wh.de

Dr. rer. pol. Bernd Beckert
Politikwissenschaftler und Soziologe
Fraunhofer Institut für System- und Innovationsforschung (ISI)
Breslauer Straße 48, 76139 Karlsruhe
E-Mail: bernd.beckert@isi.fraunhofer.de

Dipl.-Soz. Martin Beyer
Medizinsoziologe
Institut für Allgemeinmedizin, Goethe-Universität Frankfurt am Main
Theodor-Stern-Kai 7, 60590 Frankfurt am Main
E-Mail: Beyer@allgemeinmedizin.uni-frankfurt.de

Dr. med. Silke Brockmann
Fachärztin für Allgemeinmedizin und Clinical Reviewerin
Swissmedic, Schweizerisches Heilmittelinstitut, Bereich Zulassung
Hallerstrasse 7, 3000 Bern 9, Schweiz
E-Mail: brockfrau@bluewin.ch

Ines Buscher
Pflegewissenschaftlerin
Deutsches Zentrum für Neurodegenerative Erkrankungen (DZNE)
Stockumer Str. 12, 58453 Witten
E-Mail: Ines.buscher@dzne.de

Dr. rer. biol. hum. Jürgen Collatz
Medizinsoziologe
Gründer und Ehrenvorstand des Ethnomedizinischen Zentrums Hannover
Akademischer Oberrat a. D. Medizinische Soziologie der Medizinischen Hochschule Hannover
Hainhäuser Weg 126, 30855 Langenhagen
E-Mail: juergencollatz@gmx.de

Bernhilde Deitermann
Dipl.-Sozialwissenschaftlerin, MPH
Epidemiologisches Krebsregister Niedersachsen, Vertrauensstelle
Niedersächsisches Landesgesundheitsamt
Postfach 4460, 30044 Hannover
E-Mail: Bernhilde.Deitermann@nlga.Niedersachsen.de

Dr. rer. pol. Ewa J. Dönitz
Wirtschaftswissenschaftlerin
Fraunhofer Institut für System- und Innovationsforschung (ISI)
Breslauer Straße 48, 76139 Karlsruhe
E-Mail: ewa.doenitz@isi.fraunhofer.de

Prof. Dr. med. Ferdinand M. Gerlach, MPH
Facharzt für Allgemeinmedizin
Direktor des Instituts für Allgemeinmedizin
Institut für Allgemeinmedizin
Goethe-Universität Frankfurt
Theodor-Stern-Kai 7, 60590 Frankfurt am Main
E-Mail: gerlach@allgemeinmedizin.uni-frankfurt.de

Prof. Dr. med. Ligia Giovanella
Ärztin und *senior researcher*
Escola Nacional de Saúde Pública / Fundação Oswaldo Cruz
Av Brasil, 4036 sala 1001, 10 andar
21040-361 Rio de Janeiro RJ, Brasilien
E-Mail: giovanel@ensp.fiocruz.br

Lisa Degener
Fachärztin für Allgemeinmedizin
Hausärztliche Gemeinschaftspraxis in Altenberge
Münsterstr. 13, 48341 Altenberge
E-Mail: degener.altenberge@googlemail.com

Dr. rer. oec. Kerstin Goluchowicz
Wirtschaftsinformatikerin
Institut für Technologie und Management
Fachgebiet Innovationsökonomie
Technische Universität Berlin
Müller-Breslau-Straße, 10623 Berlin
E-Mail: kerstin.goluchowicz@TU-Berlin.de

Dr. med. Elisabeth Gummersbach
Fachärztin für Allgemeinmedizin
Institut für Allgemeinmedizin (ifam)
Heinrich-Heine-Universität Düsseldorf
Moorenstraße 5, 40225 Düsseldorf
E-Mail: elisabeth.gummersbach@med.uni-duesseldorf.de

Susanne Heim, M. A.
Literaturwissenschaftlerin
Institut für Allgemeinmedizin
Universitätsmedizin Göttingen
Humboldtallee 38, 37073 Göttingen
E-Mail: susanne.heim@med.uni-goettingen.de

Dr. med. Bernd Hemming, MPH
Facharzt für Allgemeinmedizin
Niedergelassener Hausarzt (Familienmedizin)
Lehrbeauftragter Institut für Allgemeinmedizin (ifam) der Heinrich-Heine-Universität Düsseldorf
Lehrbeauftragter Abteilung für Allgemeinmedizin und Familienmedizin an der Universität Witten/Herdecke
Hohestraße 8, 47051 Duisburg
E-Mail: hemming@uni-duesseldorf.de

Prof. Dr. med. Markus Herrmann, MPH, MA
Facharzt für Allgemeinmedizin, Psychotherapie – Psychoanalyse – Homöopathie – Suchtmedizin
Direktor des Instituts für Allgemeinmedizin
Institut für Allgemeinmedizin
Otto-von-Guericke-Universität Magdeburg
Leipziger Straße 44, 39120 Magdeburg
E-Mail: markus.herrmann@med.ovgu.de

Dr. med. Gernot Heusinger von Waldegg
Facharzt für Physikalische Medizin und Rehabilitation, Geriater
Chefarzt der Klinik für Geriatrie
Leiter des Geriatriezentrums der Pfeifferschen Stiftungen Magdeburg
Pfeifferstraße 10, 39114 Magdeburg
E-Mail: gernot.heusingervonwaldegg@med.ovgu.de

Prof. Dr. rer. soc. Bruno Hildenbrand
Soziologe
Institut für Soziologie
Friedrich-Schiller-Universität Jena
Carl-Zeiß-Straße 2/3, 07743 Jena
E-Mail: bruno.hildenbrand@uni-jena.de

Prof. Dr. med. Eva Hummers-Pradier
Fachärztin für Allgemeinmedizin
Direktorin des Instituts für Allgemeinmedizin
Institut für Allgemeinmedizin
Universitätsmedizin Göttingen
Humboldtallee 38, 37073 Göttingen
E-Mail: eva.hummers-pradier@med.uni-goettingen.de

Helene Ignatzi
Dipl.-Sozialgerontologin, Dipl.-Sozialarbeiterin
Evangelische Fachhochschule Rheinland-Westfalen-Lippe
Immanuel-Kant-Str. 18–20, 44803 Bochum
E-Mail: ignatzi@efh-bochum.de

Dr. Elke Jäger-Roman
Fachärztin für Kinder- und Jugendmedizin
Stellvertretende Generalsekretärin der DAKJ
Köhlerstr. 23, 12205 Berlin
E-Mail: jaeger-roman@snafu.de

Dr. disc. pol. Vera Kalitzkus
medical anthropologist
Institut für Allgemeinmedizin (ifam)
Heinrich-Heine-Universität Düsseldorf
Moorenstraße 5, 40225 Düsseldorf
E-Mail: vera.kalitzkus@med.uni-duesseldorf.de

Dr. med. Miriam Kip MPH
Gesundheitswissenschaftlerin
Universität Magdeburg
Leipziger Straße 44, 39120 Magdeburg
E-Mail: miriam.kip@gmail.com

Dr. med. Susanne Klammer
Fachärztin für Allgemeinmedizin
Kinder- und Jugenddienst des Gesundheitsamtes Dortmund
Hövelstraße 8, 44137 Dortmund
E-Mail: sklammer@stadtdo.de

Dr. med. Thorsten Langer
Facharzt für Kinder- und Jugendmedizin, Schwerpunkt Neuropädiatrie
Zentrum für Kinder- und Jugendmedizin
Helios Klinikum Wuppertal
Universität Witten/Herdecke
Heusnerstr. 40, 42283 Wuppertal
E-Mail: thorsten.langer@uni-wh.de

Dr. phil. Bianca Lehmann
Selbständige Soziologin/Pädagogin
Dr. Bianca Lehmann. Soziologische Beratung und Forschung
Harnackstraße 1, 39104 Magdeburg
E-Mail: info@biancalehmann.de

Prof. Dr. med. Thomas Lichte
Facharzt für Allgemeinmedizin, Palliativmedizin, Psychotherapie und Rettungsmedizin
Direktor des Instituts für Allgemeinmedizin
Institut für Allgemeinmedizin (IALM)
Otto-von-Guericke-Universität Magdeburg
Leipzigerstr. 44, 39120 Magdeburg
E-Mail: thomas.lichte@med.ovgu.de

Dr. med. Peter Mand
Arzt, MPH
Siegesstr. 7, 30175 Hannover
E-Mail: peter.mand@hotmail.de

Dr. med. Achim Mortsiefer
Facharzt für Allgemeinmedizin
Institut für Allgemeinmedizin (ifam)
Heinrich-Heine-Universität Düsseldorf
Moorenstraße 5, 40225 Düsseldorf
E-Mail: achim.mortsiefer@med.uni-duesseldorf.de

Christiane Patzelt
Dipl.-PGW, Dipl.-Gesundheitswirtin
Institut für Epidemiologie, Sozialmedizin und Gesundheitssystemforschung
Medizinische Hochschule Hannover
Carl-Neuberg-Str. 1, 30625 Hannover
E-Mail: patzelt.christiane@mh-hannover.de

Dr. med. Gernot Rüter
Facharzt für Allgemeinmedizin, Chirotherapie, Palliativmedizin
Akademische Lehrpraxis der Universität Tübingen
Blumenstr. 11, 71726 Benningen
E-Mail: rueter@telemed.de

Holger Schelp
Facharzt für Allgemeinmedizin, Facharzt für Anästhesie
Gemeinschaftspraxis Egidi und Schelp, Hausärztliche Versorgung
Huchtinger Heerstraße 41, 28259 Bremen
E-Mail: holger-schelp@gmx.de

Iris Schluckebier
Leitende Medizinische Fachangestellte, wissenschaftliche Mitarbeiterin
Institut für Allgemeinmedizin und Familienmedizin
Universität Witten/Herdecke
Alfred-Herrhausen-Str. 50, 58448 Witten
E-Mail: iris.schluckebier@uni-wh.de

Dr. med. Kurt-Martin Schmelzer
Facharzt für Allgemeinmedizin, Diabetologe AeKWL und DDG, Sportmedizin
Hausarztpraxis
Hauptstraße 23, 58452 Witten
E-Mail: kmsw@arcor.de

Dr. med. Guido Schmiemann, MPH
Facharzt für Allgemeinmedizin
Institut für Public Health und Pflegeforschung
Universität Bremen
Grazer Str. 4, 28359 Bremen
E-Mail: schmiema@uni-bremen.de

Dr. med. Peter Schröder
Facharzt für Allgemeinmedizin, Tropenmedizin, Psychotherapie, Hilfe nach
Psychotrauma
Tennenbacher Str. 42, 79106 Freiburg
E-Mail: Peter.Schroeder@klinikum.uni-freiburg.de

Dr. med. Gudrun Theile, MPH
Fachärztin für Allgemeinmedizin
Universitätsspital Zürich
Rämistraße 100, 8091 Zürich, Schweiz
E-Mail: Gudrun.Theile@usz.ch

Prof. Dr. phil. Ulla Walter
Institut für Epidemiologie, Sozialmedizin und Gesundheitssystemforschung
Medizinische Hochschule Hannover
Carl-Neuberg-Str. 1, 30625 Hannover
E-Mail: walter.ulla@mh-hannover.de

PD Dr. med. Horst Christian Vollmar, MPH
Facharzt für Allgemeinmedizin und Gesundheitswissenschaftler
Institut für Allgemeinmedizin (ifam)
Heinrich-Heine-Universität Düsseldorf
Moorenstr. 5, 40225 Düsseldorf
E-Mail: horst.vollmar@med.uni-duesseldorf.de

Prof. Dr. med. Stefan Wilm
Facharzt für Allgemeinmedizin, Facharzt für Innere Medizin, Arzt für Geriatrie
Direktor des Instituts für Allgemeinmedizin
Institut für Allgemeinmedizin (ifam)
Heinrich-Heine-Universität Düsseldorf
Moorenstr. 5, 40225 Düsseldorf
E-Mail: stefan.wilm@med.uni-duesseldorf.de

Dr. phil. Anja Wollny
Gesundheitswissenschaftlerin
Institut für Allgemeinmedizin
Universitätsmedizin Rostock
Doberaner Straße 142, 18057 Rostock
E-Mail: anja.wollny@med.uni-rostock.de

www.ingramcontent.com/pod-product-compliance
Lightning Source LLC
Chambersburg PA
CBHW061621220326
41598CB00026BA/3840